Achtsamkeit und Mitgefühl in der Pflege

Achtsamkeit und Mitgefühl in der Pflege

Carmel Sheridan

Carmel Sheridan

Achtsamkeit und Mitgefühl in der Pflege

Praxisbuch für achtsame und selbstmitfühlende Pflegende

Aus dem Amerikanischen von

Elisabeth Brock

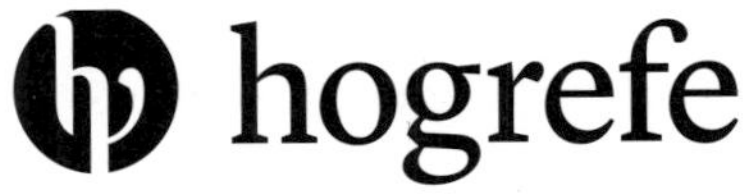

Carmel Sheridan. MA, MSc, Psychotherapeutin und Supervisorin mit eigener Praxis. USA

Der Kurs „The Mindful Nurse“ ist eine 8-wöchiges Online-Programm in englischer Sprache, das Fachpflegenden praktische Arbeitsmittel an die Hand gibt, um Achtsamkeit, Selbstmitgefühl und Selbstsorge für sich zu kultivieren. Die Webseite findet sich unter dem Link: www.nursingmindfully.com

Bibliografische Information der Deutschen Nationalbibliothek
Die Deutsche Nationalbibliothek verzeichnet diese Publikation in der Deutschen Nationalbibliografie; detaillierte bibliografische Daten sind im Internet über http://www.dnb.de abrufbar.

Anregungen und Zuschriften bitte an:
Hogrefe AG
Lektorat Pflege
z.Hd.: Jürgen Georg
Länggass-Strasse 76
3012 Bern
Schweiz
Tel: +41 31 300 45 00
info@hogrefe.ch
www.hogrefe.ch

Lektorat: Jürgen Georg, Valeria Barucci
Bearbeitung: Martina Kasper
Übersetzung: Elisabeth Brock, Kempten (Allgäu)
Herstellung: René Tschirren
Umschlagabbildung: @ Getty Images/PeopleImages
Umschlag: Claude Borer, Riehen
Illustration/Fotos (Innenteil): Jürgen Georg, Getty Images
Satz: punktgenau GmbH, Bühl
Druck und buchbinderische Verarbeitung: Finidr s. r. o., Český Těšín
Printed in Czech Republic

Das vorliegende Buch ist eine Übersetzung aus dem Amerikanischen Englisch. Der Originaltitel lautet „The Mindful Nurse“ von Carmel Sheridan.

1. Auflage 2020

(E-Book-ISBN_PDF 978-3-456-95982-5)
(E-Book-ISBN_EPUB 978-3-456-75982-1)
ISBN 978-3-456-85982-8
http://doi.org/10.1024/85982-000

Inhaltsverzeichnis

Widmung

Ich widme dieses Buch allen Pflegenden weltweit.

Mögen Achtsamkeit und Mitgefühl Ihre Arbeit bereichern, zum Nutzen derer, die Ihrer Fürsorge anvertraut sind.

Um ganz im Tag, in der Stunde, im Moment zu sein – ob im Leben oder Sterben, beim Einatmen oder beim Ausatmen – braucht es nur einen Moment, diesen Moment.

Stephen Levine

Vorwort

Jeder Mensch ist einmalig – und doch habe ich in meinen vielen Jahren als Psychotherapeutin festgestellt, dass Menschen in helfenden Berufen gewisse Gemeinsamkeiten aufweisen: Sie alle kennen Mitgefühl, Verständnis, Tatendrang, aber auch Stress und Fatigue. Wer anderen hilft, gerät nicht selten in eine Zwickmühle und gibt anderen solange von den eigenen Ressourcen ab, bis sie erschöpft sind.

Viele der in Gesundheits- und Heilberufen tätigen Personen, die in meine Praxis kommen, sind Pflegekräfte aus allen Fachbereichen. Ich habe viele dieser engagierten Pflegenden – ob auf der Intensivpflegestation, in der Onkologieabteilung oder in der Notaufnahme tätig – unterstützt und durch ihre berufsbedingten Belastungen begleitet. Sie fühlten sich ausgebrannt, litten an Mitgefühlserschöpfung, waren depressiv, drogenabhängig, konnten sich schlecht abgrenzen und vernachlässigten die Selbstfürsorge – alles Folgen ihrer großen Hingabe an andere.

Nicht selten sind Pflegekräfte und andere Erbringer von Gesundheitsdienstleistungen die „unsichtbaren Kranken“. Alles dreht sich um die Patientinnen und Patienten, doch was ist mit der Gesundheit derer, die sie versorgen? Wie steht es um deren psychische Verfassung? Wann haben sie zum letzten Mal eine Nacht durchgeschlafen? Wann haben sie zum letzten Mal eine schöne gemeinsame Zeit mit ihrer Familie verbracht? Die Bedürfnisse der Pflegepersonen werden leider oft ignoriert oder verkannt und deren Erfüllung auf die lange Bank geschoben.

Achtsamkeit kann eine Lösung sein. Ich habe professionell Pflegenden geholfen, Achtsamkeit und Mitgefühl zu kultivieren und erlebt, wie sich dank der Übungen ihre Belastung und Erschöpfung dramatisch reduziert haben. Pflegepersonen, die Achtsamkeitsübungen in ihren Lebensalltag integrieren, verbessern ihre Fähigkeit, mit Stress umzugehen und Burn-out zu vermeiden und zwar mit nachhaltigem Erfolg. Ihre Energie und Tatkraft kehren zurück. Sie lernen präsent zu sein, ganz bei sich und ganz bei den Kranken zu sein. Und oft kehrt auch ihre Liebe zum Pflegeberuf zurück.

Achtsamkeits- und Mitgefühlsübungen sind Anti-Stressmittel und ein Antidot gegen den überall und jederzeit vorhandenen Druck. Sie werden auch Ihnen helfen, resilient, fokussiert, präsent und mitfühlend zu bleiben, nicht nur mit den Patientinnen und Patienten, sondern auch – genauso wichtig – mit sich selbst.

Dieses Buch wurde speziell für Sie geschrieben, für Sie als Pflegefachkraft, und geht auf Ihre spezifischen Probleme und Bedürfnisse ein. Der Fokus liegt dabei auf Veränderungen, die in Ihrer Hand liegen – in der Gegenwart, im Hier und Jetzt. Wer nicht nur andere fürsorglich und mitfühlend behandelt, sondern auch sich selbst, wird feststellen, dass die Kräfte zurückkehren, die Arbeit wieder lebendiger wird und eine Wende eintritt, wenn die Erschöpfung überhandgenommen hat.

Ich möchte Sie ermuntern neue Wege zu gehen, zu lernen, ganz präsent zu sein, ganz bei sich und den Menschen, die Ihnen begegnen. Ich möchte Ihnen helfen, im Pflegeberuf glücklich zu werden, Ihr Potenzial auszuschöpfen und Ihre Vision zu verwirklichen.

Dank

Ich danke allen, die mir über die Jahre geholfen haben zu verstehen, was Achtsamkeit ist. Vor allem Jack Kornfield und den Lehrenden am Spirit Rock Meditation Center in Woodacre, Kalifornien, wo ich in den frühen 1990er Jahren meine Achtsamkeitsreise antrat.

Ich bin den Lehrenden am Center for Mindfulness, Health Care and Society der Universität von Massachusetts dankbar, dass sie mich mit der Achtsamkeitsbasierten Stressreduktion (Mindfulness-Based Stress Reduction, MBSR) vertraut gemacht haben, insbesondere Jon Kabat-Zinn, Saki Santorelli, Florence Meleo-Meyer und Melissa Blacker. Ihre Integrität und Herzensgüte haben mich tief beeindruckt und inspiriert.

Für ihre Pionierarbeit in Sachen Mitgefühl und Selbstmitgefühl danke ich Paul Gilbert, Kristin Neff und Chris Germer. In diesem Buch kommen viele ihrer Themen zur Sprache.

Mein Dank gilt den Pflegepersonen, die in all den Jahren an meinen Achtsamkeitskursen teilgenommen haben und in meine Psychotherapie-Praxis gekommen sind. Ihr Ringen und ihre Bemühungen, im Trubel unseres überlasteten Gesundheitssystems präsent, warmherzig, aufgeschlossen und gesund zu bleiben, haben den Grundstein für dieses Buch gelegt.

Meiner Lektorin Donna Magnani danke ich für ihre sorgfältige und aufschlussreiche Arbeit an den ersten Fassungen dieses Werks.

Ich danke auch der Bibliothekarin Siobhan Carroll der Nursing & Midwifery Library, James Hardiman Library, National University of Ireland, Galway, für ihre großzügige Unterstützung bei der Suche nach hilfreichen Quellen.

Patricia Suresh, Audit and Practice Development Facilitator am Our Lady of Lourdes Hospital in Drogheda danke ich für die Informationen über die Nursing Stress Scale.

Auch weiß ich es sehr zu schätzen, dass sich das Esker Redemptorists' Retreat Center, County Galway, für das Thema Achtsamkeit geöffnet hat (vielen Dank, Gearoid!). Danke, dass ich an diesem schönen Ort lehren durfte.

Ein herzliches Dankeschön geht an meine Freundinnen und Freunde, die geduldig meine lange Abwesenheit akzeptiert und mir nicht verübelt haben, dass meine Gedanken von der Arbeit an diesem Buch völlig absorbiert waren.

Tausend Dank an meinen Sohn Jamie, der mir so viel Freude macht. Möge Dein Leben blühen und gedeihen!

Schließlich danke ich Cahal für seine unerschütterliche Geduld, die mich durch die vielen Monate der Schreibarbeit getragen und gestützt hat. Ich bin dankbar für Deine freundliche und achtsame Präsenz in meinem Leben.

Ich wünsche Euch allen Glück und Wohlergehen.

Einführung

Unsere Gegenwart ist das kostbarste Geschenk, das wir anderen machen können. Wenn wir allen unseren Lieben mit Achtsamkeit begegnen, werden sie aufblühen wie Blumen.

Thich Nhat Hanh

Sie haben soeben die erste Schicht angetreten und den Übergabebericht bekommen. Schon klingeln viele Patienten und Patientinnen nach Ihnen, während Angehörige Fragen haben und Ihre Aufmerksamkeit gewinnen wollen. Es ist viel los auf der Station und Sie überlegen angestrengt, was zuerst zu erledigen ist.

Sie entscheiden schnell, stürzen sich in die Arbeit, antworten auf eine Klingel und bringen eine Patientin zur Toilette. Als Sie zurückkommen, blinken über vier anderen Zimmertüren die Lichter, und der Stationsbetrieb ist noch hektischer. Sie stürzen sich wieder hinein, reagieren auf eine Klingel nach der anderen und geben sich große Mühe, alle Bedürfnisse der Kranken zu erfüllen.

Während Sie die Medikamente austeilen, kommt eine Kollegin auf Sie zu und berichtet, dass der Blutdruck eines Patienten auf 220/110 mmHg gestiegen ist. Die Medikamente müssen warten. Sie eilen im Laufschritt über den Flur, machen sich ein Bild von der Lage und planen die angemessene Intervention.

Es dauert Stunden, bis sich die Situation normalisiert. In der Zeit müssen Sie Ärzte verständigen und die Vitalzeichen messen, ganz zu schweigen von den Tausend anderen Dingen, die zu erledigen sind. Sie arbeiten und arbeiten – für Ihre eigenen Bedürfnisse bleibt keine Zeit. Am Dienstschluss sind Sie total erschöpft.

Kennen Sie das? Als Pflegeperson sind sie ein zentral wichtiges Glied in der medizinischen Versorgungskette. Sie sind das Öl, das die große Medizinmaschinerie am Laufen hält. Sie koordinieren, kümmern sich und sind für alle die erste Ansprechperson. Zudem sind Sie – so die Erwartung – das menschliche Gesicht der Gesundheitsversorgung: unerschütterlich, engagiert und mit unerschöpflichen Reserven an Mitgefühl und Empathie ausgestattet. Die Schönheit des Pflegeberufs hat ihren Preis: Sie machen Überstunden, versuchen unerfüllbaren Ansprüchen gerecht zu werden und müssen mit einem hohen Stresslevel zurechtkommen.

Viele Pflegekräfte wissen sehr wohl, dass sie ihre eigenen Bedürfnisse nicht ignorieren sollten, schieben Selbstfürsorge jedoch auf die lange Bank. Das ist das Normalverhalten professionell Pflegender im hektischen Klinikbetrieb von heute. Kommt Ihnen die Sache bekannt vor? Sie beraten Menschen bezüglich ihrer Essgewohnheiten und ihrer Bewegungsmuster, ihres Zigaretten- und Alkoholkonsums, ja sogar über Stressreduktion, und ignorieren dabei den eigenen ungesunden Lebensstil. Sie ignorieren Ihre brennenden Füße, das Ziehen im Rücken, den Spannungskopfschmerz. Sie treiben keinen Sport und futtern in den kurzen Kaffeepausen gern ungesundes Zeug. Schlimmer noch: Sie lassen die Mahlzeiten und Pausen ganz aus. Vielleicht gönnen Sie sich nach Dienstschluss sogar eine heimliche Zigarette oder trinken ein paar Gläser Wein zu viel.

Der Pflegeberuf ist anspruchsvoll und anstrengend. Manchmal führt das ganze Chaos in die Erschöpfung, manchmal gar zum Burnout, dem Karrierekiller schlechthin. Kein Wunder, dass viele Pflegekräfte aus dem Beruf ausscheiden: Sie sind körperlich und seelisch erschöpft. Sie können einfach nicht mehr.

Ihnen muss das aber nicht passieren. Dieses Buch zeigt, wie Sie mit Achtsamkeit und Mitgefühl für andere sorgen, für sich sorgen und ein Burn-out vermeiden können.

Was Sie erwartet

Sie werden u. a. folgende Dinge lernen:

- Achtsamkeits- und Mitgefühlsübungen: Diese spezifischen Übungen helfen, Stress zu bewältigen, aufmerksam und mitfühlender zu sein. Zu den Übungen gehören der Body Scan sowie Ess-, Sitz-, Geh- und Liebevolle-Güte-Meditationen.
- Bewusstsein: Besser wahrnehmen, wenn der Verstand auf «Autopilot» schaltet und sich sanft wieder ins bewusste Tun zurückbringen.
- Ruhige Augenblicke: Möglichkeiten ausfindig machen, sich im Trubel des Pflegealltags kleine Inseln der Ruhe zu schaffen.
- Präsent werden: Sich auf andere einstimmen statt abschalten, aufmerksam zuhören und besser kommunizieren, um die Beziehungen zum Selbst, zu den Patienten und Patientinnen, zum Team und zu allen Mitmenschen zu stärken.
- Tun und Sein im Gleichgewicht halten: Eine gesunde Balance zwischen Tun und Sein entwickeln, um das persönliche Wohlbefinden verbessern und produktiver arbeiten zu können.

Was Achtsamkeit bewirkt

Stress und Pflegen mögen als untrennbar miteinander verbunden erscheinen, und doch ist es möglich, die Dinge zum Besseren zu wenden. Sie müssen dafür allerdings eine neue Technik erlernen, die einfacher erscheinen mag als eine kardiopulmonale Reanimation oder die korrekte Umlagerung einer Patientin oder eines Patienten. Sie müssen sich die Technik antrainieren, wie Sie sich auch andere Pflegetechniken antrainiert haben. Achtsamkeit ist der Name dieser Fertigkeit. Zum Glück ist sie eine Fertigkeit, die man lernen und kultivieren kann.

Achtsamkeit ist ein Weg, ganz im Moment zu sein, Achtsamkeitspraxis vertieft das Bewusstsein. Sie ist zudem eine Übung der Selbstfürsorge, um nicht unversehens in die totale körperliche und seelische Erschöpfung zu schlittern, eine Übung, die hilft, das Tempo zu drosseln, sich zu konzentrieren und Prioritäten zu erkennen.

Ihre zahlreichen gesundheitsfördernden Wirkungen sind wissenschaftlich belegt. Achtsamkeit verankert im Moment, bringt die Gedanken zur Ruhe und lenkt das Bewusstsein auf das Hier und Jetzt. Achtsamkeit zu entwickeln erfordert zwar Durchhaltewillen und Geduld, lohnt jedoch jede Mühe. Wer regelmäßig übt, merkt bald, wie sich die eigene Einstellung zur Arbeit und zu den Beziehungen, ja sogar der Lebensstil verändert.

Achtsamkeit entwickeln ist ein Lernprozess, der eine neue Art des Seins in Ihr Leben bringt und Ihnen hilft, auch unter Druck gute Arbeit zu leisten – in Stresssituationen, die in der Pflege wahrlich nicht selten sind.

Susan Bauer-Wu, die Leiterin der Compassionate Care Initiative der University of Virginia School of Nursing, geht davon aus, dass Pflegepersonen in Zukunft Achtsamkeitsübungen lernen werden, wie sie heute lernen, einen Venenzugang zu legen und Schmerzen einzuschätzen.[1] Warum also auf die Zukunft warten, wenn Achtsamkeit Ihr Leben schon heute positiv verändern kann?

Mitgefühl und Selbstmitgefühl

Auch Mitgefühl ist eine wichtige Fähigkeit, die es in Gesundheitseinrichtungen zu kultivieren gilt. In der Gesundheitsversorgung ist Sozialkompetenz gefragt, die Gabe, gut mit Menschen umgehen zu können. Die freundlichen Worte einer Pflegeperson können tatsächlich eine große Hilfe sein und einem kranken Menschen das Gefühl vermitteln, unterstützt zu werden. Er wird sich daran erinnern, wie er sich auch an das Verhalten des Arztes oder der Ärztin am Krankenbett noch erinnern wird, wenn seine Krankheit längst geheilt und vergessen ist. Die Menschen halten nach diesen Eigenschaften Ausschau, weil sie im Krankheitsfall freundlich und mitfühlend behandelt werden wollen.

Pflegepersonen sind zwar von Natur aus mit einer kräftigen „Mitgefühlsmuskulatur" gesegnet, doch auch diese Muskeln können ermüden und verletzt werden.

Ein herausforderndes Arbeitsumfeld, Personalmangel, höhere Patientenzahlen, schwerere Krankheitsbilder sowie der wiederkehrende Anblick leidender Menschen können ihre natürliche Veranlagung, Mitgefühl zu empfinden und zu zeigen, schwächen. Mitgefühlserschöpfung ist ein bekanntes Phänomen im Pflegeberuf. Betroffene entwickeln Symptome emotionaler Erschöpfung und arbeiten dann weniger effektiv. Werden die ersten Anzeichen einfach übergangen, können sich die Symptome schnell zu einer ausgeprägten Mitgefühlserschöpfung entwickeln und letztlich zum Burn-out führen.

Wer Pflege als Beruf ausübt, leistet Schwerarbeit. Die Pflegekräfte sind es, die sicherstellen, dass sich die Patienten und Patientinnen und ihre Angehörigen gut versorgt und gut aufgehoben fühlen und dass sie die Hoffnung nicht verlieren. Sie kümmern sich tagein tagaus aktiv um Menschen in ihren verwundbarsten, ängstlichsten und schmerzlichsten Momenten. Angesichts der zahlreichen beruflichen Anforderungen neigen viele dazu, zugunsten der Arbeit die eigenen Bedürfnisse beiseite zu schieben. Überstunden und weitere Verpflichtungen, wie Haus- und Familienarbeit können dazu führen, dass sie sich ständig gehetzt und unter Druck fühlen. Der Tag hat einfach nicht genug Stunden! Dann löst jede Kleinigkeit – eine Ladung Schmutzwäsche beispielsweise oder eine verpasste Einladung zum Abendessen – heftige Selbstkritik aus. Unterläuft ihnen bei der Arbeit eine Verwechslung, die böse Folgen haben könnte, reagieren sie mit erhöhter Wachsamkeit, sodass sie selbst kleinste Fehler bemerken.

Selbstbeschuldigungen machen die Sache nur noch schlimmer, andere zu beschuldigen ist auch kein Ausweg: Wer eine frische Wunde mit einem schmutzigen Verband versorgt, kann schließlich nicht erwarten, dass sie gut heilt! Mitgefühl bewusst einüben – das ist das Antidot, zu dem Pflegekräfte in solchen Situationen greifen sollen. Man kann sich Selbstmitgefühl als Antiseptikum und Antiphlogistikum vorstellen, geeignet, solche Situationen zu entschärfen. Mitgefühl für die eigene Vulnerabilität und das eigene Menschsein kann von toxischen Emotionen befreien und scharfe Selbstkritik eindämmen.

Selbstmitgefühl ist die Fähigkeit, Selbstvorwürfe und Scham in Akzeptanz und Güte zu verwandeln, um sich selbst zu trösten oder zu beruhigen. Selbstmitgefühl ist eine Fertigkeit und eine Praxis, um mit sich selbst Freundschaft zu schließen. Es muss aufgebaut werden, wie man einen Muskel aufbaut, der durch Training stärker und belastbarer wird. Dieses Buch zeigt Ihnen, wie Sie mitfühlender werden, indem Sie zunächst sich selbst Mitgefühl entgegenbringen.

Wer diese Fertigkeiten trainiert, wird feststellen, dass Zerstreutheit, Gedankenlosigkeit und Vorwürfe seltener werden, auf der anderen Seite Mitgefühl und Selbstfürsorge zunehmen. Sie werden selbstsicherer und effizienter werden und auch in Stresssituationen Probleme lösen können. Gut möglich, dass sich über die Zeit auch Ihre Fähigkeit zur Teamarbeit verbessert und das Familienleben einfacher wird, weil Sie die Fehler oder Versäumnisse anderer besser akzeptieren können und jede Gelegenheit ergreifen, unterstützend und liebevoll zu sein.

Als Psychotherapeutin für Menschen in Heil- und Pflegeberufen habe ich im Laufe der Jahre viele Pflegepersonen erlebt, die der anspruchsvolle turbulente Medizinbetrieb überfordert hat. Und ich habe erlebt, wie sie Achtsamkeit und Mitgefühl entwickelt, sich regeneriert und ihren Beruf wieder lieben gelernt haben. Immer wieder konnte ich beobachten, wie Pflegende ihren inneren Quell der Ruhe entdecken, sich einen anderen Umgang mit Stress aneignen und emotionale Resilienz entwickeln.

Sie werden in diesem Buch viele Anekdoten finden über Pflegekräfte in schwierigen Situationen, wie sie im Pflegeberuf häufig vorkommen, und feststellen, wie positiv sich diese Übungen auf ihre berufliche Entwicklung und ihr Privatleben ausgewirkt haben.

Es braucht seine Zeit, bis Achtsamkeit zur Gewohnheit geworden ist – darin unterscheidet sie sich nicht von anderen Gewohnheiten. Wenn Sie es schließlich geschafft haben, werden Sie mit Stress auf gesündere Weise umgehen und sich ruhiger fühlen. Stellen Sie sich vor, wie es wäre, nicht mehr von einem Gedanken zum anderen zu hüpfen und ihre kostbaren emotionalen Ressourcen nicht mehr für Sorgen und Selbstkritik zu verschwenden.

Sind Sie bereit?

Gebrauchsanweisung für dieses Praxisbuch

Bevor Sie die Reise antreten, sollten Sie sich ein Notizbuch oder ein Tagebuch zulegen, um dort ihre Erfahrungen mit den Übungen, die Sie in diesem Buch kennenlernen, festzuhalten und zu reflektieren. Jedes Kapitel enthält mit Überlegungen bezeichnete Abschnitte. Bitte vergessen Sie nicht, dass Achtsamkeit eine Übung genannt wird, weil sie regelmäßig geübt werden muss. Schreiben Sie auf, was Sie beim Ausprobieren und täglichen Wiederholen der Übungen erleben und empfinden. Sie können zwar das ganze Buch durchlesen, ohne sich Notizen zu machen, werden aber sehr viel mehr davon haben, wenn Sie hin und wieder innehalten, um über das bislang Gelernte nachzudenken und Ihre Erfahrungen mit den Übungen zu dokumentieren. Geben Sie sich etwa eine Woche für jedes Kapitel und machen Sie sich die Übungen zur täglichen Gewohnheit. Keine Sorge – nicht jedes Kapitel wird eine volle Woche beanspruchen. Sie sollen sich einfach nur Zeit lassen, die Lehren aufzunehmen und die Übungen in den Alltag zu integrieren.

Bitte nutzen Sie die Anregungen des Trainingsprogramms in jedem Kapitel zur Vertiefung des Wochenschwerpunkts (siehe www.nursingmindfully.com). Anhang A enthält alle im Buch beschriebenen Übungen. Viele kann man auch aus dem Internet im Audio- oder Videoformat gratis herunterladen.

Bitte bedenken Sie stets, dass man über Achtsamkeit reden oder lesen kann, sie ihre Wirkung aber nur entfaltet, wenn sie praktiziert wird. Widerstehen Sie also jedem Impuls, ein Kapitel nach dem anderen zu verschlingen! Nehmen Sie sich Zeit für Ihre eigenen Erfahrungen und Zeit zu entdecken, wie die Übungen Ihr Privatleben und Ihren Arbeitsalltag bereichern.

Teil I – Achtsam werden

Nur wenige Menschen leben in der Gegenwart. Wir beschäftigen uns stets mit dem, was vor uns liegt oder erinnern uns an Vergangenes.
Louis L'Amour

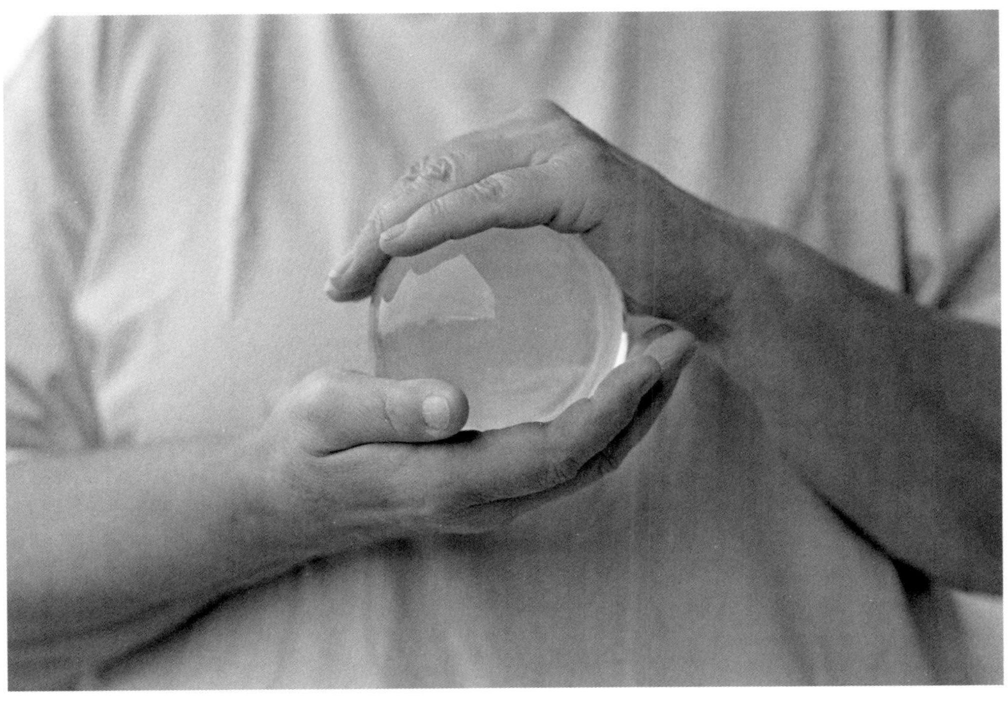

1 Achtsamkeit – was ist das?

Wachsein, das ist unsere Aufgabe und die Grundbedingung des Lebens schlechthin.

Robin Craig Clark

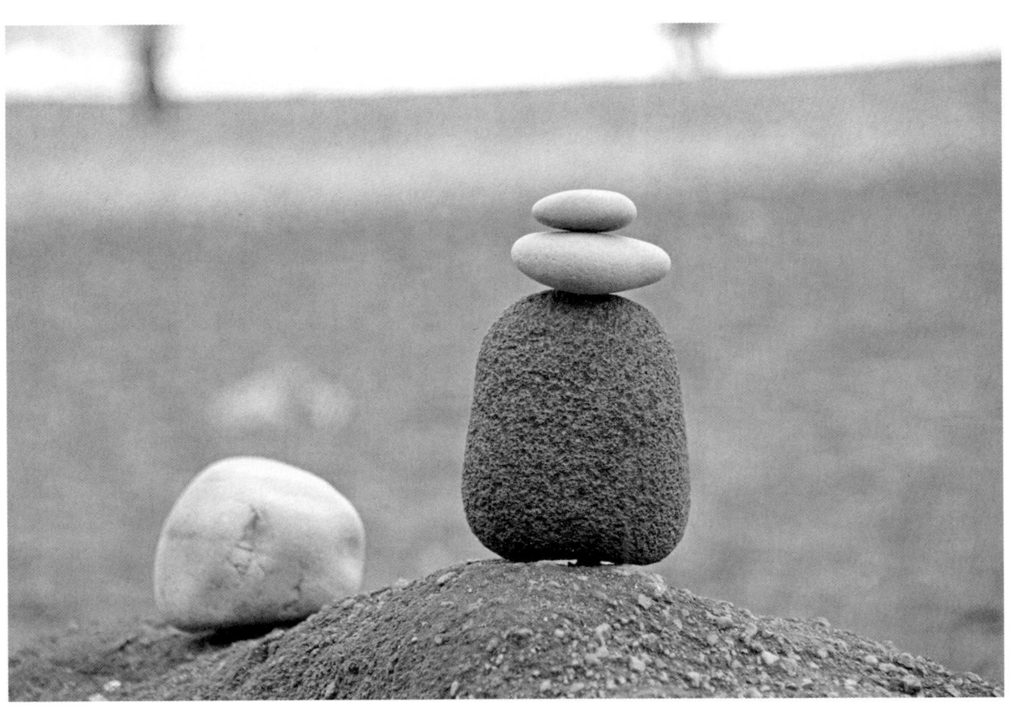

Stephanie war sehr gern in der direkten Pflege tätig und freute sich jeden Tag auf die wechselnden Herausforderungen des Stationsbetriebs. Sich Einzelheiten der Patienten und Patientinnen zu merken und deren Laborwerte und Medikationen im Kopf zu behalten, fiel ihr allerdings schwer.

Mal war sie in Gedanken bei der Dokumentation, im nächsten Moment stand sie vor dem Medikamentenschrank und dachte an den im Zimmer 5 anstehenden Verbandswechsel. Während sie die Medikamente herrichtete, klingelte das Telefon; eine Ärztin war dran. Stephanie lauschte ihren Anweisungen, bemerkte dabei aber besorgt das Lichtsignal über Tür eines Krankenzimmers. Sie war also unaufmerksam, und am Ende musste die Ärztin die Anweisungen dreimal wiederholen.

Als Stephanie gegen Dienstschluss am Computer saß und dokumentierte, ging sie in Gedanken die Aufgaben des Tages durch. Hatte sie auch wirklich nichts vergessen? Auf der Heimfahrt war sie geistig immer noch mit dieser Frage beschäftigt. Anstatt sich auf den Verkehr zu konzentrieren, dachte sie an die Infusion, die nicht gleich funktioniert hatte. Einmal war sie so abgelenkt, dass sie eine rote Ampel überfuhr. Passiert ist nichts, aber die Vorstellung dessen, was hätte passieren können, war beängstigend.

1.1 Den „Affen fesseln"

Stephanies Geist, wie der vieler Pflegepersonen, gleicht einem Affen, der sich von Zweig zu Zweig schwingt. Ihre Gedanken hüpfen von einem Thema zum anderen, anstatt sich auf die aktuelle Situation zu konzentrieren. Sie lassen sich ablenken und enden schließlich in Stress und emotionaler Überforderung. Sie denken an Probleme, die im Laufe des Arbeitstags auftreten könnten oder bereits aufgetreten sind und an die tausend Dinge, die noch erledigt werden müssen. Mit so vielen Sachen gleichzeitig im Kopf, ist ihr Geist meist zwei Schritte voraus – dauernd beschäftigt, selten wirklich präsent.

Überlegungen

- Wie oft gehen Sie im Geist schwierige Gespräche immer wieder durch? Vielleicht das Gespräch mit den Angehörigen eines schwerkranken Patienten, die sich große Sorgen um ihn machen?
- Sind Sie häufig zwanghaft mit Dokumentieren beschäftigt?
- Kauen Sie oft die Kritik eines Kollegen oder einer Kollegin im Kopf endlos wieder?
- Wie gehen Sie damit um, wenn sich der Zustand eines Patienten oder einer Patientin verschlechtert? Grübeln Sie endlos über das schlimme Los anderer nach?

Quälende Gedanken dieser Art lenken nicht nur von Ihren inneren und den äußeren Vorgängen ab, sie können überdies dazu führen, dass Sie sich gestresst und müde fühlen.

Professionell Pflegende haben zahllose Aufgaben: Ob sie sich nun um die Medikation einer Patientin kümmern, eine Wunde verbinden, eine Infusion anhängen oder einen verstörten Patienten beruhigen – all diese Dinge beanspruchen ihre stets allzu knapp bemessene Zeit. Infolgedessen verbringen viele ihre Arbeitsstunden im Krisenmodus und sind am Ende jeder Schicht völlig erschöpft.

Egal ob Sie in einer stark frequentierten Notaufnahme, in einem Pflegeheim, einer Arztpraxis oder bei einem ambulanten Pflegedienst arbeiten, die Wahrscheinlichkeit ist groß, dass es zu wenig Personal und zu viel Arbeit gibt und dass Sie sich sehr beeilen müssen, damit bei Dienstschluss alle Aufgaben erledigt sind.

Weil Sie fortwährend unter Druck stehen und die Liste Ihrer Aufgaben schier endlos ist, legt Ihr Geist wahrscheinlich unverzüglich den Schnellgang ein. In diesem Zustand sind Sie den Anforderungen des Tages allerdings weniger gewachsen. Sie arbeiten weniger effektiv, weil Sie wie Stephanie rasch von einer Aufgabe zur anderen wechseln und auf Unterbrechungen und Notfälle reagieren, wie sie sich ergeben.

Alles ist von größter Wichtigkeit! Wer aber keine Prioritäten setzen und sich auf jeweils eine Aufgabe konzentrieren kann, wird am Ende völlig entnervt sein. In diesem Modus fühlt es sich gut an, Dinge erledigen und auf der To-do-Liste einen Punkt nach dem anderen abhaken zu können. Wer beschäftigt ist, ist doch auch produktiv, oder? Leider nicht in jedem Fall. Hat man sich nicht die Zeit genommen, die Aufgaben ihrer Wichtigkeit entsprechend zu priorisieren, bleibt eine wirklich wichtige Sache womöglich unerledigt, nur weil sie „noch nicht dran" ist.

Wenn Sie eine Arbeit mechanisch verrichten oder einem Menschen unachtsam begegnen, sind Herz und Kopf nicht ganz bei der Sache. Sie sind körperlich anwesend und tun, was zu tun ist, während Ihr Geist ganz woanders ist.

Das kann natürlich negative Folgen haben, muss aber nicht wirklich gesundheitsschädlich oder gefährlich sein. Wer allerdings bei wichtigen Pflegeaufgaben nicht voll konzentriert ist, etwa beim Legen einer Venenverweilkanüle, bei der Benutzung eines Patientenlifters oder beim Herrichten von Medikamenten, kann sehr folgenschwere Fehler machen. Haben Sie sich oder einer anderen Person schon einmal geschadet, nur weil Sie nicht aufgepasst haben?

Wenn Sie bei der Medikamentengabe nicht ganz konzentriert sind, merken Sie womöglich nicht, dass Sie jemandem ein falsches Medikament verabreichen, weil zwei Personen ähnlich klingende Namen haben. Wenn Sie in Gedanken woanders sind, bedienen Sie den mechanischen Lifter vielleicht nicht richtig und die hilfsbedürftige Person fällt aus der Trageschlinge. Ihre Unachtsamkeit bei der Suche nach einer guten Einstichstelle für die Kanüle kann dazu führen, dass Sie mehrmals zustechen müssen und dem Patienten oder der Patientin unnötig Schmerzen zufügen.

Achtlos arbeitende Pflegekräfte sind sich oft gar nicht bewusst, dass sie Kranke gefährden. Dennoch können ihnen Fehler unterlaufen, die schreckliche Konsequenzen haben. Wenn es auf einer voll belegten Station viel zu tun gibt, scheint es vernünftig zu sein, mehrere Dinge gleichzeitig zu erledigen. Leider macht das die Sache oft schlechter und selten besser. Wer abgelenkt ist oder sich mit Multitasking versucht, kann Informationen nicht mehr so gut aufnehmen und behalten.

Wenn man sich nicht vollständig auf eine Aufgabe nach der anderen konzentriert, wird man am Ende mehrere Aufgaben unaufmerksam erledigen. Dass dabei früher oder später Fehler gemacht werden, ist fast unvermeidlich. In der Pflege können Fehler ausgesprochen gefährlich sein, das Leben anderer aufs Spiel setzen und der eigenen Berufslaufbahn schaden.

Angenommen ein Arzt oder eine Ärztin erteilt bestimmte Anordnungen und Sie vergessen die Einzelheiten, dann laufen Sie Gefahr, einen lebensbedrohlichen Irrtum zu begehen. Sie können zwar nachfragen und um Klärung bitten, verlieren damit aber wertvolle Zeit und wirken desorganisiert und unprofessionell. Wie auch immer der weitere Verlauf ist: Sie werden sich vermutlich gestresst und ängstlich fühlen, anstatt ruhig und selbstsicher.

Inzwischen hat die Wissenschaft hinreichend bewiesen, dass das menschliche Gehirn nicht mehrere Dinge gleichzeitig tun kann. Unser Gehirn arbeitet weniger effizient, wenn wir von einer Aufgabe zur anderen springen und verbraucht dabei enorm viel Energie. Es muss für Multitasking deutlich mehr Energie aufwenden, als für das Erledigen einer Aufgabe nach der anderen. Kein Wunder, dass „produktiv sein" so ermüdend ist. Das Gehirn ist einfach nicht dafür geschaffen, über längere Zeit mehrere Aufgaben gleichzeitig zu erledigen.

Tatsache ist, dass sich Menschen, die Multitasking regelmäßig praktizieren, oft nicht mehr auf die wirklich wichtigen Dinge im Leben konzentrieren können, verglichen mit anderen, die das nur gelegentlich tun. Was soll nun eine entnervte, überarbeitete und erschöpfte Pflegekraft machen?

Gut, dass es Hoffnung gibt. Achtsamkeitsübungen sind geeignet, Ihre Aufmerksamkeit zu schärfen, damit Sie Gefahren schneller erkennen und die Risiken für Patienten und Patientinnen und die eigene Person besser einschätzen können. Wenn Sie von einem Bett zum anderen gehen und eine Tätigkeit nach der anderen achtsam ausführen, werden Sie mögliche Gefahrenquellen im Arbeitsumfeld eher bemerken und wohl auch die Anspannung und den Stress, mit denen Sie Geist und Körper belasten.

Mit einem achtsamen Ansatz kann man ruhiger, zielgerichteter und aufmerksamer arbeiten, Prioritäten setzen, zur richtigen Zeit umschalten und eine angefangene Tätigkeit eine Weile ruhen lassen, während man sich einer anderen widmet.

Achtsamkeit hilft, sich länger auf eine Aufgabe zu konzentrieren, sich nicht so leicht ablenken zu lassen und nach einer Unterbrechung schneller wieder zu fokussieren. Konzentrationsvermögen verbessert das Gedächtnis, erhöht die Produktivität und reduziert den Stress eines anstrengenden Arbeitstags. Wer lernt, sich auf eine Tätigkeit zu konzentrieren und mit Ablenkungen besser zurechtzukommen, arbeitet erheblich effizienter und gelassener.

Kurz: Achtsamkeit ist eine der grundlegenden Fertigkeiten, die jede Pflegeperson beherrschen sollte. Sie ist bestimmt sehr viel wichtiger als viele antiquierte Arbeitstechniken, die heute noch gelehrt werden, etwa das exakte Eckenfalten der Bettlaken und das korrekte Vorgehen bei einer Ganzkörperwäsche im Bett.

Wer im Augenblick lebt und ganz anwesend ist, unterbricht den Lauf seiner Geschichte, der Vergangenheit und der Zukunft. Dann erscheinen wahre Klugheit und wahre Liebe. Eckhart Tolle

1.2 Achtsamkeit definieren

Die Fähigkeit, ganz präsent, wach und aufmerksam in der Gegenwart zu sein – das ist eine der Definitionen von Achtsamkeit im Sinne von „Mindfulness“.

Viele spirituelle Traditionen messen dem Präsentsein einen hohen Wert bei. Achtsamkeit wird meist mit Buddhismus assoziiert. Seit über zweittausendfünfhundert Jahren wird im Buddhismus erkundet, wie Achtsamkeit den Geist beruhigt und Mitgefühl erzeugt. Jeder und jede kann lernen, achtsam zu sein; man muss dazu weder dem Buddhismus noch irgendeiner anderen spirituellen Tradition anhängen.

Jon Kabat-Zinn, auf den die Technik der Achtsamkeitsbasierten Stressreduktion (*Mindfulness-Based Stress Reduction*, MBSR) zurückgeht, definiert Achtsamkeit als „Gewahrwerden, das entsteht, wenn man auf bestimmte Art aufmerksam ist, nämlich gezielt, im Moment und absichtslos.“[2]

Wer Achtsamkeit praktiziert, beschließt aufmerksam zu sein und zwar:

- *gezielt,* durch bewusstes Hinlenken der Aufmerksamkeit auf das, was im Moment geschieht, sei es eine körperliche Empfindung, ein Atemzug, eine Emotion, Interaktion oder Aktivität. Diese zielgerichtete und absichtliche Lenkung der Aufmerksamkeit ist ein entscheidender Bestandteil von Achtsamkeit.
- *im Moment,* sich einlassen auf das, was im Augenblick geschieht, es akzeptieren wie es ist und nicht in die üblichen Gedanken über Vergangenheit und Zukunft verfallen.
- *absichtslos,* akzeptieren, was immer kommen mag, ob Sinneseindrücke, Gedanken oder Gefühle, einfach wahrnehmen wie sie sind, ohne sie als gut oder schlecht, als angenehm oder unangenehm zu bezeichnen oder irgendwie zu bewerten.

Diese Definition mag recht schlicht erscheinen; in Wirklichkeit ist es aber nicht immer einfach, präsent zu sein, besonders in einem Umfeld, das chronischen Stress begünstigt. Achtsamkeit entsteht, wenn wir wahrnehmen, was wir im Augenblick tun, denken und fühlen – es einfach akzeptieren – um dann gezielt zu antworten.

Mit Achtsamkeit verhält es sich wie mit der Liebe: Nur wer sie fühlt und praktiziert, erfasst ihr Wesen. Denken Sie zurück an einen Moment in Ihrem Leben, in dem Sie sich erfüllt gefühlt haben, an einen Moment, den Sie immer noch wertschätzen. Was ist Ihnen am stärksten in Erinnerung geblieben? Vielleicht waren Sie ganz ins Spiel mit einem Kind vertieft, vielleicht haben Sie voller Ehrfurcht einen atemberaubenden Sonnenuntergang erlebt oder den Reiz eines neuen Abenteuers gespürt. Vielleicht erinnern Sie sich gern an einen Blickwechsel mit einem ganz besonderen Menschen oder an das Lächeln einer fremden Person, das Ihr Herz berührt hat.

Was haben Sie damals, in diesen Momenten wohl gedacht? Haben Sie besorgt an Vergangenes oder zwanghaft an die Zukunft gedacht? Vermutlich nicht. Der Moment war so kostbar, weil Sie ganz bei der Sache waren und so authentisch präsent, dass Sie sich heute noch gut daran erinnern und den Moment womöglich viele Jahre danach noch genießen können. Solche Augenblicke sind Augenblicke der Achtsamkeit.

Gut möglich, dass Sie damals das Wort noch nicht gekannt haben und mit dem Konzept noch nicht vertraut waren. Und doch haben Sie Achtsamkeit erlebt, indem Sie ganz bei sich und in der Gegenwart waren. Wer achtsam ist, bemerkt seine Atembewegungen, spürt, wie die eigene Hand eine andere hält oder wie kühl oder warm das Wetter ist. Wer achtsam ist, bemerkt die Bewegungen des Körpers beim Gehen, den ganz besonderen Blick eines geliebten Menschen, ja selbst das Rascheln der Blätter und Zweige im leichten Wind.

Achtsamkeit bedeutet, präsent im Leben zu stehen, wahrzunehmen was geschieht und auf freundliche, offene und unvoreingenommene Art bei sich zu sein. Es ist bereichernd, wenn Herz und Geist zusammenwirken und sich ganz auf das Geschehen einlassen. Viele Menschen gehen im immerwährenden Zustand der *Achtlosigkeit* durchs Leben, funktionieren im Autopilot-Modus und nehmen den gegenwärtigen Augenblick kaum wahr.

1.3 Wie achtsam sind Sie?

Können Sie Ihr Alltagsleben genießen oder hat Sie der Alltagsstress fest im Griff? Einfach gesagt: Wie achtsam sind Sie? Wenn Sie sich mit der Mindful Attention Awareness Scale (MAAS) (**Tab. 1-1**) einschätzen, haben Sie in knapp zehn Minuten eine Antwort darauf:

Bitte lesen Sie die folgenden Aussagen über Ihren Alltag. Schätzen Sie auf einer Skala von 1 bis 6 ein, wie häufig Sie diese Dinge erleben. Bitte ehrlich antworten und nicht so, wie Sie meinen, antworten zu müssen. Jede Aussage steht für sich und soll unabhängig von anderen erwogen werden.

Zur Auswertung des Fragebogens einfach den Durchschnitt der 15 Aussagen errechnen (die Punkte addieren und durch 15 dividieren). Je höher die Punktzahl, desto höher der Aufmerksamkeitslevel. In der Regel liegt der Wert um 3,86. Der höchste Wert ist 6, der niedrigste 1.

Tabelle 1-1: Selbsteinschätzung des Achtsamkeitslevels

Bitte kreuzen Sie an, wie sehr jede Aussage auf Sie zutrifft.	**fast immer**	**sehr häufig**	**ziemlich häufig**	**eher selten**	**sehr selten**	**fast nie**
	1	**2**	**3**	**4**	**5**	**6**
1. Ich fühle etwas, merke aber erst nach einiger Zeit, was ich gefühlt habe.						
2. Ich zerbreche oder verschütte Sachen, weil ich nicht aufpasse oder in Gedanken woanders bin.						
3. Es fällt mir schwer, mich darauf zu konzentrieren, was im Augenblick geschieht.						
4. Ich gehe meist recht schnell, um ans Ziel zu gelangen, ohne auf Dinge zu achten, die mir unterwegs begegnen.						
5. Oft bemerke ich nicht, was ich fühle und dass ich körperlich verspannt bin, bis sich der Zustand nicht mehr ignorieren lässt.						
6. Wenn ich den Namen einer Person zum ersten Mal höre, vergesse ich ihn sofort.						
7. Ich funktioniere anscheinend „automatisch", fast ohne es zu merken.						
8. Ich erledige die Dinge möglichst schnell, ohne wirklich aufmerksam zu sein.						
9. Ich bin so auf mein Ziel fixiert, dass ich den Kontakt zur aktuellen Tätigkeit verliere, die mich zum Ziel bringen soll.						
10. Ich verrichte meine Arbeit automatisch, ohne zu merken, was ich gerade mache.						
11. Ich ertappe mich dabei, wie ich jemandem nur mit einem Ohr zuhöre und mich nebenbei mit etwas anderem beschäftige.						
12. Ich fahre mit dem Auto automatisch an einen Ort und frage mich dann, weshalb.						
13. Ich ertappe mich dabei, wie ich mir Sorgen um die Vergangenheit oder die Zukunft mache.						
14. Ich ertappe mich dabei, wie ich unaufmerksam arbeite.						
15. Ich esse eine Kleinigkeit, ohne es zu merken.						

Diese Version des MAAS wurde vom Psychology Department der Ohio State University neu formatiert.

Tagebuchreflexion

Bitte nehmen Sie sich etwas Zeit, um über den Fragebogen und die erreichte Punktzahl nachzudenken. Entspricht die Auswertung Ihren Erwartungen? Hat Sie etwas überrascht? Gibt es unter den 15 Aussagen welche, die für Ihre Tätigkeit als Pflegekraft besonders relevant sind? Wenn ja, welche sind es und was schließen Sie daraus? Die Aussagen 2, 8 und 10 könnten sich z. B. auf das sichere Arbeiten auswirken. Die Aussagen 3, 6 und 11 verweisen auf Ihre Fähigkeit, Menschen zu unterstützen und zu beraten – also auf wichtige Aspekte der Pflegetätigkeit. Welche Verbesserungen erhoffen Sie sich durch die Übungen in diesem Buch? Sie können den Fragebogen ein zweites Mal ausfüllen, nachdem Sie das Buch durchgearbeitet haben, um Ihre Fortschritte zu ermitteln.

1.4 Achtsame Augenblicke

Auch wer sich nicht immer die Zeit nimmt, Achtsamkeit bewusst zu praktizieren, ist wie fast jeder Mensch fähig, achtsam zu sein. Denken Sie an Augenblicke in Ihrem Leben, in denen Sie ganz präsent waren und vollständig in Ihr Tun versunken.

Waren Sie bei einem innerklinischen Notfall schon einmal Teil des Reanimationsteams? Das Team hat wie eine gut funktionierende Maschine zusammengearbeitet. Sie standen unter Adrenalin, waren ganz auf den Patienten oder die Patientin konzentriert und dachten an nichts anderes. Ihre Aufmerksamkeit galt ausschließlich den lebensrettenden Maßnahmen.

Fallen Ihnen noch weitere ähnliche Arbeitssituationen ein? Vielleicht haben Sie in der Notaufnahme ein verängstigtes Kind getröstet, dessen Wunde genäht werden musste, oder einem sterbenden Menschen, der keine Angehörigen hatte, Beistand geleistet. Wie präsent haben Sie sich dabei gefühlt? Achtsamkeit ist der Schlüssel, mit dem man sich willentlich in diesen Zustand versetzen und die sensorische Erfahrung, wie sie sich im Augenblick entfaltet, bewusst wahrnehmen und akzeptieren kann.

Überlegungen

- Wie sehr achten Sie beim Assessment eines kranken Menschen auf seine Atemgeräusche? Zählen Sie nur rasch den peripheren Puls, ohne auf den apikalen Herzschlag zu achten?
- Bringen Sie das Assessment möglichst schnell hinter sich, um sich gleich der nächsten Aufgabe widmen zu können?

Achtsamkeit hilft, auch bei alltäglichen Verrichtungen ganz anwesend und auf die momentane Arbeit konzentriert zu sein. Pflegepersonen, die sich in achtsamer Aufmerksamkeit üben, werden vermutlich feststellen, dass sie schließlich besser arbeiten. Achtsam Pflegende sind in der Lage, die Kranken in ihrer Ganzheit zu „sehen“, sie nehmen ihren körperlichen Zustand und jede Unregelmäßigkeit wahr, hören ihre Klagen und den Ton, in dem sie vorgetragen werden, beobachten ihr Verhalten und erfassen ihre Stimmung – alles Dinge, die zum gründlichen Pflegeassessment gehören und die Pflegeplanung beeinflussen. Wichtiger noch: Achtsamkeit hilft, ein anderes Verhältnis zu schwierigen Situationen zu entwickeln, zu Situationen, die als belastend oder kritisch gelten.

Dazu ein Beispiel: Stellen Sie sich vor, als frisch ausgebildete Anästhesiefachkraft erstmals den Operationssaal zu betreten. Sie sind nervös und Ihre Gedanken jagen wie Wolken im Wind. Sie denken an schlimme Dinge: Was, wenn es mir nicht gelingt, den Patienten vollständig zu anästhesieren? In Ihrem Kopf entsteht womöglich das Bild, wie er während des Eingriffs aufwacht oder wie sich die Chirurgin über Ihre Inkompetenz ärgert. Was, wenn ich die Vitalzeichen des Patienten während der Operation nicht im Normalbereich halten kann? Werde ich ihn nach der Operation wieder zu Bewusstsein bringen können? Sie werden immer nervöser und ängstlicher. Jetzt pocht Ihr Herz wie wild, die Hände zittern, der Mund wird trocken. Schließlich fürchten Sie sich wie vor einer Hinrichtung. Die Gedanken und Bilder eskalieren und schlagen Sie so sehr in Bann, bis aus einer Situation, die schwierig aber zu bewältigen ist, ein fruchterregendes Drama geworden ist. Kommt Ihnen dieses Szenarium irgendwie bekannt vor?

Stellen Sie sich jetzt das gleiche Szenarium vor, nur dass Sie diesmal achtsam sind. Sie betreten den Operationssaal und nehmen Ihre gespannte Erwartung wahr. Dieses achtsame Wahrnehmen ist der erste Schritt zur Veränderung des Verhaltens. Anstatt sofort aktiv zu reagieren, bemerken Sie, wie Körper, Gedanken und Gefühle interagieren und schließlich eine Angstreaktion auslösen. Sie nehmen den inneren Aufruhr wahr: die wirren Gedanken, schwierigen Gefühle und intensiven körperlichen Empfindungen – den flachen Atem, das Herzklopfen und Schwitzen. Sobald es Ihnen gelingt, die Realität von Ihrer Reaktion auf die Realität zu trennen, werden Sie vermutlich nicht mehr zwanghaft reaktiv sein, vielmehr ruhig und besonnen auf die Situation antworten.

Wenn Sie sich mit Ihren Gedanken beschäftigen, stellen Sie fest, dass Sie sich eine Geschichte erzählen, in der alles schief geht, in der Sie versagen, der kranke Mensch leiden wird und Sie sich blamieren. Sobald Sie diese innere Erzählung erkennen, sind Sie der Situation nicht mehr hilflos ausgesetzt. Sie merken, dass Ihre Gedanken nur Selbstgespräche sind über Dinge, die passieren könnten. Die Bedrohung ist imaginiert, nicht unbedingt real. Wer die eigenen Gedanken wahrnimmt, sie aus einiger Distanz beobachtet und akzeptiert und sich nicht mehr so sehr mit der Erzählung identifiziert, wird in unsicheren Situationen vermutlich weniger automatisch reagieren. Man atmet nicht mehr so flach, schwitzt nicht mehr so stark, der Puls normalisiert sich und die Anspannung verebbt.

Achtsamkeit hilft, die eigenen Emotionen zu regulieren und die Situation, auch die anstehenden Aufgaben, klarer zu erkennen: Sie atmen ein und atmen aus, spüren die Füße auf dem Boden und kommen ganz in Verbindung mit Ihrem Körper. Sie sehen sich als Teil eines Teams und fühlen sich wieder sicherer. In dem Moment sind Sie präsent und nicht länger im Geschehen gefangen, die Abwärtsspirale ist gestoppt. Sie sind konzentriert bei der Sache, wenn Sie den Venenzugang legen oder die Medikamente und das Beatmungsgerät bereitstellen. Sie wissen zwar, dass im Operationsverlauf Probleme auftreten können, vertrauen aber auf Ihr Können und Ihre Handlungsfähigkeit. Achtsamkeit hat Ihnen Kraft und Klarheit verschafft.

1.5 Achtsamkeit, Mitgefühl und Forschung

Die Achtsamkeitsbewegung hat seit einigen Jahren die Welt der Gesundheitsversorgung geradezu revolutioniert. Die Zahl der klinischen Studien, die die hervorragenden Ergebnisse achtsamkeitsbasierter Interventionen nachgewiesen haben, geht in die Hunderte. In Heil- und Pflegeberufen tätige Fachkräfte, die MBSR praktizieren, empfinden nachweislich weniger Stress, verbessern ihr Selbstmitgefühl, sind leistungsfähiger und arbeiten effektiver.

Beim Durcharbeiten dieses Buchs werden Sie die verschiedenen bewährten MBSR-Techniken selbst ausprobieren und feststellen, dass sich Stress, Burn-out und Ängste tatsächlich reduzieren – Zustände, die alle Menschen kennen und auch Pflegepersonen und andere Fachkräfte in der Gesundheitsversorgung betreffen.[4]

Sie werden feststellen, dass diese schlichten Übungen, die oft nur wenige Augenblicke beanspruchen und überall möglich sind, auch Ihr Mitgefühl, Ihre Empathie, Konzentration und Stimmung verbessern. Viele Praktizierende berichten, dass sie sich selbst und ihre Tätigkeit mehr schätzen gelernt haben. Neurowissenschaftliche Erkenntnisse stützen diese subjektiven Ergebnisse. Bei Kernspinaufnahmen der Gehirne von Menschen, die Achtsamkeit praktizieren, wurden physische Veränderungen der Gehirnstrukturen nachgewiesen. Die Forschenden konnten dokumentieren, dass Achtsamkeitsinterventionen die für Gedächtnis, Empathiefähigkeit, Selbstregulierung und Exekutivfunktionen wichtigen Hirnregionen tatsächlich verändern.[5] Achtsamkeitsübungen sind nicht einfach ein Wohlfühlprogramm, haben vielmehr wissenschaftlich belegte positive Auswirkungen.

Wie Achtsamkeit ist auch Mitgefühl ein Thema, das eine wissenschaftliche Revolution anstößt, da auch Mitgefühlspraktiken das Gehirn verändern. Mitgefühl ist tief im menschlichen Gehirn und im menschlichen Körper verwurzelt, hat also eine biologische Grundlage.

Der Psychologe Dacher Keltner von der University of California, Berkeley, hat zu diesem Thema geforscht und schreibt: „Wir Menschen sind von Natur aus auf Mitgefühl programmiert. Wenn wir Schmerzen empfinden, wird ein Teil unseres Gehirns aktiv, der auch beim Anblick eines körperlich leidenden Mitmenschen aktiviert wird.“[6]

Wir sind nicht nur von Natur aus mitfühlend, mehr noch: Wenn wir anderen helfen, fühlen wir uns so gut, als hätten wir uns eigene Wünsche erfüllt. „Die Tugend ist sich selbst ihr Preis“, lautet das Sprichwort. Demnach tut eine mitfühlende Person, die Gutes tut, auch etwas für sich selbst. Sie wird sich, das Leben und die Welt mit freundlicheren Augen sehen. Außerdem kommt Mitgefühl auch der eigenen Gesundheit und Lebensdauer zugute.

Wenn wir Mitgefühl spüren, schlägt unser Herz langsamer und der Körper schüttet das bindungsfördernde Hormon Oxytocin aus. Ein warmes Lächeln, eine herzliche Umarmung oder eine zugewandte Körpersprache genügen, um dieses Hormon freizusetzen. Die im Körper ausgelöste chemische Reaktion verstärkt dann wiederum das Mitgefühl – es entsteht ein Welleneffekt.

Mitgefühl erhöht die Stressresilienz, erleichtert den Umgang mit Gefühlen, die vom Leiden anderer ausgelöst werden, und motiviert uns zu helfen. Bei Menschen in Heil- und Pflegeberufen haben sich Übungen zur Entwicklung Liebender-Güte (*loving-kindness*) am wirksamsten erwiesen.[7] An späterer Stelle werden Sie lernen, Liebende-Güte gezielt zu kultivieren, indem Sie sich und Ihren Mitmenschen mit mehr Wohlwollen und Herzensgüte begegnen.

Tagebuchreflexion

Mit welcher Absicht lesen Sie dieses Buch?
Was erhoffen Sie sich davon?
Wie könnten Achtsamkeit und Mitgefühl Ihr Leben und Ihre Arbeitsweise verändern?

1.6 Achtsamkeit entwickeln: zwei Formen der Praxis

Es gibt zweierlei Achtsamkeitsübungen, nämlich formelle und informelle. Zu den formellen Praktiken (die im Kapitel 6 erklärt werden) gehören die Sitzmeditation, achtsame Bewegung, die Gehmeditation und der Body Scan. Für die formellen Übungen reserviert man täglich eine bestimmte Zeit, in der man Präsenz praktiziert und Achtsamkeit kultiviert. Mit informeller Praxis ist Achtsamkeit im Alltag gemeint, das achtsame Tun und Interagieren, das man überall und jederzeit üben kann. Formelle und informelle Übungen ergänzen einander und sind gleich wichtig. Beide werden Ihr Leben bereichern und Ihrem professionellen Pflegehandeln zugutekommen.

1.7 Achtsames Atmen

Es gibt wohl keine bessere Möglichkeit, sich wieder in die Gegenwart zu bringen, als auf den eigenen Atem zu achten – denn nur so lange wir atmen, leben wir. Die Atembetrachtung ist deshalb so wertvoll, weil wir uns jederzeit mit unserer Atmung befassen und dadurch fokussieren können. Der Atem ist einfach immer da und hilft uns, präsent zu werden, ins Gleichgewicht zu kommen und inneren Halt zu finden.

Achtsames Atmen ist eine Sitzmeditation, bei der man die Aufmerksamkeit immer wieder auf den Atem lenkt, wenn die Gedanken wandern. Wenn wir aufmerksam atmen, spüren wir das Ein- und Ausatmen und beobachten den Vorgang freundlich, ohne ihn zu werten. Wer regelmäßig übt, kann sich bald länger konzentrieren und schließlich den „Affen fesseln".

Die Atemmeditation bringt Körper und Geist zurück in den gegenwärtigen Augenblick, um die Verabredung mit dem Leben nicht zu verpassen.

Thich Nhat Hanh

Meist atmen wir unbewusst und merken gar nicht, dass wir atmen. Bei der Atembetrachtung konzentrieren wir uns auf das Ein- und Ausatmen und verbinden uns so mit dem gegenwärtigen Augenblick.

Übung

Achtsames Atmen

Stellen Sie den Wecker auf fünf Minuten.

Setzen Sie sich auf einen bequemen Stuhl und schließen Sie langsam die Augen.

Auf den Atem achten ... Was empfinden Sie dabei? Wo spüren Sie den Atem am stärksten? Vielleicht spüren Sie den Atem durch die Nasendurchgänge ziehen oder bemerken die rhythmischen Bewegungen von Brust und Bauch.

Beobachten, wie sich jeder Atemzug entfaltet und aufmerksam dabeibleiben.

Bald nachdem Sie angefangen haben, sich auf dem Atem zu konzentrieren, werden die Gedanken abschweifen. Dann fragen Sie sich womöglich: „Wie viel Zeit ist wohl schon vergangen? ... Wenn ich damit fertig bin, trinke ich eine Tasse Kaffee ... Ich kann mir nicht vorstellen, wozu diese Übung gut sein soll."

Ein Gedanke führt zum nächsten, wie im Schneeballsystem, und schon sind Sie dabei zu beschuldigen, zu planen oder sich zu sorgen.

Das ist kein Problem. So ist das eben mit dem menschlichen Geist. Wenn Sie feststellen, dass Ihre Aufmerksamkeit nachlässt und die Gedanken abschweifen, können Sie sich einfach innerlich sagen: „Ich denke."

Dann die Aufmerksamkeit langsam und freundlich wieder zurück auf den Atem lenken ... ohne sich für das Abschweifen zu kritisieren, das ja nur natürlich ist. So wird schließlich der „Affe gezähmt"!

Egal wie oft die Gedanken umherwandern, die Aufmerksamkeit immer wieder zurück auf den Atem richten. Nicht vergessen: Der Atem ist Ihr Anker, der Sie ins Hier und Jetzt zurückbringt.

Zum Schluss mit der Aufmerksamkeit wieder in den Raum zurückkehren ... langsam die Augen aufschlagen und die Umgebung wahrnehmen.

Tagebuchreflexion

Nehmen Sie sich etwas Zeit, um über Ihre ersten Erfahrungen mit dieser Übung nachzudenken.
Was haben Sie bemerkt?
Ist es Ihnen schwergefallen, sich auf den Atem zu konzentrieren? Weshalb?
Wie fühlen Sie sich jetzt?

1.8 Ein hektischer Tag

Achtsames Atmen kann die Bewältigung eines hektischen Arbeitstags erleichtern. Dazu ein Beispiel: Die Schicht beginnt und wie immer ist augenblicklich viel los. Patienten und Patientinnen, Pflegekräfte, Ärzte und Ärztinnen unterhalten sich, medizinische Gerätschaften klappern und rattern, das Telefon läutet und auf dem Flur wird hin- und hergerannt – die Geräuschkulisse ist konstant und lenkt Sie ab. Sie lenken sich aber auch selbst ab, weil Ihre Gedanken rasen und das Handy summt. Kein Wunder, dass Ihre Konzentration nachlässt.

Sie betreten ein Krankenzimmer und stellen fest, dass Sie das Medikament vergessen haben. Wie peinlich! Sie kehren eilends um und holen das Medikament. Um ehrlich zu sein, passiert Ihnen das nur allzu oft. Stressige Tage wie dieser können zum Burn-out führen und die Personalfluktuation erhöhen.

Wenn Sie dagegen vor Arbeitsbeginn ein paar Minuten achtsam atmen, werden Sie gelassener und fokussierter auf die Station kommen. Sie können konzentrierter arbeiten, Prioritäten setzen und besser an einer Aufgabe dranbleiben. Sie tragen z.B. stets Alkoholtupfer und Pflaster in der Kitteltasche bei sich, um sich unnötige Wege zu ersparen. Das Handy ist abgeschaltet, damit es Ihre Interaktionen nicht stört. Jetzt haben Sie eine klare Vorstellung von Ihren Aufgaben, verfügen über die nötigen Werkzeuge und können die Aufmerksamkeit auf die unmittelbaren Bedürfnisse der Patienten und Patientinnen richten. Wenn Sie Ihre Arbeit ruhig und aufmerksam beginnen und Ihre Prioritäten kennen, wird alles viel glatter gehen. Und wenn Sie dann noch zwischendurch achtsam atmen, werden Sie den ganzen Tag über zuverlässig und ruhig arbeiten. Tanya Roberts, die in der Notaufnahme arbeitet, formuliert es so: „Achtsames Atmen hilft mir, wenn an besonders hektischen Tagen viel zu viel zu tun ist. Anstatt mir ständig besorgt zu überlegen, was als Nächstes getan werden muss und dass die Zeit einfach nicht ausreichen wird, lasse ich mich vom Atem beruhigen und stabilisieren. Ich trete einen Schritt zurück von meinen Gedanken, gebe mir Raum und halte kurz inne. Dann fühle ich mich nicht nur ruhiger: Ich kann auch mehr erledigen!"

1.9 Täglich üben

Um den Samen der Achtsamkeit fest in Ihr Leben einzupflanzen, sind tägliche Atemübungen unverzichtbar. Vielleicht denken Sie nun: „Ich habe nicht jeden Tag Zeit dafür." Man muss aber nicht täglich stundenlang meditieren! Sie können einfach mit fünf Minuten beginnen und die Übungszeit von Tag zu Tag ein wenig steigern. Achtsames Atmen ist eine starke Stütze, die hilft, den ganzen restlichen Tag über achtsamer zu sein.

Wie jede neue Lebensgewohnheit, fällt auch die Atembetrachtung anfangs schwer. Es lohnt sich jedoch, täglich zu üben, da sich Achtsamkeit über die formale Übungszeit hinaus auf alle anderen Aktivitäten des Tages auswirken wird. Mary Wilbur ist eine Pflegefachfrau und weiß, dass professionell Pflegende heute schwerer und mit weniger Ressourcen arbeiten müssen. Sie empfiehlt ihnen, um ihr Pensum besser bewältigen zu können, täglich 30 Minuten oder auch kürzer zu meditieren. Schließlich sind Achtsamkeitsübungen keine drastischen Maßnahmen, sie kosten nichts und sind ganz einfach. Sie helfen, das Wesentliche zu erkennen und sich nicht ablenken zu lassen. Wilbur versichert, dass Meditation ihr Leben deutlich verbessert hat und berichtet: „Mein Schreibtisch ist aufgeräumt. Ich bin mit meiner Arbeit auf dem Laufenden. Ärger und Frustrationen setzten mir nicht mehr so sehr zu wie früher."[8]

Die meisten Pflegekräfte spüren den Wunsch und die Notwendigkeit, bei den täglichen Verrichtungen konzentrierter zu sein.

Brauchen Sie noch mehr überzeugende Argumente?

1.10 Informelle Praxis: Achtsamkeit im Alltag

Meditation ist ein Mikrokosmos, ein Modell, ein Spiegel. Fertigkeiten, die wir im Sitzen üben, sind auf unser ganzes Leben übertragbar.

Sharon Salzberg

Wenn Sie Achtsamkeit formell üben, wie bei der oben beschriebenen Sitzmeditation, wird sich allmählich der Nutzen dieser Übung bemerkbar machen. Die Praxis muss aber nicht enden sobald Sie aufstehen und Ihr Tagwerk wieder aufnehmen. Man kann nämlich auch informell üben, indem man die geschärfte Aufmerksamkeit in die täglichen Verrichtungen bringt und frustrierenden Situationen bewusster begegnet.

Informelle Achtsamkeit im Alltag bereichert das Leben und steht uns jederzeit zur Verfügung. Achtsamkeit im Alltag ist eine mobile Praxis, die ohne Requisiten und Gerätschaften auskommt und kostenlos ist. Aus jeder Routinetätigkeit kann eine Achtsamkeitsübung werden, wenn wir ihr nur unsere volle Aufmerksamkeit schenken.

Und das geht so: Beschließen Sie, achtsam zu sein, die Realität zu akzeptieren, wie sie ist und wie sie sich im Augenblick darstellt, beim Telefonieren, beim Kontrollgang durch die Krankenzimmer, beim Dokumentieren, wenn Sie mit einer schwierigen Person sprechen oder eine Infusion anhängen. Wenn Sie feststellen, dass Ihre Aufmerksamkeit nachlässt, verfahren Sie wie bei der Sitzmeditation und fokussieren Sie die Gedanken wieder auf die Aufgabe. Wer im Alltag achtsamer und präsenter ist, befreit sich nach und nach von belastenden Gefühlen und Gedanken, wird die Gefühle besser regulieren können und seltener in alte Muster verfallen, in automatische, unzuträgliche Lebensgewohnheiten und Denkmuster.

Informelles Üben verstärkt die positiven Wirkungen formeller Übungen und integriert Achtsamkeit in den Lebensalltag. Wie die formelle Praxis zur Gewohnheit wird, kann auch die Fähigkeit, im Alltag achtsam zu sein, zur selbstverständlichen Gewohnheit werden, die das Leben sehr viel leichter macht.

Es gibt unendlich viele Gelegenheiten, Achtsamkeit zu praktizieren. Konflikte am Arbeitsplatz, unangenehme Vorgesetzte, Kranke, deren Zustand sich rapide verschlechtert – all diese Herausforderungen können Sie nun achtsam und mitfühlend bewältigen; es liegt in Ihrer Hand.

Im nächsten Kapitel geht es um die Unterscheidung zwischen Sein und Tun im Alltagsleben, um die achtsame Haltung zu verstärken.

1.11 Trainingsprogramm

Bitte täglich fünf Minuten lang achtsames Atmen üben. Sich tagsüber immer mal wieder auf den Atem einschwingen und bemerken, wie die Atembetrachtung auf den Geist, den Körper und die Gefühle wirkt. Reflektieren Sie und führen Sie Tagebuch über Ihre Gedanken.

Merkpunkte

- Achtsamkeit ist ein Zustand, in dem wir uns gezielt und nicht wertend auf den gegenwärtigen Augenblick konzentrieren.
- Wie Achtsamkeit fördert auch Mitgefühl die psychische Gesundheit, die Resilienz und das allgemeine Wohlbefinden; das ist wissenschaftlich erwiesen.
- Achtsamkeit ist keine schnelle Lösung; halten Sie Ihre Erwartungen realistisch.
- Man kann Achtsamkeit formell und informell bei Routinetätigkeiten üben.
- Indem Sie achtsam und mitfühlend werden, lernen Sie, in Stresssituationen weniger reaktiv zu sein.

2 Tun und Sein

Es braucht viel Mut und Kraft, das Nicht-Tun zu kultivieren – sowohl in der Stille als auch in der Aktivität.
Jon Kabat-Zinn

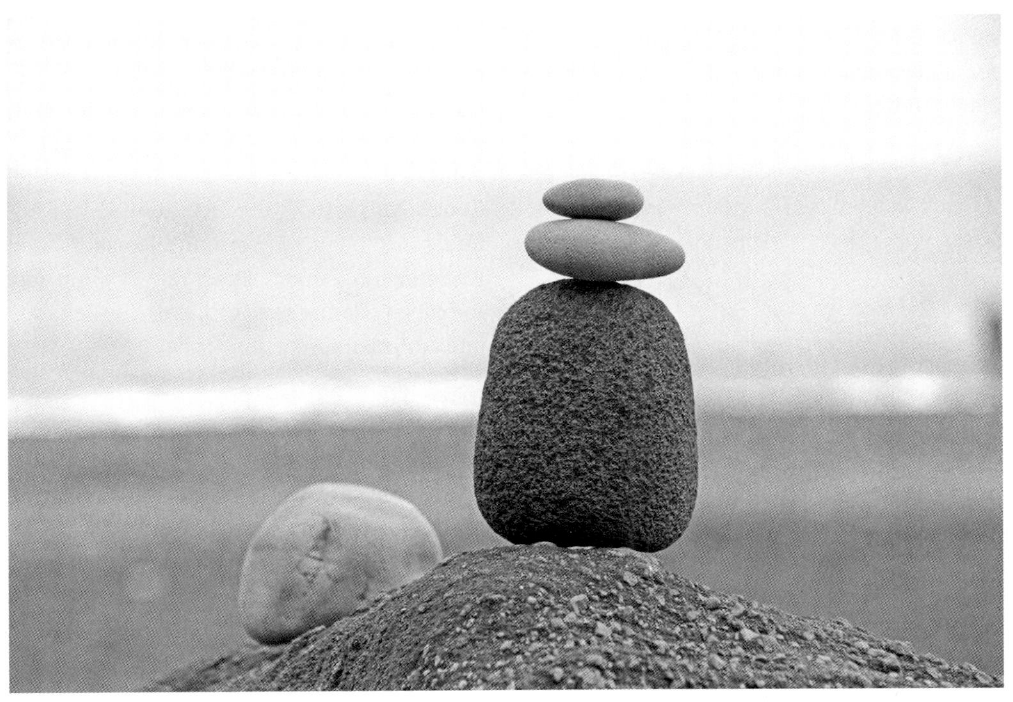

Fragen Sie sich nach einem langen Wochenende oder nach dem Urlaub manchmal ganz bestürzt: „Wo ist nur die Zeit geblieben?" Fließen Ihre Tage, Wochen und Monate ineinander? Gleicht ein Tag dem anderen?

Der Pflegeberuf ist heute nicht mehr überwiegend aufgabenorientiert, vielmehr von kritischem Denken geprägt. Das hat die Arbeit komplexer und zugleich fehleranfälliger gemacht. Als Pflegeperson haben Sie eine Reihe von Aufgaben, die Sie eine nach der anderen erledigen, um die Patienten und Patientinnen gut zu versorgen – Sie beobachten die Kranken, wechseln Infusionen und überprüfen Untersuchungsergebnisse. Gut möglich allerdings, dass Sie dabei überwiegend im Autopilot-Modus agieren, ganz im *Tun* verloren und ohne das *Sein* in der Gegenwart wahrzunehmen.

Betty arbeitete seit etwa zwei Jahre auf einer stets voll belegten onkologischen Station. Als tatkräftige Frau meldete sie sich gern freiwillig, wenn ein bestimmtes Projekt durchgeführt werden sollte. Sie liebte ihren Beruf, weil es ihr eine große Befriedigung war, anderen helfen und komplexe Probleme lösen zu können. Wenn Betty ihre To-do-Liste abarbeitete, wollte sie allerdings nicht gestört und von Dingen unterbrochen werden, die nicht auf ihrem Plan standen.

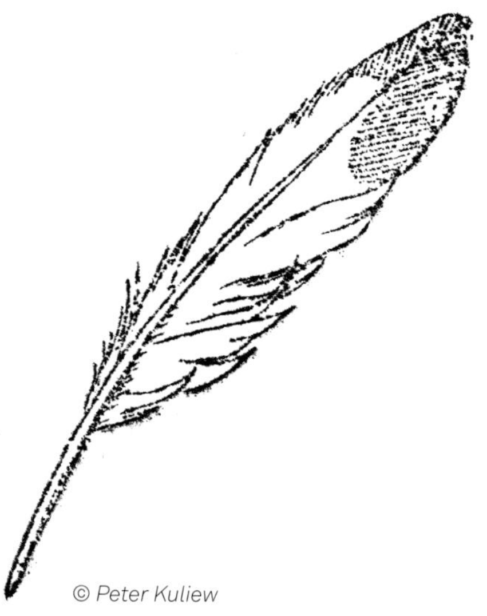

Betty sauste dann von einem Zimmer zum nächsten und tat was zu tun war, meist, ohne nach links und rechts zu schauen. Sie war so auf ihre Liste fixiert, dass sie sich keine Zeit für ein Gespräch nahm. Schließlich war sie so absorbiert von ihren Tätigkeiten und ihrer Liste, dass sie ganz vergaß, was es heißt, sich mit einem kranken Menschen zu beschäftigen und mit dem Stationsteam in Kontakt zu bleiben.

Es entging ihr freilich nicht, dass die Augen der Patienten und Patientinnen aufleuchteten, wenn ein Kollege ins Zimmer kam. Sie beneidete den Kollegen um seinen Rapport mit den Kranken und merkte schließlich, dass ihr etwas Entscheidendes fehlte.

Betty musste ihre Arbeitsweise verändern. Anstatt sich zwanghaft mit ihrer Liste zu beschäftigen, musste sie loslassen und versuchen präsenter zu sein, präsenter für sich, die Kranken und ihre Kolleginnen und Kollegen im Pflegeteam.

Vielleicht haben auch Sie ganze Tage im *Tun*-Modus verbracht und dabei völlig vergessen, mit sich und den Patientinnen und Patienten in Kontakt zu kommen? Das soll jedoch das *Tun* nicht abwerten oder gar schlechtmachen. Im Gegenteil: Das *Tun* gehört zum Alltag – es ermöglicht die Tagesplanung, hilft, eine angefangene Aufgabe abzuschließen und auf Details zu achten. Der *Tun*-Modus wird bei Routinetätigkeiten gebraucht, etwa beim Autofahren, beim Lebensmitteleinkauf und Rechnungen zahlen. Doch dann, wenn alle Aufgaben erledigt sind, sollte man umschalten und einfach im Augenblick *sein*.

TUN-Modus: zielorientiert, Dinge erledigen wollen, rastlos, konzeptgelenkt
SEIN-Modus: im Augenblick, wach, gewährend, akzeptierend

Stellen Sie sich die Sache so vor: *Tun* wäre Ihr Modus, wenn Sie ein romantisches Abendessen planen. Sie wählen ein Restaurant, lassen sich den Weg beschreiben und fahren hin. Einmal angekommen, werden Sie die Mahlzeit und das Zusammensein genießen wollen. Dann ist es Zeit, in den *Sein*-Modus umzuschalten. Es ist also wichtig, den *Tun*-Modus abschalten zu können, wenn er nicht mehr gebraucht wird, und Spaß zu haben. Oder wäre es gut, das ganze gemeinsame Abendessen über an den Verkehr auf dem Heimweg zu denken?

Der *Tun*-Modus ist allen Pflegekräften geläufig, spielt er doch bereits in ihrer Ausbildung eine wichtige Rolle. Schließlich arbeiten sie in einem aufgabenorientierten Beruf, in dem Fleiß und Tatkraft geschätzt werden. Wenn Sie allerdings ständig im *Tun* sind, hüpfen Ihre Gedanken wild durcheinander, Sie vergessen den gegenwärtigen Augenblick und werden nach einer Weile von Ihren Gefühlen beherrscht. Unfähig, aus dem *Tun* ins *Sein* zu kommen, von jedem aufkommenden Gedanken oder jedem aufkommenden Gefühl in Beschlag genommen, werden Sie am Ende wie Betty nur noch mechanisch funktionieren.

Wer so arbeitet, verliert die Verbindung zum Hier und Jetzt. Wer beispielsweise beim Kaffeetrinken in Gedanken woanders ist, schmeckt den Kaffee eigentlich nicht. Wer in der Mittagspause die Laborwerte durchgeht, hat den *persönlichen* gegenwärtigen Augenblick nicht eingesetzt, um sich zu sammeln und Kraft zu tanken. Und was entgeht Ihnen, wenn Sie ständig etwas *Tun*? Vielleicht entgeht Ihnen, dass Sie mit einem Lächeln gegrüßt werden, vielleicht übersehen Sie den herrlichen Blumenstrauß im Stationszimmer und den wunderschönen Sonnenaufgang vor dem Fenster oder versäumen es, der Person, die Ihnen die Tür aufhält, „Danke" zu sagen?

Wenn Sie im *Tun*-Modus feststecken, wenn Sie dem ersten Patienten oder der ersten Patientin begegnen, verpassen Sie die Gelegenheit, eine echte Verbindung herzustellen. Die Gegenwart entschwindet und kommt nicht wieder. Dieser Moment ist für immer dahin.

2.1 Autopilot

Wer voller Arbeitseifer ist und Dinge erledigen will, ist oft in Gedanken versunken und merkt nicht mehr, was im eigenen Inneren und in der Umgebung vorgeht. Haben Sie schon einmal Ihre Bushaltestelle verpasst, weil Sie in Tagträume versunken waren? Haben Sie schon mal die Schlüssel in den Kühlschrank gelegt, während Sie telefonierten? Sind Sie schon einmal vor dem Medikamentenschrank gestanden, haben auf die Regale gestarrt und sich gefragt, weshalb Sie den Schrank geöffnet haben und was Sie brauchen? Vielleicht haben Sie auch schon mal den Computer hochgefahren, um einen Laborwert zu prüfen, konnten sich dann aber nicht mehr erinnern, welcher Wert Sie interessiert hat und weshalb.

Anstatt sich auf die anstehende Aufgabe zu konzentrieren, waren Sie geistesabwesend und im Autopilot-Modus. Wem das häufig passiert, wird früher oder später stolpern und einen Fehler machen.

Im Autopilot-Modus ist man völlig auf das Resultat fokussiert, die momentane Tätigkeit wird weniger beachtet. Gleichwohl hat mecha-

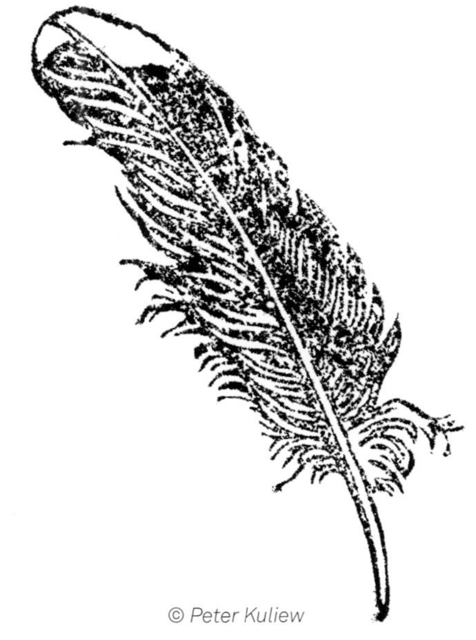

© Peter Kuliew

nisches Arbeiten auch positive Seiten. Weil das Gehirn in den Handlungsmodus schalten kann, sind wir fähig, komplexe Dinge automatisch zu tun, wie Autofahren oder einen Computer benutzen, ohne an all die dafür erforderlichen Einzelschritte zu denken. Im Autopilot-Modus verschwenden wir keine Energie für Routineangelegenheiten. Leider versäumen wir es gelegentlich, diesen Modus zu unterbrechen und widmen uns gleich der nächsten dringenden Aufgabe auf der To-do-Liste.

Studien belegen, dass der Mensch etwa 47 % seiner Zeit im Autopilot-Modus verbringt.[9]

Wer ständig im Autopilot-Modus gefangen ist, fühlt sich nicht wirklich lebendig, vielmehr erschöpft und generell unzufrieden.

Bitte nicht vergessen, sich hin und wieder eine Pause vom Tun zu gönnen, um wieder mit sich und anderen in Kontakt kommen und die Batterien aufladen zu können.

2.2 Achtsame Präsenz

Präsent sein ist unendlich viel wirksamer als alles, was Sie sagen oder tun können.

Eckhart Tolle

Sie haben heute wirklich viel zu tun, arbeiten mechanisch Ihre To-do-Liste ab und denken, während Sie sich um eine Patientin oder einen Patienten kümmern, ständig an all die anderen Aufgaben – Arbeit ohne Ende. Wie können Sie die kostbare kurze Zeit am Krankenbett so verbringen, dass der kranke Mensch Ihre fürsorgliche und warmherzige Präsenz spürt?

Überlegungen

Bitte stellen Sie sich ein Gespräch mit einem Patienten oder einer Patientin vor. Ein Gespräch, bei dem Sie vollkommen präsent sind. Der kranke Mensch fühlt eine Verbindung zu Ihnen. Er vertraut Ihren Worten, weil Sie achtsam waren und gut zugehört haben. Er fühlt sich verstanden und aufgerichtet und kann sich in Ihrer Gegenwart entspannen. Spüren Sie nun, wie achtsame Präsenz Ihre Pflegetätigkeit zu bereichern vermag?

Übung

Achtsame Präsenz

Was spüren Sie in Ihrem Körper? Bitte in den Körper hineinhören, bevor Sie ein Krankenzimmer betreten.

Beißen Sie die Zähne zusammen ... sind die Schultern verspannt?

Fühlen Sie sich gehetzt oder ängstlich? Diese Empfindungen wahrnehmen, ohne sie loswerden zu wollen.

Ein paarmal tief ein- und ausatmen ... beim Ausatmen auch den Druck und die Geschäftigkeit loslassen.

Nehmen Sie sich vor, dem kranken Menschen ganz aufmerksam und präsent zu begegnen.

Klopfen Sie an die Zimmertür und nehmen Sie beim Eintreten Blickkontakt auf.

Stellen Sie sich freundlich vor und stellen Sie eine Verbindung her.

Unterhalten Sie sich eine Weile, bevor Sie mit der Arbeit beginnen oder die Finger auf die Computertastatur legen.

Wenn Sie merken, dass die Gedanken abschweifen, die Aufmerksamkeit freundlich wieder zurück zur Patientin oder zum Patienten und zur Tätigkeit bringen.

Fassen Sie den Vorsatz, jedem kranken Menschen stets achtsam zu begegnen und ihm bei jeder Interaktion die volle Aufmerksamkeit zu schenken. Machen Sie sich frei vom Alltagbetrieb, schalten Sie den Autopiloten aus und halten Sie kurz inne, um sich zu sammeln.

Achtsame Präsenz ist nicht zeitraubend. Im Gegenteil, sie macht die Zeit und jeden Augenblick wertvoller.

2.3 *Tun* und *Sein* im Gleichgewicht

Die meisten Menschen hasten durch den Tag und von einer Aufgabe zur nächsten und vergessen dabei, dass es noch andere Möglichkeiten gibt. Wenn wir dem Augenblick nur ein klein wenig Achtsamkeit schenken, wachen wir auf und können zumindest für diesen Augenblick der Dynamik des Tuns entkommen.

Der achtsame Weg aus der Depression
Mark Williams, John Teasdale, Zindel Segal, Jon Kabat-Zinn

Wir pendeln im Laufe des Tages fortwährend zwischen dem *Tun*-Modus und dem *Sein*-Modus hin und her. Wenn Sie im Autopilot-Modus tätig sind, richten Sie beispielsweise einen Infusionsbeutel her, unterhalten sich dabei mit einer Patientin und denken an das, was im nächsten Zimmer zu tun ist. Sie müssen sich also auf mehrere, auf zu viele Dinge gleichzeitig konzentrieren.

Das *Tun* geschieht automatisch und ist ein Modus, in dem man Ereignisse priorisieren, Listen erstellen und eine Aufgabe in den Fokus nehmen kann. Dieser Modus gehört zwar zum Pflegeberuf, hält Sie jedoch manchmal davon ab, ganz präsent zu sein, weil Ihre Gedanken ganz woanders sind.

Wie steht es mit Ihrer Balance zwischen Handeln und Sein im Berufs- und Privatleben? Sind Sie häufiger im *Tun*-Modus als im *Sein*-Modus? Bevor Sie antworten, beschäftigen Sie sich bitte mit den folgenden Aussagen. Welche Aussagen treffen auf Sie zu? Wer sich in vier oder mehr der Aussagen wiedererkennt, verbringt viel Zeit im *Tun*-Modus.

- Auf dem Weg zur Arbeit haben Sie Ihr Ziel vor Augen oder denken an die Aufgaben des kommenden Tages. Die frische Luft, die durchs Autofenster weht oder die Vogelschar am Himmel bemerken Sie nicht.
- Es ist nicht leicht, sich auf die Gegenwart zu fokussieren. Vielleicht sind Sie gerade dabei, am Computer eine Krankengeschichte zu erfassen, denken zugleich an die neuen Anordnungen, die Sie bekommen haben, an die Familie, die draußen wartet und Fragen hat, und an den Rückruf, den Sie dem Lehrer Ihres Kindes schulden – all diese Themen verlangen Ihre Aufmerksamkeit.
- Sie haben den Eindruck, ständig im Autopilot-Modus zu funktionieren. Die Tage vergehen, ohne dass Sie viel davon wahrnehmen. Sie spüren nicht, wie sich die frische Bettwäsche anfühlt, Sie freuen sich nicht über das Lachen einer Patientin und können dem kameradschaftlich-scherzhaften Umgangston des Teams nichts abgewinnen.
- Sie sind ständig in Eile, stets auf ein Ziel fixiert und in Gedanken bei all den Dingen, die noch zu erledigen sind.
- Sie können den Kontakt mit einem Patienten oder einer Patientin schlecht beenden. Die eine Hand an der Türklinke, hören Sie der Person nur mit einem Ohr zu, während Sie gedanklich bereits bei der nächsten Aufgabe sind.
- Sie denken häufig über die Vergangenheit oder die Zukunft nach, ohne auf den gegenwärtigen Augenblick zu achten.
- Sie sind schnell gestresst und frustriert.
- Sie nehmen körperliche Verspannungen nicht wahr, bis Sie wirklich Schmerzen haben.

Tagebuchreflexion

Wie viel Zeit verbringen Sie täglich im *Tun*-Modus?

2.4 Vom Tun ins Sein wechseln

Die meisten Menschen befinden sich überwiegend im *Tun*-Modus – Sie sind also nicht allein mit dieser Erfahrung. Zum Glück gibt es einen Ausweg aus dem „Hamsterrad“. Sie können den Zustand verändern, indem Sie sich auf das

Hier und Jetzt fokussieren, weder an die Vergangenheit noch an die Zukunft denken und sich dabei auf den Vorgang, nicht auf das Ergebnis konzentrieren. Man kann inmitten ständiger Aktivität achtsam sein und den *Sein*-Modus gezielt kultivieren. Um das zu erreichen, müssen Sie beschließen, akzeptierend, wach und offen zu sein für das, was dabei geschieht und nicht pausenlos aktiv zu sein.

Bitte nicht vergessen: Man kann auch während des Tuns in den *Sein*-Modus wechseln. Dann sind Sie nicht länger automatisch aktiv, vielmehr ganz präsent und nehmen aufmerksam wahr, was in Ihrem Innern und in der Umgebung geschieht. Ein Beispiel: Vielleicht hatten Sie soeben eine Konfrontation mit einer Kollegin und gehen das Streitgespräch in Gedanken immer wieder durch. Jetzt wechseln Sie vom *Tun* ins *Sein* und messen ganz konzentriert die Vitalzeichen einer Patientin. Dabei wird Ihr Geist weniger reaktiv, Sie arbeiten fokussierter und somit besser.

Eine Pflegeperson im Sein-Modus arbeitet entschleunigt und gibt einer authentischen, tief empfundenen Verbindung mit dem kranken Menschen und Heilung Raum. Das Sein ist seit Urzeiten unverändert wirksam. In den Sein-Modus der Pflegerolle eingebettet liegt das Wesen der Pflege. JoEllen Goertz Koerner

Im *Sein*-Modus befinden Sie sich, wenn Sie mit vollem Bewusstsein beim Patienten oder bei der Patientin sind, oder den Angehörigen, dem Arzt, der Ärztin oder dem geliebten Menschen Ihre ungeteilte Aufmerksamkeit widmen. Sie sind nicht damit beschäftigt zu bewerten und in Gedanken nicht bereits bei der nächsten Aufgabe. In der Pflege sind *Tun* und *Sein* gleichberechtigt, beide verleihen der Tätigkeit einen tieferen Sinn. Letztlich ist das die Essenz von Achtsamkeit.

Im *Sein*-Modus verändern sich die Wahrnehmung, die Erfahrungen und der Alltag grundlegend. Wenn Sie beispielsweise Autofahren, werden Sie im *Tun*-Modus sein, um zum Ziel zu gelangen. Wenn Sie aber in den *Sein*-Modus wechseln, nehmen Sie den Fahrvorgang an sich wahr: den Körper im Sitz, die Hände am Steuer, jede leichte Verspannung, jede psychische Belastung und das, was beim Blick aus dem Fenster vorüberzieht. Dabei kommt der unaufhörlichen Gedankenstrom an all die Dinge, die heute zu erledigen sind, zur Ruhe; Sie sind entspannt und genießen die Fahrt.

Am Arbeitsplatz angekommen, denken Sie nun an diese besonderen Momente, in denen Sie eine tiefe Verbundenheit zu einem Patienten oder zu einer Patientin gespürt haben, als Sie ganz aufmerksam zugehört und verbunden waren. Das sind Augenblicke im *Sein*.

Eine gute Möglichkeit, das Tun zu lassen, besteht darin, für einen Moment in den Sein-Modus zu wechseln. […] Achte einfach auf diesen Moment, ohne ihn verändern zu wollen. Was geschieht? Was fühlst du? Was siehst du? Was hörst du? Jon Kabat-Zinn

2.5 Im Alltag Sein

Wir können im Laufe des Tages immer wieder kurz innehalten, in den *Sein*-Modus wechseln und uns vom belastenden rastlosen *Tun* befreien. Das gelingt allerdings nicht sofort und will geübt sein. Auf den Stationen geht es meist lebhaft zu, und das Arbeitspensum der Pflegekräfte ist enorm. Dann fällt es nicht leicht, das Tempo zu drosseln und sich in den *Sein*-Modus zu begeben. Gut möglich, dass Sie entspannt zur Arbeit kommen und nach einer Stunde fieberhafter Geschäftigkeit wieder in den gewohnten Trott verfallen, dass das Gedankenkarussell Fahrt aufgenommen hat und der Körper überlastet ist. Ob Sie nun eine Person beim Toilettengang unterstützen oder den Hausmeisterdienst verständigen, Sie sind ständig aktiv und nehmen Ihre inneren Empfindungen und die Umgebung kaum wahr. Wenn Sie aber regelmäßig trainieren, fällt es leichter, den jeweiligen Modus zu erkennen und in den für die anstehende Arbeit erforderlichen Modus umzuschalten. Achtsamkeit wird zur Gewohnheit.

Ein einfacher Einstieg besteht darin, bestimmten Objekten in der Umgebung oder bestimmten Routinetätigkeiten die Rolle einer Gedächtnisstütze zuzuweisen. Sie sollen Sie in die Gegenwart zurückzubringen, wenn der Geist wie gewohnt anfängt zu wandern. So könnte z.B. der Anblick einer bestimmten Zimmernummer oder eines Warnschilds oder der Griff zum Lieblingsstift eine Erinnerungshilfe sein. Alles was Sie tun müssen, ist, eine Sache oder Routinetätigkeit zum „Trigger“ zu bestimmen, der Sie in den gegenwärtigen Augenblick zurückbringt. Sie werden dann bei jeder Begegnung mit dem Trigger automatisch daran erinnert, achtsam in der Gegenwart zu sein.

Das Family Medicine Program der Wisconsin University School of Medicine[10] hat eine einfache Übung entwickelt: die 3 Ps. Sie ist besonders gut für Pflegekräfte geeignet, die ja im Laufe ihres Arbeitstags viele Türen öffnen.[11]

Übung

Die 3 Ps

Immer wenn Sie die Tür zu einem Krankenzimmer öffnen, wird die Klinke zum Trigger, der Sie an die 3 P-Übung erinnert. Nehmen Sie sich beim Griff an die Türklinke einen Augenblick Zeit um Folgendes zu tun:

***P**ause*, innehalten. Tief durchatmen und den *Tun*-Modus ablegen.

*Be **P**resent*, präsent sein. Die körperlichen Empfindungen wahrnehmen, auch die Gedanken und Gefühle, und alles akzeptieren.

***P**roceed*, fortfahren. Geschickt auf die jeweilige Situation antworten, mit achtsamen Worten und achtsamem Tun.

Tagebuchreflexion

Haben Sie die 3 Ps ausprobiert? Nehmen Sie sich nun einen Augenblick Zeit zum Nachdenken.
Was haben Sie dabei bemerkt?
Wie hat sich der Wechsel vom *Tun* ins *Sein* angefühlt?

Glücklicherweise muss man nicht gleich alles stehen und liegen lassen, um in den *Sein*-Modus zu gelangen; man kann ihn bei jeder beliebigen häuslichen oder beruflichen Tätigkeit explorieren. Halten Sie ein paar Sekunden inne, bevor Sie den Computer einschalten, den Scanner zur Hand nehmen oder die Tastatur berühren. Richten Sie die Aufmerksamkeit auf das Hier und Jetzt. Spüren Sie die Füße auf dem Boden und atmen Sie ein paar Mal achtsam ein und aus.

Luise Conrad, eine Hebamme, hat mir von ihrer Erfahrung mit einem Achtsamkeitstrigger erzählt. „Sobald ich den Dienst antrat, schaltete ich in den Schnellgang und habe mich dann oft völlig verzettelt. Da beschloss ich, eine einfache Veränderung vorzunehmen. Jedes Mal, wenn ich durch eine Tür ging, hielt ich einen Moment inne, um mich mit meinem Atem zu verbinden. Der Türdurchgang war mein Hinweis darauf zu achten, ob ich mal wieder im Gedankenkarussell gefangen war, und in die Gegenwart zurückzukommen. Dieser kurze Moment der Achtsamkeit war so erholsam. Er gab mir die Erlaubnis, das Tempo zu drosseln und einfach präsent zu sein.“

2.6 Vom Tun ins Sein

Der *Sein*-Modus steht uns stets zur Verfügung. Wir können inmitten unserer Geschäftigkeit blitzschnell in den Achtsamkeitsmodus wechseln. Ein Beispiel: Sie führen eine kardiopulmonale Reanimation durch, nehmen aber zugleich Ihren verkrampften Magen, die besorgten

Gedanken und Gefühle wahr. Ein paar tiefe Atemzüge und die Wahrnehmung der Füße im Kontakt mit dem Boden bringen Sie in die Gegenwart und verändern Ihre körperliche Verfassung. Die Nervosität legt sich, Sie werden ruhig.

2.7 Trainingsprogramm

Fahren Sie in dieser Woche mit den Atemübungen fort. Praktizieren Sie täglich fünf bis zehn Minuten achtsames Atmen.

Bestimmten Sie ein Objekt am Arbeitsplatz als Trigger, der Sie an die 3 Ps erinnert. Bei jeder Begegnung mit dem Trigger kurz innehalten, auf den Atem achten und die volle Aufmerksamkeit auf die momentane Tätigkeit richten. Bitte aufschreiben, was Sie dabei empfunden und erfahren haben.

Merkpunkte

- Man kann sich die meiste Zeit im *Tun*-Modus befinden, ohne das *Sein* wahrzunehmen.
- Im *Tun*-Modus verrichten Sie Routinetätigkeiten automatisch.
- Im Autopilot-Modus sind Sie von Ihren Sinneswahrnehmungen abgeschnitten und nehmen die Gegenwart nicht wahr.
- Im *Sein*-Modus befinden Sie sich im gegenwärtigen Augenblick – Vergangenheit und Zukunft sind ausgeblendet.
- Die im *Sein*-Modus verbrachte Zeit hat viele Vorzüge, sie verhilft beispielsweise zu größerer innerer Ruhe und zu Selbsterkenntnis.
- Achtsamkeitsübungen unterstützen die Fähigkeit zu wählen und bewusst in den *Sein*-Modus einzutreten.

3 Achtsamkeit im Alltag

Jeder Ort ist der richtige Ort – der Ort, an dem ich mich im Augenblick befinde, kann ein heiliger Raum sein. Ravi Ravindra

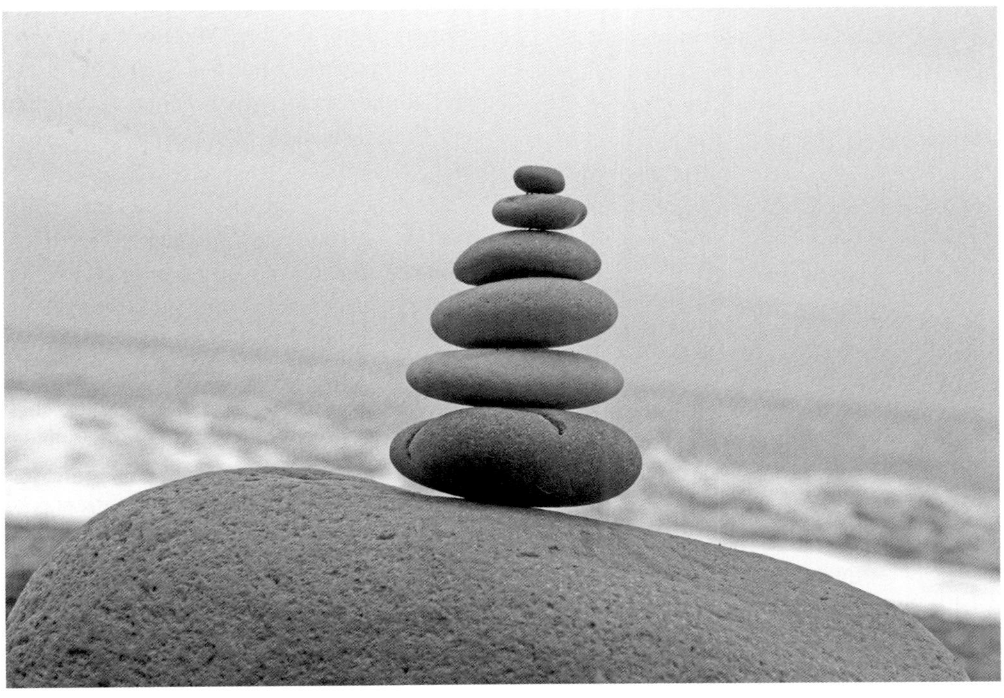

Sie haben ein volles Tagesprogramm und fragen sich vielleicht, wie sich Achtsamkeit integrieren ließe. Schließlich machen Sie bereits genügend Überstunden auf dieser unterbesetzten Station und müssen zudem oft eine weitere Schicht übernehmen, wenn jemand ausfällt. Daheim gilt es, die lebhaften Kinder zu bändigen, Sie müssen Wäsche waschen und sollten endlich wieder gründlich putzen – das alles nimmt Ihre kostbare Zeit in Anspruch. Und am gesellschaftlichen Leben möchten Sie ja auch noch teilnehmen.

Wer seine Aufmerksamkeit auf die verschiedenen Verantwortungsbereiche aufteilt, weiß plötzlich nicht mehr, ob das Mittagessen schon gegessen ist und wer soeben am Telefon war. Die Tage ziehen vorbei wie im Nebel.

Wer hat schon die Zeit, an der berühmten Rose zu schnuppern oder kann gar 20 oder 30 Minuten mit Meditieren zubringen?

Überlegungen

Sind Sie schon einmal einer Person vorgestellt worden und haben den Namen Sekunden später bereits wieder vergessen? Sind Sie nach dem Mittagessen schon einmal wieder an die Arbeit gegangen und konnten sich nicht mehr erinnern, was Sie auf dem Teller hatten? Haben Sie schon einmal einer Patientin Puls und Blutdruck gemessen, wollten im Stationszimmer die Ergebnisse dokumentieren und haben festgestellt, dass Ihnen die Werte entfallen waren?

Überlastete Pflegekräfte neigen zu solchen kleinen Gedächtnisausfällen. Sie machen ihnen die Arbeit allerdings noch schwerer.

Keine Sorge! Egal wie beschäftigt Sie sind, das Gute an der Achtsamkeit ist, dass es täglich viele Gelegenheiten gibt, informell zu üben. Auch Routinetätigkeiten können achtsam durchgeführt werden, etwa das Blutdruckmessen oder OP-Vorbereitungen.

Mary Chris Coen kam frisch von der Krankenpflegeschule und arbeitete auf einer kardiologischen Überwachungsstation. Zu ihren Aufgaben gehörte es, Patienten und Patientinnen, die einen Herzinfarkt erlitten haben, mit der Stressbewältigung durch Achtsamkeit vertraut zu machen. Sie führte die Übungen auch selbst durch, um ruhiger zu werden und sich nach und nach an die anstrengende Pflegetätigkeit und den Klinikbetrieb zu gewöhnen.

Sie sagt: „Was ich dabei vor allem gelernt habe, ist, das Atmen nicht zu vergessen. Selbst wenn extrem viel zu tun ist, halte ich ein paar Sekunden inne und atme tief aus und ein. Das hilft wirklich sehr. Achtsames Atmen bringt mich unfehlbar zurück ins Hier und Jetzt."

Die meiste Zeit des Tages ist Mary Chris schwer beschäftigt. Obwohl sie kaum eine Pause hat, arbeitet sie stets achtsam. Wenn sie beispielsweise die Medikamente herrichtet, konzentriert sie sich auf jede einzelne Patientin und jeden einzelnen Patienten, stellt sich das Gesicht der Person vor, denkt an ihre Krankheiten und den Zweck der Medikation. Sie ist bei jedem Schritt gleich aufmerksam, erinnert sich an ihre Verantwortung und bleibt konzentriert bei der Sache. Sie reduziert so die Gefahr, einen Fehler zu machen und fühlt sich dabei kompetent und erfolgreich.

„Achtsam zu sein kostet keine Zeit", versichert sie. „Es bedeutet lediglich, bei jeder Tätigkeit geistig präsent zu bleiben."

Mary Chris bekam sehr gute Beurteilungen, weil ihr aufgrund ihrer sorgfältigen Arbeitsweise kaum Fehler unterliefen.

In diesem Kapitel werden Sie lernen, sich bewusst zu fokussieren und auch im Alltagsgeschäft präsent zu sein – auch bei repetitiven Tätigkeiten oder bei Tätigkeiten, die Sie als lästig empfinden. Wer achtsam durch den Tag geht, wird sich weniger gestresst fühlen und effektiver arbeiten. Am Ende haben Sie vielleicht sogar wieder mehr Freude an Ihrem Beruf.

3.1 Den Anfang machen

Anfangs fällt es Ihnen vielleicht schwer, Sorgen und Frustrationen loszulassen. Haben Sie Geduld mit sich! Niemand ist perfekt und unser vielbeschäftigtes Gehirn wehrt sich anfangs natürlich gegen jede Veränderung. Gut möglich, dass Sie beim Üben das Gefühl haben, diese Zeit wirklich besser nutzen zu können. Trotzdem sollten Sie sich keinen Druck machen. Vor allem sollten Sie die Achtsamkeitsübungen nicht als weiteren Punkt auf Ihrer To-do-Liste verstehen.

Bitte beginnen Sie mit dem Vorsatz, *nur eine* Sache achtsam zu tun. Könnten Sie beispielsweise beim morgendlichen Zähneputzen achtsam sein? Könnten Sie beim Abendessen mit der Familie das Handy ausschalten, um dienstliche Anrufe nicht beantworten zu müssen? Auch wenn Sie täglich nur eine Minute lang achtsam sein können: Gratulieren Sie sich dafür.

3.2 Achtsam Auto fahren

Bei der Fahrt zur Arbeit denken Sie sicher oft an die kommenden Stunden und machen im Geist eine Liste aller notwendigen Tätigkeiten.

Sie denken an die Patienten und Patientinnen, die Ihre Zuwendung brauchen und überlegen, ob die kranke Kollegin heute wieder zur Arbeit kommt, denn dann wäre manches leichter ... Vielleicht überlegen Sie sich eine verspätete Entgegnung auf die gemeine Bemerkung eines Kollegen? Schon sind Sie am Ziel, haben von der Fahrt selbst allerdings nicht viel mitbekommen.

Kein Wunder, dass Sie das Gefühl haben, sich durch den Arbeitstag kämpfen zu müssen, wenn Sie sich gleich am Morgen mit unkontrollierbaren Dingen beschäftigt und womöglich darüber geärgert haben. Sie könnten die Fahrzeit auch dafür nutzen, sich zu fokussieren auf das, was im Moment geschieht.

Fahren Sie etwas langsamer – das ist der erste Schritt – und nehmen Sie die Umgebung wahr. Wie ist heute das Wetter? Herrscht mehr Verkehr als sonst? Achten Sie besonders auf Ihre körperlichen Empfindungen, aber auch auf die Verkehrsgeräusche, den Baulärm oder die Musik aus dem Autoradio. Die Aufmerksamkeit auf den Luftzug richten, der über die Haut streicht und auf die Gerüche, die angenehmen und unangenehmen.

Auf die Fahrzeuge achten, die sich von hinten nähern. Machen Sie die Bahn frei und lassen Sie andere einfach überholen, bewusst ruhig und gleichmäßig fahren, möglichst gefühlvoll beschleunigen und bremsen. Können Sie den Wagen ruckfrei anhalten? Keine Vollbremsung bitte! Den zähfließenden Verkehr sollten Sie nicht als „schlecht" bewerten, und wenn Ihnen die Vorfahrt genommen wird, könnten Sie die Gelegenheit ergreifen, um tief durchzuatmen und sich auf den Atem zu fokussieren. Das können Sie jedes Mal tun, wenn der Verkehr stockt. Falls die Gedanken abschweifen und um Arbeit, Familie oder Geldsorgen kreisen, die Ablenkung einfach wahrnehmen, die Gedanken vorüberziehen lassen und den Geist allmählich wieder zurück in die Gegenwart leiten. Nutzen Sie das kleine Zeitfenster, um ganz bei sich zu sein und genießen Sie es!

Imelda Gallagher, eine auf der Kardiologie eingesetzte Pflegefachfrau, hat sich das achtsame Auto fahren zur Gewohnheit gemacht: „Immer, wenn ich mich ins Auto setze, achte ich gezielt auf meinen Atem und entspanne mich. Manchmal bin ich in Gedanken bereits bei den kommenden Aufgaben. Dann lenke ich sie wieder zurück in den gegenwärtigen Augenblick. Das hat wirklich viel verändert. Wenn ich den Tag mit achtsamem Auto fahren beginne, empfinde ich die Arbeit als weniger anstrengend. Ich bin dann viel entspannter und fühle mich nicht so überlastet."

Wie Imelda können auch Sie bei der Fahrt zur Arbeit achtsam bleiben, den Dienst weniger gestresst antreten und den ganzen Tag über „Monotasking“ praktizieren, d.h. achtsam eine Aufgabe nach der anderen verrichten.

3.3 Am Arbeitsplatz ankommen

An der Arbeitsstelle angekommen, sollten Sie sich kurz selbst einschätzen. Hat sich die Muskulatur irgendwie verkrampft, als Sie sich dem Gebäude genähert haben? Tragen Sie Sorgen mit sich herum? Jetzt ist der Moment, sich zu entspannen und in den *Sein*-Modus zu wechseln. Sie können beispielsweise auf dem Weg zum Eingang auf die Atmung achten und sich auf den Atemrhythmus fokussieren. Oder achtsam gehen und wahrnehmen, wie bei jedem Schritt der Fuß den Boden berührt.

Bevor Sie das Gebäude betreten, sollten Sie einige Augenblicke innehalten und sich zentrieren. Wenn sich Gedanken an die kommenden Anforderungen aufdrängen, wird die Aufmerksamkeit freundlich wieder zurück auf den Atem gelenkt.

Sind Sie bereits wieder im *Tun*-Modus, wenn Sie das Stationszimmer betreten oder am Schreibtisch angelangt sind? Ein paar Mal bewusst ein- und ausatmen, um ins achtsame Sein zurückzukehren.

3.4 Achtsam essen

Im Laufe des Tages, wenn Sie von einem Krankenbett zum nächsten eilen, Medikamente herrichten und dem ständigen Strom neuer Anordnungen ausgesetzt sind, geraten Sie zunehmend unter Stress. Wenn Sie schließlich Zeit für eine kurze Mittagspause finden, schnappen Sie sich einen Imbiss aus der Cafeteria oder einen Snack aus dem Automaten und schlingen ihn hinunter – auf Kosten Ihrer Gesundheit und Ihres Wohlbefindens. Sollte das eigene Mittagessen nicht genauso erfreulich sein wie das der Patienten und Patientinnen, um die Sie sich so engagiert kümmern? Achtsames Essen ist gut für die Verdauung und bringt Sie zurück in die Gegenwart.

© Peter Kuliew

Manche Menschen essen eine Orange, ohne sie wirklich zu essen. Im Grunde essen sie ihre Sorgen und Ängste, ihre Wut, ihre Vergangenheit und ihre Zukunft. Thich Nhat Hanh

Übung

Suchen Sie einen Ort auf, wo Sie sich alleine hinsetzen und ein paar reinigende Atemzüge nehmen können.

Betrachten Sie jetzt Ihre Mahlzeit mit allen Sinnen. Auf die verschiedenen Formen und Farben achten .... Spüren Sie das Gewicht des Bissens auf der Gabel? Wenn es Häppchen sind, die aus der Hand gegessen werden, tasten Sie mit den Fingerspitzen die Oberfläche ab. Wie fühlt sie sich an? Wie ist die Temperatur? Wie riecht das Essen?

Nehmen Sie nun einen Bissen in den Mund ... bitte noch nicht kauen. Lassen Sie sich Zeit. Um nicht gleich wieder an den nächsten Bissen zu denken und sich besser konzentrieren zu können, legen Sie nun das Besteck ab oder den Happen zurück auf den Teller. Wie schmeckt das Essen? Wie fühlt es sich auf der Zunge an? Eher glatt oder eher rau?

Warm oder kalt? Löst sich der Bissen auf, wenn er im Mund herumbewegt wird? Entfalten sich dabei neue Aromen?

Auf die Kaubewegungen achten ... Entsteht dabei ein Geräusch? Knackt und knuspert es? Auch das Schlucken geschieht achtsam. Die ganze Mahlzeit über achtsam bleiben und wahrnehmen, wie der Körper reagiert. Langsam stellt sich ein Sättigungsgefühl ein. Wie viel Essen liegt noch auf dem Teller, wenn Sie sich satt fühlen?

Eileen Cameron berichtete von ihrer Arbeit als Pflegefachfrau in der Praxis eines Kinderorthopäden und dass sie selten Zeit für eine ruhige Mahlzeit hatte. „Es war immer so viel zu tun, dass ich oft überhaupt nichts aß und am Morgen nur schnell etwas in mich hineinstopfte. Das Essen war einfach Treibstoff für meinen Körper. Achtsames Essen hat mir geholfen, die Sachen wirklich zu schmecken und festzustellen, welche Nahrungsmittel mir Energie zuführen und welche mich nur pappsatt und müde machen. Jetzt ernähre ich mich besser und esse ausschließlich Dinge, die mir guttun. Ich höre auf meinen Körper und weiß intuitiv, was er braucht. Inzwischen lege ich auch großen Wert auf ein gutes Frühstück, das ich in Achtsamkeit zu mir nehme."

Achtsam zu essen fällt vielbeschäftigten Menschen ziemlich schwer, besonders aber Pflegekräften, die schnelle Mahlzeiten gewohnt sind! Man kann aber, wie es Eileen gemacht hat, bei jeder Gelegenheit üben, langsamer und achtsamer zu essen. Lassen Sie sich einfach etwas mehr Zeit, um jeden Bissen zu kosten und zu genießen. Wer diese Übung regelmäßig durchführt, wird beim Essen wählerischer, weil man dann weiß, welche Nahrungsmittel wirklich nahrhaft sind und guttun und was so köstlich schmeckt, dass sich ein weiterer Bissen lohnt.

Es gibt ein Buch über achtsames Essen, das beim Einstieg hilft: *Achtsam essen achtsam leben* von Thich Nhat Hanh und Lillian Cheung.

Tagebuchreflexion

Nachdem Sie eine Mahlzeit achtsam gegessen haben, reflektieren Sie bitte über die Erfahrung. Was haben Sie bei dieser Übung wahrgenommen? Wie unterscheidet sich achtsames Essen von der Art, wie Sie normalerweise essen?

3.5 Anker-Aktivität

Wenn der Arbeitstag besonders hektisch ist und Sie im Laufschritt von einem Zimmer zum anderen gehen, empfinden Sie Achtsamkeit vielleicht als Luxus, den Sie sich nicht leisten können. Doch gerade dann ist sie am nötigsten!

Bitte die Übung mit der Suche nach einer Aktivität beginnen, die Sie im Tagesverlauf stabilisiert. Sie können jede beliebige Tätigkeit zur Anker-Aktivität bestimmen, die Sie aus dem Autopilot-Modus zurück in die Gegenwart bringt. Die Handlung soll ein Hinweis sein und jedes Mal daran erinnern, achtsam zu atmen und die inneren und äußeren Vorgänge wahrzunehmen.

Händewaschen ist ein gutes Beispiel dafür. Pflegekräfte waschen ihre Hände sehr oft und können dieses Ritual nutzen, um wieder mit sich selbst in Verbindung zu kommen. Das Händewaschen ist zwar Routinesache, kann aber zur Anker-Aktivität werden, die zu einem Augenblick der Präsenz wird.

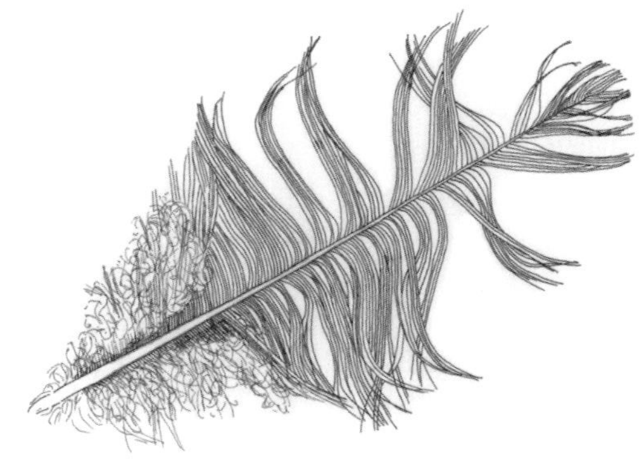

© *Garuth Chalfont*

Übung
Achtsames Händewaschen

Halten Sie das Gedankenkarussell an und seifen Sie die Hände ein, als wäre es zum allerersten Mal. Das Tempo drosseln und sich die Tätigkeit bewusst machen. Dem warmen Wasser auf der Haut nachspüren und auf den Geruch der Seifenlösung achten. Gemächlich jeden einzelnen Finger, die Handrücken und Fingerzwischenräume waschen. Die Handgelenke nicht vergessen.

Spüren Sie die Füße fest auf dem Boden und das Gewicht der Hände beim Waschen.

Merken Sie, wie kräftig und lebendig Ihre Hände sind? Freuen Sie sich am Gefühl des warmen Wassers und am Gefühl sauberer Hände.

Stellen Sie sich vor, alle Belastungen und Sorgen verschwänden mit dem Wasser im Abfluss. Auch beim Abtrocknen achtsam präsent bleiben und alle Empfindungen wahrnehmen. Egal wie oft am Tag Sie die Hände waschen und trocknen, Sie fühlen sich jedes Mal aufs Neue erfrischt.

Erscheint Ihnen dieses Vorgehen allzu langwierig, insbesondere in der Zeit von Instant Hand Sanitizers zur schnellen Händedesinfektion? Wenn Sie jedoch präsent und achtsam bei der Sache sind und bewusst auf das Schnellverfahren verzichten, werden Sie feststellen, dass die nosokomialen Infektionen auf Ihrer Station seltener werden. Weniger Krankenhausinfektionen, das wäre mal ein Systemwechsel, von dem alle profitieren!

Emily Quinn, eine Pflegefachfrau für Intensivpflege, hat den Vorteil dieser Übung erkannt: „Früher habe ich mir die Hände rasch und mechanisch gewaschen, um die Sache möglichst schnell hinter mich zu bringen und wieder an die Arbeit gehen zu können. Seit Kurzem weiß ich, dass diese schlichte Verrichtung im Grunde eine hervorragende Achtsamkeitsübung ist, eine Übung, die ich im Laufe meiner anstrengenden Dienstzeiten wieder und wieder durchführen kann. Wenn ich dann meine nächste Aufgabe angehen, bin ich zentriert und voller Energie."

3.6 Mit allen Sinnen achtsam sein

Wer im Tagesverlauf merkt, dass die Konzentration nachlässt, kann sich mit einem der fünf Sinne wieder am Hier und Jetzt orientieren. Manchmal sind wir so sehr in Gedanken, dass wir kaum wahrnehmen, was wir berühren, schmecken, riechen, hören oder sehen. Genau diese Empfindungen sind es aber, die uns wieder zurück in den Augenblick holen können. Pflegekräfte haben die Fähigkeit, auf Empfindungen zu achten, im Zuge ihrer Berufstätigkeit verfeinert und können sich auf ihr „Bauchgefühl" und ihre „Intuition" verlassen. Beide sagen uns, wenn etwas nicht stimmt und was wir zu tun haben.

Wenn Sie merken, dass Sie nur noch automatisch handeln und sich die Gedanken im Kreis drehen, bitte die Aufmerksamkeit auf einen der Sinne lenken, die Umgebung wahrnehmen und auf alle Details achten. Was können Sie sehen, hören, fühlen, schmecken oder riechen?

Spüren Sie das Gewicht des Stethoskops am Hals oder der Stifte und des Heftpflasters in der Kitteltasche? Sehen Sie den Lichtstrahl, der durchs Fenster fällt? Die Lichtspiegelungen auf den Monitoren? Fühlen Sie den Luftzug über die Haut streichen?

Diese einfachen Übungen helfen, im Stationsalltag achtsam zu sein, die Gedanken zu beruhigen und im gegenwärtigen Augenblick zu leben.

Nutzen Sie jede Gelegenheit für eine Achtsamkeitsübung. Wenn Sie sich beispielsweise ein Bild vom Zustand einer Patientin oder eines Patienten machen, bitte auf das Geräusch eines jeden Atemzugs achten. Ist ein Knistern oder Rasseln zu hören oder gar, wie die Atemgeräusche verebben? Wenn Sie den Drang haben, rasch den Puls zu fühlen, bringen Sie sich freundlich zurück in den Augenblick. Nehmen Sie sich einen Moment Zeit, um sich mit dem Atem zu verbinden und Ihre Gefühle wahrzunehmen, die angenehmen und die unangenehmen.

Sieben hilfreiche Einstellungen

Achtsamkeit zu praktizieren ist einfach und schwierig zugleich. Man muss motiviert sein und braucht eine bestimmte innere Grundhaltung. Es ist wie bei dem Baumpflanzen: Sie haben zwar den Wunsch und das Verlangen, den Baum wachsen zu sehen, gedeihen wird er allerdings nur unter geeigneten Umgebungsbedingungen.

Auch die Achtsamkeitspraxis gelingt nur, wenn einige Grundbedingungen erfüllt sind. Bitte versuchen Sie, diese inneren Einstellungen gezielt zu kultivieren, damit die Praxis gelingt. Sie werden feststellen, dass alle ineinandergreifen und dass sich, wenn Sie eine Einstellung vertiefen, auch alle anderen verstärken.

- *Geist des Anfängers*: Im Geist des Anfängers erfährt man die Welt wieder ganz neu und neugierig wie ein Kind, egal wie vertraut sie einem bisher war. Diese Art des Seins ist die Essenz von Achtsamkeit. Gehen Sie jede Aufgabe mit Neugier und Offenheit an, als wäre sie ganz neu.
- *Geduld*: Geduld hilft, sich jeder Erfahrung im eigenen Zeitmaß zu nähern, ohne Eile und ohne sich anzutreiben. Lassen Sie einfach zu, dass sich die Dinge im eigenen Tempo entfalten und seien Sie im jedem Moment präsent.
- *Nichturteilen*: Das bedeutet, nicht zu werten und das innere und äußere Geschehen ruhig und objektiv zu beobachten. Für den nichturteilenden Geist sind die Dinge wie sie sind, sie werden weder als richtig oder falsch, gut oder schlecht, angenehm oder unangenehm bewertet: „Es ist was es ist, in jedem Augenblick."
- *Nichtstreben*: Mit dieser Einstellung versucht man nicht, ein Ziel, eine bestimmte Art des Fühlens oder etwas ganz Besonderes zu erreichen. Sie erlauben sich, in der Gegenwart zu sein, wie sie eben ist.
- *Vertrauen*: Wer sich vertraut, traut seiner Weisheit und angeborenen Güte. Sie gehen den eigenen Weg und nicht den einer anderen Person. Schließlich kennt Sie niemand besser als Sie selbst.
- *Loslassen*: Diese Einstellung wird auch als „Nichtanhaften" bezeichnet und hilft, nicht an Erfahrungen festzuhalten. Wir neigen dazu, angenehme Empfindungen festhalten zu wollen und unangenehme abzulehnen. Wer loslassen kann, befreit sich von dieser Neigung und lässt die Dinge einfach sein wie sie sind.
- *Akzeptanz*: Sie ist die Grundlage der Achtsamkeitsübungen und bedeutet, die Dinge klar und realistisch zu sehen, nicht etwa zu resignieren. Akzeptanz ist oft der erste Schritt zur Veränderung.

Achtsamkeitsübungen verfeinern und festigen diese Einstellungen. Im Gegenzug verbessern die sieben Einstellungen Ihre Achtsamkeitsübungen.

Versuche nicht, dich zu beeilen, um die Arbeit hinter dich zu bringen. Nimm dir vor, jede Arbeit entspannt und ganz aufmerksam zu verrichten. Werde eins mit deiner Tätigkeit und genieße sie.

Thich Nhat Hanh

Pflegefachfrau Amanda Anderson schildert in ihrem Blog, wie sie einen Venenzugang legt und bei dieser scheinbar banalen Tätigkeit den Fokus auf Achtsamkeit legt. Wer wie Amanda diese Aufgabe achtsam angeht, verändert die Situation für sich und für den Patienten oder die Patientin, also für *beide* Seiten.

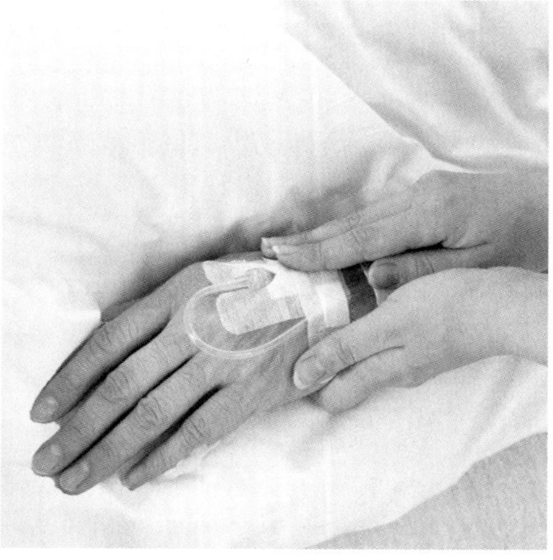

Sie schreibt: „Ich habe in letzter Zeit oft Blut abnehmen müssen ... Wir haben viele ältere Leute auf der Station. Leute mit schlechten Venen, die beim Anblick einer Kanüle erschrecken. Doch selbst unter starkem Druck kann ich mittlerweile beim Zustechen innerlich einen Schritt zurücktreten. Ich habe inzwischen das Bedürfnis, all die verschiedenen Elemente und Sinneseindrücke wahrzunehmen, die mit dem Legen eines peripheren Venenkatheters oder mit einer Blutabnahme verbunden sind – mich sozusagen mit der ‚Poesie des Tuns' zu verbinden.

Die Vorbereitungen sind fast rituell – ich brauche nicht viel dafür. Eine große Unterlage erübrigt sich; manchmal tritt kein Tropfen Blut aus. Ich lege den Stauschlauch an, taste die Haut der Person ab, achte auf die Venen, die manchmal deutlich hervortreten, manchmal versteckt sind; ich gehe ganz systematisch vor. Der Erfolg stellt sich nur mit einer gewissen inneren Ruhe ein."

„Heute achte ich besonders auf den Moment des Einstichs, auf den kurzen Moment, in dem ich sacht und langsam – mitten im Lärm und Durcheinander der Umgebung – mit der Vene Kontakt aufnehme. Es fühlt sich an, wie das Nähen eines sehr feinen Gewebes; die leichte Aufwärtsbewegung der Kanüle, wenn sie die Haut durchdringt, überrascht mich immer wieder neu. Wie wird die Haut sein? Wird es leicht und glatt gehen oder eher schwierig werden? Und dann, wenn die Kanüle in die Vene eindringt, dieses winzige ‚Plop', wie ließe sich das beschreiben? Man fühlt sich erleichtert, erfolgreich. Nur wer es selbst erlebt hat, weiß, wie es sich anfühlt ..."

„Ich nutze die Gelegenheit, mich mit den Leuten zu unterhalten, mich zu erkundigen wo sie herkommen, was sie arbeiten und wie sie sich fühlen. Verblüffend, wie viel leichter die Sache wird – selbst wenn ich die Vene nicht treffe oder die Vene platzt – wenn ich mich auf ein Gespräch einlasse. Oft erfahre ich in diesen wenigen Augenblicken von tiefen Verwundungen."

„Es hat etwas Magisches, Zugang zum Lebenssaft eines Menschen zu haben, zu seinem Blut ... An manchen Tagen steche ich keinmal daneben, an anderen muss ich mich ein ums andere Mal entschuldigen. Aber ist das nicht der Vorgang des Pflegens? Eine Sache nach der anderen."[12]

Wenn Amanda einen Venenzugang legt, praktiziert sie im „Geist der Anfängerin" – sie geht die Aufgabe offen und neugierig an, in einer Haltung der Achtsamkeit. Sie ist dabei ganz wach und empfindet alles frisch und neu. Haben Sie bemerkt, wie geradezu ehrfürchtig Amanda die Kanüle in die Vene einführt? Der Anfängergeist befreit vom automatischen Tun und hilft, an jede Aufgabe unvoreingenommen heranzugehen, wie beim allerersten Mal. Das verleiht selbst Kleinigkeiten und den gewöhnlichsten Augenblicken einen gewissen Glanz.

Können Sie sich vorstellen, auf diese Art zu leben und zu arbeiten?

Tagebuchreflexion

Mit welchen hilfreichen Einstellungen legt Amanda einen Venenzugang? In welcher dieser Grundhaltungen verrichten Sie Ihre alltäglichen

Pflegeaufgaben? Welche haben Sie bislang am wenigsten entwickelt? Bitte in den kommenden acht Wochen jede Woche gezielt eine der genannten Einstellungen kultivieren und Tagebuch führen.

3.7 Den Arbeitstag hinter sich lassen

Okay, geschafft! Sie haben Dienstschluss und können endlich nach Hause gehen. Sie nähern sich dem Ausgang und schon kreisen die Gedanken um das, was Sie nun erwartet - um die *Zukunft* - oder um beunruhigende Dinge, die bei der Arbeit geschehen sind - um die *Vergangenheit*. Das Ergebnis? Sie fühlen sich noch gestresster und können zu Hause noch schlechter abschalten. Inzwischen ist aber Achtsamkeit Ihr ständiger Begleiter geworden, Sie verfügen über die nötigen Werkzeuge und können den Ablauf verändern. Sie können sich nach einem langen Arbeitstag entspannen und in den *Sein*-Modus wechseln, in den Modus, in dem Sie den Dienst angetreten haben.

Blicken Sie aus dem Fenster, nehmen Sie eine Sache in den Fokus und halten Sie einige Augenblicke inne, um sich als Teil der Umgebung zu fühlen und daran zu erfreuen. Dann ins Auto, in den Bus oder Zug steigen und einfach still dasitzen. Ein paar tiefe Atemzüge machen und den Bewegungen der Bauchdecke nachspüren. Freundlich auf den Atem und auf den Rhythmus des Ein- und Ausatmens achten. Lassen Sie die Arbeit und die damit verbundene Verantwortung hinter sich. Sie befinden sich ganz entspannt im Hier und Jetzt.

3.8 Trainingsprogramm

In dieser Woche ist achtsames Händewaschen Ihre Anker-Aktivität und die Zeit, Stress abzubauen und sich wieder mit dem Selbst zu verbinden. Nehmen Sie sich vor, den ganzen Tag über den Geist des Anfängers zu kultivieren, beim Umgang mit den Kollegen und Kolleginnen, mit den Patientinnen und Patienten sowie bei allen Routinetätigkeiten.

Wenden Sie täglich 15 Minuten für die formelle Atembetrachtung auf. Üben Sie täglich, bis die Praxis zum normalen Tagesablauf gehört. Bitte Tagebuch führen und aufschreiben, was Sie dabei empfinden.

Merkpunkte

- Achtsamkeit kann in allen Lebensbereichen praktiziert werden.
- Achtsamkeit kann jederzeit praktiziert werden – auf dem Weg zur Arbeit, in der Mittagspause und auf dem Heimweg. Beginnen Sie langsam, indem Sie jeden Tag eine Aktivität achtsam verrichten.
- Bestimmte Grundeinstellungen helfen auf dem Weg zur Achtsamkeit: Geist des Anfängers, Geduld, Nichturteilen, Nichtstreben, Vertrauen, Loslassen und Akzeptanz.

4 Achtsamkeit praktizieren – was wir dabei gewinnen

Nur wer Achtsamkeit tatsächlich praktiziert, erntet die Früchte und begreift schließlich, weshalb sie so wertvoll ist. Jon Kabat-Zinn

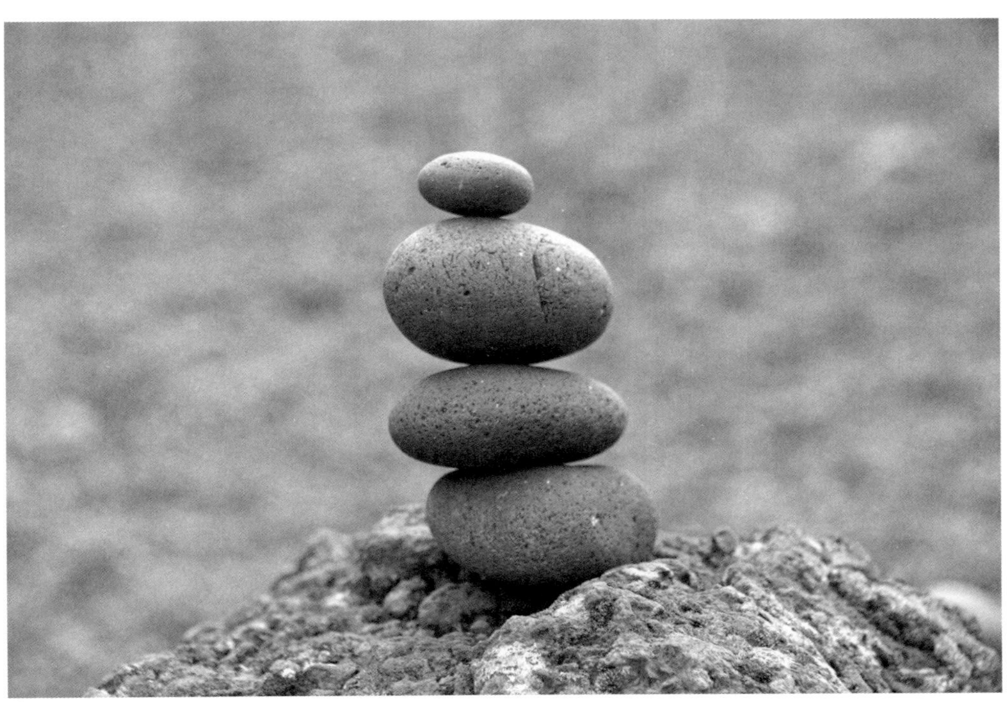

Im Grunde genommen ist Achtsamkeit eine Daseinsform, eine Lebensweise, die durch Übung immer selbstverständlicher wird. Wer sich regelmäßig Zeit nimmt und übt, wird positive Veränderungen feststellen – je intensiver die Praxis, desto größer der Effekt.

Jean arbeitete als Pflegeexpertin in der Notaufnahme. Sie hatte ihren Job seit einiger Zeit gründlich satt und wäre an jedem anderen Ort lieber gewesen, als an ihrem Arbeitsplatz. Allein beim *Gedanken,* zum Dienst erscheinen zu müssen, geriet sie unter Stress. Die Achtsamkeitsübungen waren für Jean eine Offenbarung. Sie erkannte, wie oft sie den gegenwärtigen Augenblick bewertete und wie unglücklich sie dabei war. Sie stellte fest, dass sie ihren urteilenden Geist aufmerksam und neugierig beobachten konnte, ohne sich hineinziehen zu lassen. Schließlich wurde ihr zunehmend bewusst, in welchen Situationen sie sich gegen Dinge wehrte, die unabänderlich sind.

Wenn sie sich mit einer neu aufgenommenen Patientin oder einem neu aufgenommen Patienten befassen und Anordnungen treffen musste, beobachtete sie, wie sie sich innerlich gegen diese schwierige Aufgabe wehrte. Sie spürte ihre angespannten Schultern, die zusammengepressten Kiefer und den Knoten im Magen. Sie schob die Sache möglichst auf die lange vor sich her, was im Tagesverlauf nur noch mehr Probleme machte. Sobald sie der unangenehmen Empfindungen gewahr wurde, schickte sie freundlich ihren Atem an die Stelle. Dann ließen die körperlichen Reaktionen allmählich nach. Jean merkte, dass sie häufiger präsent sein und ihre Erfahrungen akzeptieren konnte, ohne sie zu bewerten oder abzuwehren. Bald hörte sie auf, den Dienstschluss herbeizusehen, um endlich wieder ihr Privatleben leben zu können. Als sie sich schließlich stärker am Hier und Jetzt orientierte, wurde ihr klar, dass ihre beruflichen Erfahrungen eigentlich ganz okay waren. Ihr Widerstand war das eigentliche Problem!

> Verpflichte dich, täglich zu üben.
> Deine Pflichttreue ist wie das Klopfen an der Tür.
> Klopfe immer wieder an, dann wird die Freude schließlich ein Fenster öffnen und rausschauen, um zu sehen, wer vor der Tür steht.
>
> Rumi

4.1 Täglich üben!

Jean gönnte sich täglich eine gewisse Zeit für Achtsamkeitsübungen und gewann dadurch ein erfüllteres Leben. Vielleicht können Sie es Jean nachtun, einen Schritt zurücktreten, das hektische Alltagstreiben hinter sich lassen und einfach *Sein.* Wie Sport oder Bewegungsübungen dem Körper guttun, sind tägliche Achtsamkeitsübungen eine Möglichkeit, dem Geist Gutes zu tun.

Überlegungen

Quält Sie untertags oft der Gedanke, dass Ihnen die Arbeit keinen Spaß mehr macht? Hindern Sie diese Gedanken daran, sich auf Ihre Aufgaben zu konzentrieren? Sind Sie schnell frustriert oder gereizt, wenn sich die Bedürfnisse eines Patienten oder einer Patientin verändern? Neigen Sie dazu, sich selbst, andere oder Situationen vorschnell negativ zu beurteilen, ohne sich Zeit zu nehmen, die andere Seite zu hören oder die Dinge so zu sehen, wie sie eben sind?

Wählen Sie für die Übungen eine Zeit, die Ihnen passend erscheint. Wer die Übungen allerdings auf den Abend nach einem anstrengenden Arbeitstag verschiebt, wird vermutlich einnicken, sobald die Augen geschlossen sind. Der Morgen, gleich nach dem Aufwachen, ist vermutlich die beste Zeit. Die Übungen sollten jeden Tag ungefähr zur gleichen Zeit durchgeführt werden (z. B. am Morgen oder in der Mittagszeit), damit sie leichter zur Gewohnheit werden.

Begeben Sie sich dafür an einem ruhigen Ort, nehmen Sie eine bequeme Sitzhaltung ein und stellen Sie den Wecker. Einfach sitzen bleiben, bis der Wecker klingelt, egal was dabei im Körper und Geist vorgeht. Sehr wahrscheinlich werden die Gedanken alsbald wie wild um all die Dinge kreisen, die noch zu erledigen sind. Die Gedanken einfach wahrnehmen und die Aufmerksamkeit sanft wieder zurück auf die Atmung lenken.

Sobald Sie zwei Wochen täglich fünf Minuten geübt haben, können Sie die Übung auf fünfzehn oder zwanzig Minuten ausdehnen. Sie soll zur Gewohnheit werden – das ist der Kernpunkt.

Wenn Sie schließlich bereit sind sich stärker zu engagieren, können Sie die Zeit langsam steigern, bis Sie, der Empfehlung Kabat-Zinns folgend, an mindestens sechs Tagen der Woche fünfundvierzig Minuten lang meditieren.

4.2 Achtsamer werden – wozu?

Wie Jean, werden auch Sie viele Veränderungen erleben, wenn Sie im Alltag achtsam sind. Vielleicht haben Sie bereits einige Vorzüge entdeckt, beispielsweise bemerkt, dass Ihre täglichen Verrichtungen durch Achtsamkeit befriedigender werden – und angenehme Tätigkeiten, achtsam durchgeführt, noch angenehmer werden? Oder dass unangenehme oder stressige Aktivitäten etwas angenehmer werden, wenn sie mit Offenheit und Neugier angegangen werden?

Beharrliches Üben wird Ihr physisches und psychisches Wohlergehen und – was genauso wichtig ist – Ihre Antworten auf den Alltagsstress verbessern.

Achtsamkeit hat zahlreiche Vorteile:

- *Sie verbessert die Konzentrationsfähigkeit*: Die Achtsamkeitspraxis schärft die Aufmerksamkeit und Konzentration. Sie sind besser gegen Ablenkungen und Unterbrechungen gewappnet – in der Pflege kein ganz unerheblicher Vorteil!
- *Positive Emotionen*: Achtsamkeitsübungen fördern positive Emotionen, während sie Stress und negative Gedanken reduzieren. Das verbessert die berufliche und private Lebenszufriedenheit.
- *Entscheidungsfindung*: Aus der Forschung ist bekannt, dass selbst kurze Achtsamkeitsepisoden die Entscheidungskompetenz stärken. Das kommt der Patientensicherheit sowie der Kommunikation zugute.[13]
- *Flexibilität und Kreativität*: Studien haben gezeigt, dass Achtsamkeitsübungen die Beobachtungsgabe und das kognitive Reaktionsvermögen verbessern. Gut möglich deshalb, dass Sie auf plötzlich Lösungen kommen, die Ihnen vorher nie in den Sinn gekommen wären und einen ganz neuen kreativen Umgang mit Patientenproblemen finden.
- *Emotionsregulierung*: Achtsamkeit hilft, Emotionen zu regulieren, was die Verständigung und die zwischenmenschlichen Beziehungen verbessert.
- *Resilienz*: Achtsamkeit verstärkt die Resilienz und emotionale Stabilität, um gut für sich und andere sorgen zu können.
- *Mitgefühl*: Wie Studien zeigen, sind Menschen, die Achtsamkeit praktizieren, freundlicher und mitfühlender – mit sich und anderen. Freundlichkeit und Mitgefühl haben den positiven Nebeneffekt, dass man sich dabei glücklicher und wohler fühlt. Schon als Kinder hat man uns gesagt, dass wir freundlich und mitfühlend sein sollen, heute wissen wir, dass wir uns damit auch selbst Gutes tun!

Tagebuchreflexion

Sie haben nun einige Achtsamkeitsübungen ausprobiert. Hat sich Ihr Leben irgendwie positiv verändert? Oder hatten Sie keinen erkennbaren Nutzen davon? Wie viel Zeit und Energie sind Sie bereit, für die täglichen Übungen aufzuwenden?

Achtsamkeit ist ein Gewinn für alle

Es gibt einen sehr spannenden Befund, der besagt, dass kranke Menschen von achtsamen Pflegekräften einen *direkten* Nutzen haben. Wir wissen das, weil Dr. Mary Catherine Beach und ihr Team im Jahr 2013 an der Johns Hopkins University 45 medizinische und pflegerische Fachkräfte beobachtet haben. Sie wollten wissen, ob sich höhere Achtsamkeitslevel auf deren Beziehungen zu den Patienten und Patientinnen auswirken. Die Fachkräfte schätzten mithilfe der Mindful Attention Awareness Scale (MAAS) ihren Achtsamkeitslevel selbst ein.

Das Ergebnis ist interessant: Selbst kurze Begegnungen zwischen achtsamen Fachkräften und Kranken hatten sichtbare positive Effekte. Die Interaktionen der Personen mit hohen Achtsamkeitsleveln waren typischerweise länger und bereichernder und verliefen in einer positiveren emotionalen Atmosphäre.

Die Folge davon war, dass die Kranken zu den besonders achtsamen Fachkräften eine emotionale Verbindung aufbauten. Sie öffneten sich und erzählten von ihren Schwierigkeiten und Herzensanliegen. Bitte stellen Sie sich vor, wie zentral wichtig diese Verbundenheit für Menschen aus unterversorgten und marginalisierten Bevölkerungsgruppen sein kann, für Menschen, denen es schwer fällt, den Fachkräften in der Gesundheitsversorgung zu vertrauen und sich respektiert zu fühlen. Stellen Sie sich weiter vor, wie hilfreich es wäre, das Vertrauen dieser Kranken zu gewinnen und wie viel Sie für ihr Wohlergehen tun könnten, nicht nur für ihr momentanes Wohlergehen, auch für ihr künftiges!

Vielleicht fragen Sie sich nun besorgt, ob achtsames Arbeiten womöglich bedeutet, mit jedem einzelnen kranken Menschen mehr Zeit verbringen zu müssen. Sie können beruhigt sein: Pflegende mit hohen Achtsamkeitsleveln waren zwar tendenziell bereit, mehr Zeit mit den Patienten und Patientinnen zu verbringen, *das war aber nicht immer der Fall.* Daraus folgt, dass eine höhere Patientenzufriedenheit nicht unbedingt durch einen höheren Zeitaufwand erreicht wird.

Das legt den Schluss nahe, dass Achtsamkeit allein – *ungeachtet der Dauer der Patienteninteraktion* – die Qualität der Begegnung für beide Seiten spürbar verbessert. Selbst eine kurze Zeitspanne echter und fokussierter Aufmerksamkeit, in der Sie die Person wirklich wahrnehmen, kann sich positiv auswirken.

Beach vermutet, dass solche Ergebnisse mit der Sicht der Kranken auf ihr Leiden und mit ihrer Einschätzung der Versorgungsqualität zu tun haben und diese Wahrnehmungen wiederum den Genesungsprozess und ihr allgemeines Wohlbefinden beeinflussen.

Achtsame medizinische und pflegerische Fachkräfte brachten nicht nur einen freundlicheren Ton in die Begegnungen, sie waren auch eher in der Lage, in Stresssituationen besonnen zu bleiben, was wiederum das Vertrauen der Kranken in ihre Betreuungspersonen stärkte: ein positiver Schneeballeffekt.

4.3 Stressige Zeiten

Wie alle Pflegekräfte kennen auch Sie besonders anstrengende Arbeitstage. Und Stress bringt Sie schnell an Ihre Grenzen. Dann genügt ein Patient, der seine Medikamente verweigert oder eine Patientin, die eine verordnete Therapie ablehnt, um Sie zu verärgern.

Sind Sie in einer Stresssituation schon einmal „ausgerastet" und haben den Ausbruch hinterher bereut? Wir alle sind manchmal reaktiv und lassen uns von Stressereignissen überwältigen. Achtsamkeit hilft, aufkommenden Stress zu bemerken. Dann kann man die Gefühle und Gedanken erkennen und anerkennen – auch die Angst und die körperliche Anspannung – bevor sie eskalieren, um dann eine bessere Antwort auf den Stress zu finden.

Sie können einen Schritt zurücktreten, sich von den unzuträglichen Gedanken, die die schwierigen Gefühle anheizen, verabschieden und auf den Stress überlegter antworten. Ein Moment der Achtsamkeit bringt Sie in Sekundenschnelle wieder zur Ruhe und verhindert, dass Sie den Patienten oder die Patientin verstören.

Je besser es Ihnen gelingt, die sich anbahnende Stressreaktion zu bemerken – die schwierigen Gedanken, Gefühle und körperlichen Reaktionen – desto besser können Sie selbstzerstörerischen Bedürfnissen widerstehen und gelassen bleiben.

Können Sie sich vorstellen, angesichts eines Wutanfalls eines Patienten oder einer Patientin ruhig zu bleiben oder bei einem Herzstillstand gelassen das Notwendige zu tun, während alle anderen verwirrt sind und in Panik ausbrechen? Wenn Sie selbst besonnen und weniger reaktiv sind, fällt es auch der anderen Seite leichter, ihre Emotionen zu regulieren.

Sylvia Ford, Pflegefachfrau für onkologische Pflege, hat festgestellt, dass Achtsamkeit den Umgang mit den täglichen Stressereignissen erleichtert. Sie hilft, in schwierigen Situationen den richtigen Ton zu finden und Eskalationen zu verhindern. Sylvia sagt: „Ein paar Minuten achtsames Atmen beruhigen mich selbst in heiklen Situationen. Wenn ich achtsam bin, fühle ich mich weniger gestresst und komme mit schwierigen Kranken und Arbeitskollegen sowie mit dem geschäftigen Treiben auf der Station besser zurecht.“

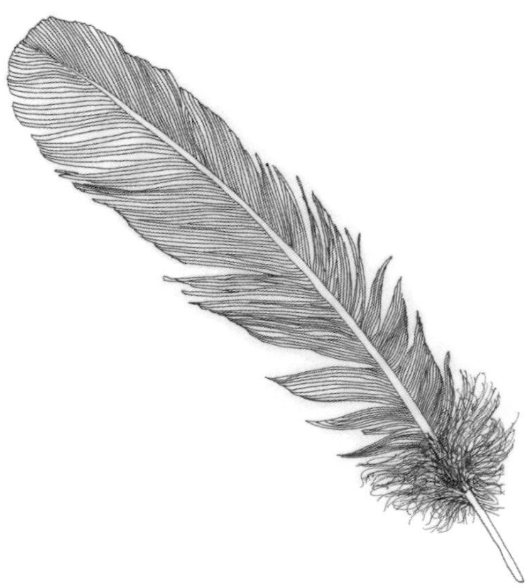

4.4 Akzeptanz kultivieren

Achtsamkeit verändert das Leben nicht: Es bleibt so fragil und unvorhersehbar wie eh und je. Was sich verändert, ist die Fähigkeit des Herzens, das Leben zu akzeptieren wie es ist. Achtsamkeit lehrt dem Herzen, sich anzupassen, nicht indem sie uns auffordert zu resignieren, sondern weil sie uns klarmacht, dass Anpassung eine gute Wahl sein kann.

Sylvia Boorstein

Bitte denken Sie kurz an Ihr Verhalten im Alltag. Inwieweit akzeptieren Sie normalerweise, was sich im gegenwärtigen Augenblick ereignet? Oder geht es Ihnen wie Jean am Anfang des Kapitels, die sich oft wünscht, ganz weit weg zu sein?

Vermutlich verbringen Sie wie die meisten Menschen einen Großteil des Tages damit, Ihre Erlebnisse irgendwie zu bewerten. Sie wünschen sich vielleicht am Strand zu sein, im Fußballstadion oder mit einem guten Buch zuhause auf dem Sofa. Die automatische Tendenz zu werten treibt uns dazu, gegen die Dinge anzukämpfen und etwas anderes anzustreben als die aktuelle Erfahrung. Fühlt sich die Erfahrung jedoch genau richtig an, wollen wir sie womöglich festhalten und fürchten jede Veränderung. Diese Reaktionen sind allgemein menschlich.

Jeans Angewohnheit, die Dinge ständig zu bewerten, führte sie in eine Abwehrhaltung –

bis zu dem Punkt, an dem sie ihrer Arbeit überdrüssig war. Glücklicherweise konnte sie mit einiger Übung diese Einstellung ändern und die Dinge hinnehmen, wie sie nun einmal waren.

Wer achtsam ist, kann die Erfahrung einfach akzeptieren, ohne sie abwehren oder festhalten zu wollen. Akzeptanz ist also ein wesentlicher Bestandteil von Achtsamkeit. Wer die Sitzmeditation übt, lernt zu akzeptieren, was immer ins Bewusstsein dringt, nimmt diese Haltung in den Alltag mit und kann dann die inneren und äußeren Erfahrungen leichter akzeptieren. Gönnen Sie sich also ein wenig Zeit, um sich die Gegenwart bewusst zu machen, anstatt mit Schaudern auf die nächste Patientenaufnahme oder den nächsten Notfall zu warten oder das Ende des Arbeitstages herbeizusehnen.

Akzeptanz bedeutet jedoch nicht, dass man resignieren, eine unfaire Situation hinnehmen und Veränderungsversuche unterlassen soll. Wenn Sie sich unbehaglich fühlen und etwas zur Verbesserung der Situation beitragen können: Bitte tun Sie es! Wenn beispielsweise ungünstige Besuchszeiten Familien benachteiligen, wäre es nur vernünftig, über Veränderungen nachzudenken und der Krankenhausleitung einen Versuch mit anderen Besuchszeiten vorzuschlagen. Wenn Sie unglücklich sind mit Ihrer Arbeit, hat es keinen Sinn, das Leiden unnötig zu verlängern. Verbessern Sie die Dinge, wenn Sie können, kündigen Sie, wenn nötig.

Die meisten Pflegekräfte denken lösungsorientiert und erkennen dank dieser Gabe, was verändert werden muss und welche Verbesserungsmaßnahmen angezeigt sind.

Dennoch gilt, dass viele Situationen nicht beeinflussbar sind. Wenn der Tag beispielsweise besonders hektisch und die Liste Ihrer Aufgaben schier endlos ist, gibt es zwei Möglichkeiten: Sie können sich die ganze Zeit über wünschen, es wäre anders oder akzeptieren, dass die Situation im Augenblick nun einmal ist, wie sie ist. Achtsamkeit hilft, sich den Dingen zu öffnen, so wie sie sind und die Realität anzunehmen.

Bedeutet Achtsamkeit, dass Sie sich mit unfairen Arbeitsbedingungen abfinden sollen? Keineswegs! Inzwischen werden dem Personal vieler Einrichtungen im Rahmen des betrieblichen Gesundheitsmanagements Achtsamkeitskurse angeboten – eine positive Entwicklung. Achtsamkeit darf jedoch nie zum Trostpflaster werden, das schlechte Arbeitsbedingungen erträglicher machen soll. Die Einrichtungen müssen sich zugleich für grundsätzliche und tiefgreifende Veränderungen des Gesundheitssystems stark machen. Für Sie als Pflegeperson kann Achtsamkeit Empowerment bedeuten, damit Sie selbstbewusst und achtsam auf die Beseitigung von Ungerechtigkeiten hinwirken, anstatt die Hände in den Schoß zu legen und auf Veränderungen zu warten. Je achtsamer Sie werden, desto besser werden Sie durchschauen, was in Ihrer Gesundheitseinrichtung vorgeht und desto eher werden Sie in der Lage sein, klug und mitfühlend zu agieren, um Ungerechtigkeiten zu überwinden.

Doch auch wenn Sie in negative Situationen involviert sind, die veränderbar sind, lockert eine achtsame Herangehensweise die Anspannung und führt Sie durch die Herausforderung hindurch zu einer Lösung. Es ist belastend, für Veränderungen einzustehen, die andere missbilligen, abwehren oder Ihnen persönlich verübeln. Eine Haltung der Achtsamkeit verleiht das nötige Standvermögen, um in Ruhe durchhalten zu können, bis Verbesserungen erreicht sind.

4.5 Der 3-Minuten-Atemraum

Manchmal fühlt man sich von der Arbeit völlig überwältigt. Wenn Sie im Laufe eines anstrengenden Arbeitstages das Gefühl haben, auftanken zu müssen, sind kleine Pausen angezeigt. Versuchen Sie beim nächsten Mal, wenn die Gelegenheit günstig ist, sich kurz zurückzuziehen und den 3-Minuten-Atemraum anzuwenden.

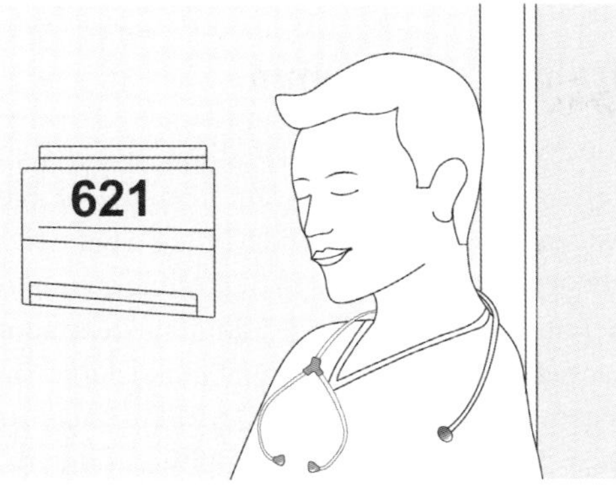

Übung

Diese Übung besteht aus drei Schritten, wovon jeder nur etwa eine Minute beansprucht. Können Sie keine drei Minuten erübrigen, ist das kein Problem. Nehmen Sie sich einfach die Zeit, die Sie haben. (Man kann für diese Übung auch den Audiokurs von www.nursingmindfully.com verwenden.)

Setzen Sie sich auf einen Stuhl ... nicht steif, aber aufrecht. Falls Sie sich nicht setzen können, üben Sie im Stehen. Die Idee dahinter ist, dem Körper zu sagen, dass etwas anders ist und dass Sie beschlossen haben, präsent zu sein.

Achtsam und sich bewusst werden. Die Aufmerksamkeit auf den Körper richten. Schmerzen die Füße vom langen Stehen? Tut der Rücken weh, nachdem Sie eine Patientin gehoben haben? Vielleicht spüren Sie den Henkel der Kaffeetasse zwischen den Fingern oder wie der Körper gegen den Sitz drückt.

Die Gedanken und Gefühle registrieren. Sind Sie frustriert oder verärgert? Erleichtert, weil Sie eine kleine Pause einlegen können? Nervös, weil noch so viel zu tun ist? Wandern die Gedanken zu einem bestimmten Patienten oder zu einer bestimmten Arbeitskollegin? Nicht bewerten, was Sie denken oder fühlen ... die Gedanken und Gefühle werden einfach erkannt und angenommen.

Sich sammeln und konzentrieren. Sie achten bereits auf die innere Erfahrung und lenken die Aufmerksamkeit nun auf den Bauch und die Atembewegungen. Wenn der Geist abschweift, bringen Sie ihn freundlich wieder zurück. *Die Achtsamkeit erweitern.* Nun die Aufmerksamkeit vom Bauch weg auf den ganzen Körper lenken, die Haltung registrieren ... wenn nötig die Körperhaltung anpassen ... den Gesichtsausdruck wahrnehmen und auch die Gesichtsmuskulatur entspannen.

Spüren Sie den Atem durch den ganzen Körper fließen, vom Scheitel bis zu den Beinen und Fußsohlen ... dabei jede Empfindung als Teil Ihres vollkommenen, lebendigen, atmenden Selbst akzeptieren.

Tagebuchreflexion

Bitte nehmen Sie sich etwas Zeit, um über die Übung nachzudenken.
Was ist Ihnen bei der 3-Minuten-Atemraum-Übung aufgefallen?

Der 3-Minuten-Atemraum gilt zwar als formelle Übung, beansprucht aber so wenig Zeit, dass sie, einmal erlernt, jederzeit durchführbar ist. Man muss sich dafür nicht an einem speziellen Meditationsort begeben. Üben Sie egal wann und wo, immer wenn Sie merken, dass Sie eine Pause brauchen und sich mit dem gegenwärtigen Moment verbinden sollten. Denken Sie an die im Auto, in der Schlange an der Supermarktkasse, beim Warten auf das Behandlungsende einer Patientin oder eines Patienten verbrachten Zeiten ... nutzen Sie sie für diese Mini-Übung!

Falls Sie sich bei dem Gedanken ertappen: „Ich sollte wirklich meditieren, aber woher die Zeit nehmen?“, sollten Sie sich an den 3-Minuten-Atemraum erinnern. Diese Alltagsübung ist eine einfache Möglichkeit, sich an kurze Momente fokussierter Achtsamkeit zu gewöhnen und erleichtert den Übergang zu intensiveren Meditationspraktiken.

Jacinta Clarke arbeitete auf einer Intensivpflege-Überwachungsstation. Am Ende einer langen Schicht erinnerte sie sich oft nur noch vage an die Ereignisse des Tages. Es war, als wäre sie ständig im Autopilot-Modus verzweifelt von einem Bett zum anderen gelaufen. Manchmal fielen ihr die Schmerzmittel ein, die sie noch verteilen musste, stellte beim Blick auf den Computer dann aber fest, dass sie das bereits erledigt hatte.

Bald nachdem Jacinta den vom Krankenhaus angebotenen Achtsamkeitskurs besucht hatte, änderten sich die Dinge. Für sie war der 3-Minuten-Atemraum die hilfreichste Übung des Kursprogramms. Die Erkenntnis, dass Achtsamkeit nicht immer zeitaufwändig war, sondern lediglich bedeutete, die Zeit ein wenig anders zu nutzen, begeisterte sie.

Als Jacinta mit den „Atempausen" vertraut war, nahm sie sich vor, in regelmäßigen Abständen zu üben. Sie entschied sich für die Zeitabschnitte vor der Dienstübergabe, vor den Pflegevisiten und zwischen einzelnen Routineaufgaben.

Wie haben die Übungen Jacintas Tag verändert? Sie sagt: „Nach den Atemraumübungen fühle ich mich nicht mehr so gestresst. Sie helfen mir, die angesammelte Nervosität abzubauen und die nächste Aufgabe entspannter und doch produktiver und mit klarerem Kopf anzugehen. Es ist jedes Mal wie ein Neuanfang."

Es gibt an jedem Arbeitstag viele Möglichkeiten, präsent zu werden. Wenn Sie beschließen täglich zu üben, wird sich Ihre gesamte Pflegetätigkeit nach und nach positiv verändern. Sie werden selbstsicherer, fokussierter und besser auf Ihr Tun und Ihre Umgebung eingestimmt sein. Achtsamkeitsübungen lassen sich in den Arbeitstag einplanen, wie man auch die Zeit für andere Termine einplant. Räumen Sie den Achtsamkeitsübungen die gleiche Priorität ein. Sie können dabei nur gewinnen.

4.6 Trainingsprogramm

Glückwunsch! Sie sind am Ende des ersten Teils dieses Werks angekommen. Bevor Sie weiterlesen, nehmen Sie sich bitte Zeit, die bisher gelernten Übungen in den Alltag zu integrieren. Machen Sie den 3-Minuten-Atemraum zur täglichen Gewohnheit und praktizieren Sie regelmäßig. Beobachten Sie, wie diese achtsamen Pausen die Wahrnehmung verändern. Auch die Atembetrachtung soll weiter täglich geübt werden. Unterstützen Sie sich dabei mit Geduld, Akzeptanz und den anderen hilfreichen Einstellungen, die Sie kennengelernt haben.

Was bemerken Sie? Halten Sie untertags mehrmals kurz inne, um zu prüfen, wie oft Sie gedanklich damit beschäftigt sind, eine Erfahrung zu mögen oder nicht zu mögen. Nehmen Sie sich nun vor, diese Bewertungen bewusst wahrzunehmen und auf mögliche Zustandsveränderungen zu achten.

Wenn Sie sich bereit dazu fühlen, das Buch wieder zur Hand nehmen und die Lektüre fortsetzen. Sie haben Einsatz gezeigt, Zeit investiert und die Achtsamkeitsreise angetreten – loben Sie sich dafür!

Merkpunkte

- Achtsamkeit kann das körperliche und geistige Wohlbefinden verbessern.
- Akzeptieren, was im gegenwärtigen Augenblick geschieht, ist ein Synonym für Achtsamkeit.
- Verpflichten Sie sich, täglich Achtsamkeitsübungen zu machen.
- Nutzen Sie den 3-Minuten-Atemraum täglich als formelle und informelle Achtsamkeitsübung.
- Haben Sie Geduld mit sich. Veränderungen geschehen nicht über Nacht.

Teil II – Achtsamkeit und der Körper

Sei dir bewusst, dass dein Körper, so wie er ist, mit all seinen Freuden und Leiden … genau das ist, was wir brauchen, um ganz wach, ganz lebendig, ganz Mensch zu sein. Pema Chödrön

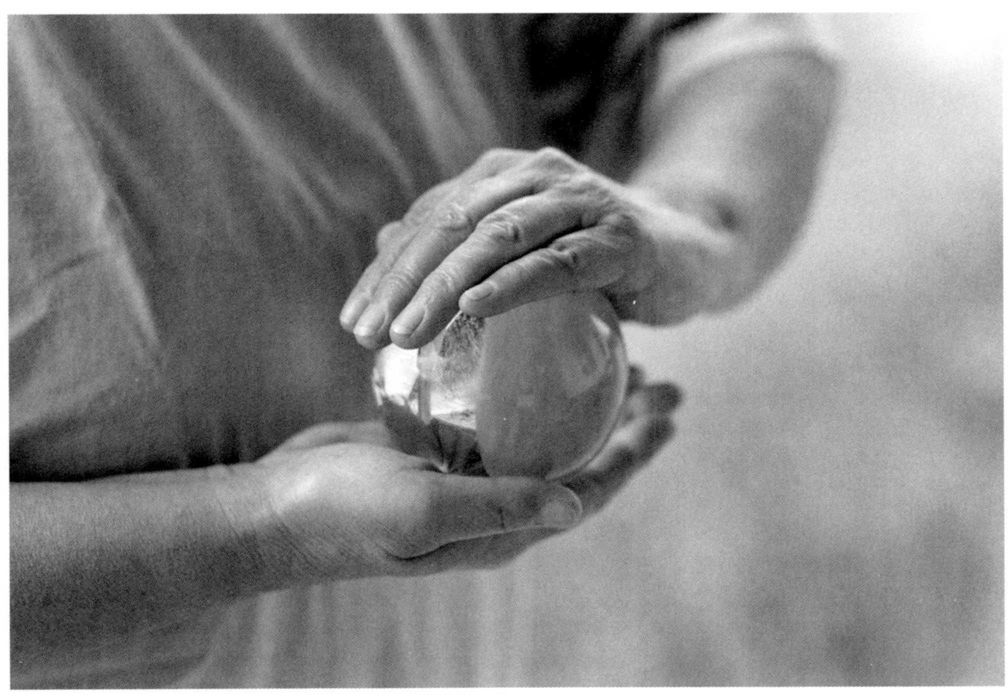

5 Achtsame Selbstfürsorge

Pflegende arbeiten im Brennpunkt von Krankheit und Verlust und müssen deshalb auf ihr eigenes Wohlergehen genauso sorgfältig, intensiv und kompetent achten, wie auf das Wohl derer, die ihrer Fürsorge anvertraut sind.

Self-Healing through Reflection
Nancy Jo Bush, Deborah A. Boyle

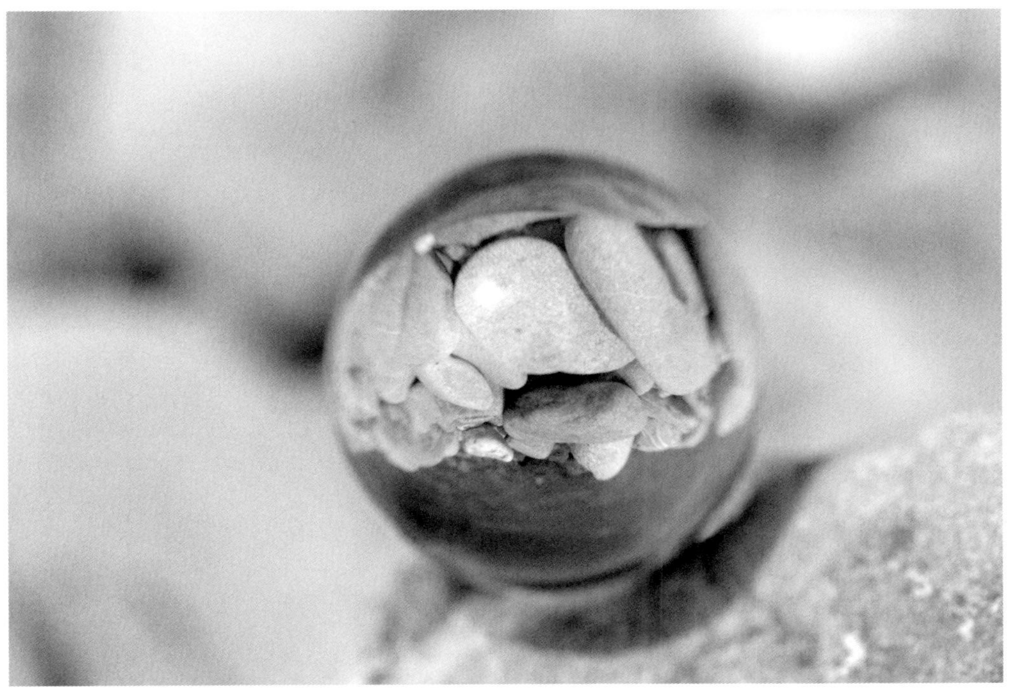

Je länger Sie Achtsamkeit und Mitgefühl praktizieren, desto stärker werden Sie sich Ihrer Lebensführung allgemein bewusst. Folgende Fragen können die Selbstwahrnehmung schärfen:

- Kümmere ich mich im Alltag einigermaßen, gut oder sehr gut um mein Wohlergehen?
- Gehe ich mit mir selbst genauso fürsorglich und freundlich um, wie ich mit einem nahestehenden oder einem vulnerablen kranken Menschen umgehen würde?
- Wie oft denke ich daran, eine Pause einzulegen, etwas zu essen, zur Toilette zu gehen oder genügend Wasser zu trinken?
- Wie oft drossle ich das Tempo, pausiere, recke und strecke ich mich und atme ein paar Mal tief durch?

Rosaleen Fox, eine OP-Pflegefachfrau, hat drei Jahre in der Telemetrie gearbeitet, war aber nicht glücklich an dieser Stelle. Die Personalknappheit auf den Stationen aufgrund von Managementfehlern und die Anspruchshaltung vieler Patienten und Patientinnen setzten ihr zu. Als ihr aufgrund ihrer bisherigen Leistungen in der Telemetrie eine Stelle im Operationssaal angeboten wurde, griff sie freudig zu.

Die neue Rolle gefiel ihr sehr, und sie ging jeden Tag gern zur Arbeit. Es war ihr eine Befriedigung, sich um die Kranken zu kümmern und dafür zu sorgen, dass sie die Operation gut überstanden. Rosaleen musste zwar immer noch Überstunden machen, freute sich aber, wenn sie zu einer Operation gerufen wurde. Nach einiger Zeit machte sich allerdings die alte Unzufriedenheit wieder bemerkbar. Im OP musste sehr viel häufiger Kranke heben, als es in der Telemetrie-Abteilung der Fall gewesen war, und oft dauerte es ewig, bis dringend benötigtes Material und die erforderlichen Geräte geliefert wurden. Anscheinend konnte der Bedarf einfach nie gedeckt werden.

So kam es, dass sie nach einiger Zeit auch dieser Arbeit überdrüssig war und ungern zum Dienst ging. Selbst in ihrer Freizeit war sie im Geist im OP. Oft grübelte sie über den Umgang mit einer bestimmten Kollegin nach oder ärgerte sich, weil ein wichtiges Gerät nicht auffindbar gewesen war. Eines Tages erlitt sie im Speisesaal in Anwesenheit des Verwaltungschefs einen Nervenzusammenbruch, was ihr sehr peinlich war.

Die Pflegedienstleiterin schlug ihr daraufhin vor, sich im Rahmen des Personalförderprogramms an eine Therapeutin zu wenden. Rosaleen war skeptisch, nahm das Angebot aber wahr. Zu ihrer eigenen Überraschung war die Therapie äußerst erhellend. Sie erkannte recht bald, wo ihr eigentliches Problem lag. Nicht die derzeitige Arbeitsstelle war problematisch, sondern ihr Verhaltensmuster: Sie ignorierte die eigenen Bedürfnisse, und das nährte ihre Unzufriedenheit. Ihre Einstellung zur Arbeit und fehlende Selbstfürsorge machten sie wütend, depressiv und apathisch.

Überlegungen

Lassen Sie im Dienst manchmal die Mahlzeiten aus oder beeilen Sie sich mit dem Essen, ohne gründlich zu kauen? Haben Sie nach dem Essen hin und wieder einen verstimmten Magen? Beenden Sie den Dienst meist mit einer vollen Blase? Sind Sie zuhause oder an freien Tagen in Gedanken noch bei der Arbeit?

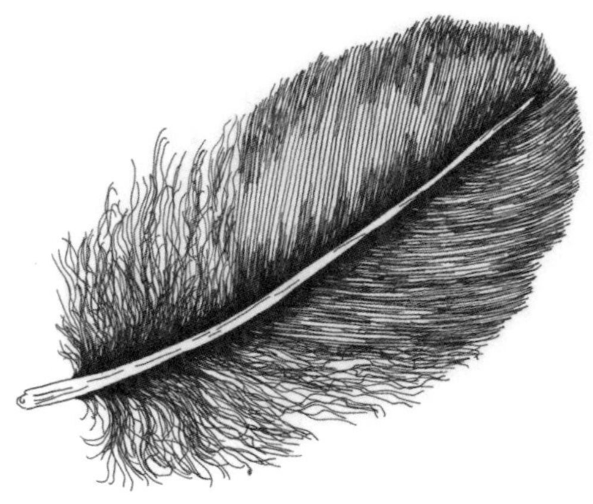

© Garuth Chalfont

Die gleiche Freundlichkeit, mit der wir die Patienten und Patientinnen über gesunde Lebensführung beraten, können und sollten wir auch uns selbst entgegenbringen. Pflegende müssen lernen, gut für sich zu sorgen, damit sie andere versorgen können. Andernfalls sind sie wie Rosaleen am Ende völlig ausgelaugt.

Wenn wir uns mit der Weisheit des Körpers beschäftigen, stoßen wir auf ein ausgezeichnetes Modell der Selbstfürsorge: Bevor das Herz Blut in die lebenswichtigen Organe pumpt und Gehirn, Lungen und das ganze Kreislaufsystem versorgt, strömt Blut in die Herzkranzgefäße. Würde sich das Herz nicht zuerst selbst mit Blut versorgen, würden wir den Alltagsstress nicht überstehen.

Achtsamkeit dient der Entwicklung der Selbstwahrnehmung und des inneren Gleichgewichts. Wenn Sie achtsam sind, bemerken Sie recht schnell, ob Sie in den letzten Stunden oder Tagen nicht gut für sich selbst gesorgt haben. Wer regelmäßig übt, nimmt die Signale des Körpers wahr und lernt schließlich, die Beziehung zum Selbst zu verbessern – die Voraussetzung für Selbstfürsorge.

5.1 Achtsam arbeiten

Tägliche Achtsamkeitsübungen können die *Qualität* Ihrer Tage verändern. Sie werden die Dienstzeiten als harmonischer und weniger anstrengend empfinden und zudem mit weniger Stress und Ablenkung arbeiten.

Übung

Routinetätigkeiten achtsam verrichten

Die folgende einfache Übung ist dem Programm der Achtsamkeitsbasierten Kognitiven Therapie (Mindfulness-Based Cognitive Therapy, MBCT)[14] entnommen, die in Vielem der Achtsamkeitsbasierten Stressreduktion gleicht. Sie erleichtert die Wahrnehmung der Alltagsgestaltung.

Schließen Sie die Augen und stellen Sie sich einen typischen Tag vor. Wie Sie vom Aufwachen an die Stunden und Minuten verbringen.

Womit beschäftigen Sie sich in der Regel? Bitte nehmen Sie sich viel Zeit zum Nachdenken; wenn Sie dazu bereit sind, die Augen öffnen. Auf der Liste können folgende Dinge stehen: duschen, anziehen, frühstücken, joggen gehen, zur Arbeit fahren, sich um die Patienten und Patientinnen kümmern, die ärztlichen Anordnungen lesen, Material herrichten, zum Mittagessen gehen, sich mit einer Freundin treffen, im Supermarkt einkaufen, ein Buch oder eine Zeitschrift lesen etc. Kringeln Sie die zwölf häufigsten Tätigkeiten ein.

Schreiben Sie dann neben jede Tätigkeit entweder ein „S“ oder ein „R“. Das „S“ steht für Aktivitäten, die Sie als kraftspendend empfinden, das ein „R“ für Aktivitäten, die Sie als kraftraubend empfinden. Erstere verleihen Energie und geben wieder Auftrieb, letztere erschöpfen die Reserven und laugen aus. Ist eine Aktivität auf der Liste weder das eine noch das andere, also neutral, schreiben Sie eine 0 daneben. Manche Tätigkeiten sind sowohl kraftspendend als auch kraftraubend. Die werden mit einem S *und* einem R markiert. Wenn Sie unsicher sind, bitte bei der nächsten Gelegenheit darauf achten, welche körperlichen Empfindungen und Emotionen während dieser Tätigkeit auftreten.

Schauen Sie nun die Liste an. Was fällt Ihnen auf? Sind kraftspendende und kraftraubende Tätigkeiten im Gleichgewicht? Sträuben Sie sich manchmal sogar gegen Dinge, die Ihnen guttun, gegen Energiespender wie das Frühstück und die Sportstunde?

Tagebuchreflexion

Bitte überlegen Sie nun, was Sie bei der obigen Übung gelernt haben. Gibt es Dinge in Ihrem Alltag, die Sie gern verändern würden? Vielleicht könnten Sie mehr Zeit für kraftspendende Aktivitäten einplanen oder dabei bewusster sein?

Könnten Sie beispielsweise täglich 15 Minuten meditieren und Meditation zur Gewohnheit machen? Vielleicht die Zahl oder Häufigkeit kraftraubender Aktivitäten reduzieren, Ihre innere Haltung dazu verändern oder andere Dinge anpassen? Sie könnten z.B. jeden Tag ein wenig eher aus dem Haus gehen, um eine stressfreie und erfreulichere Fahrt zu haben.

Sandra Jones hat bemerkt, dass selbst kleine Anpassungen den Alltagsstress lindern können. Sie war „Flight Nurse“, d.h. „fliegende“ Rettungsassistentin für eine örtliche Krankentransportgesellschaft. Die Arbeit gefiel ihr durchaus, die Begegnungen mit so vielen Opfern von Motorradunfällen und Verbrechen machten sie aber auch traurig. Um nicht dauernd an das viele Leid auf der Welt denken zu müssen, wollte sie einen Kurs am örtlichen College belegen. Da sie kein Thema wirklich interessierte, schrieb sie sich für einen Achtsamkeitskurs ein, ohne eine Vorstellung vom Inhalt zu haben.

Nach einiger Zeit wurde ihr bewusst, dass sie sich unnötigerweise selbst belastete, indem sie ihre Tage mit kraftraubenden Aktivitäten zubrachte. Sie stellte fest, dass sie zwar immer auf dem Sprung war, im Grunde aber keine rechte Freude an ihren vielen eilig verrichteten Tätigkeiten hatte. Obwohl sie keine der Aktivitäten auf ihrer Liste streichen konnte, waren kleine, aber bedeutsame Veränderungen durchaus möglich. Ein Beispiel: Statt im Aufenthaltsraum auf und ab zu gehen oder gedankenlos in irgendeiner Illustrierten zu blättern, während sie auf den nächsten Einsatz wartete, nutzte sie die Zeit für eine achtsame Pause. Diese wenigen mit achtsamem Atmen verbrachten Minuten erfrischten sie, sodass sie ganz präsent war, wenn der nächste Notruf einging. Während des Flugs, wenn sich der Zustand der verunglückten Person stabilisiert hatte, führte sie eine Liebende-Güte-Meditation durch und wünschte ihr Gesundheit und baldige Genesung. Nach dem Einsatz beschäftigte sie sich nicht mehr sofort automatisch mit dem Auffüllen der Materialvorräte im Hubschrauber, sondern bemühte sich bei jedem Gegenstand, sorgfältig auf das Etikett, das Verfallsdatum und den vorgeschriebenen Bestand zu achten. Zurück auf dem Flugplatz nahm sie in Muße eine Mahlzeit ein, sie ließ es sich schmecken und genoss die Erholungspause. Sandra nutze diese kurzen Momente, um den Autopilot-Modus hinter sich zu lassen und mit sich selbst in Kontakt zu gelangen. Sie fuhr fort, kleine Veränderungen ihrer Alltagstätigkeiten vorzunehmen und fühlte sich bald weniger getrieben, dafür zufriedener mit ihrem für das Überleben der Patienten und Patientinnen so entscheidend wichtigen Beruf. Sie fand innere Befriedigung und Erfüllung, weil sie ihre Arbeit gut machte, sie fühlte sich voller Energie und war zentrierter. Sie wusste, dass ihre Achtsamkeit für alle Seiten ein Gewinn war.

5.2 Zur Ruhe finden

Selbst wer nicht wie Sandra ständig mit Unfallopfern zu tun hat – jedes Krankenhaus hat seinen Anteil an Hektik. Machen wir uns nichts vor: Krankenhäuser sind keine geruhsamen Orte. Da sind die Bedürfnisse der Patienten und Patientinnen in Not, die Fragen der Teammitglieder, das pausenlose Piepsen und Surren der technischen Geräte – wozu auch das private Smartphone gehört – die Arbeitstage einer Pflegekraft sind vermutlich randvoll mit Geräuschen und Aktivitäten.

Wie zur Ruhe kommen inmitten des Trubels?

Übung
Achtsame Schritte

Zählen Sie Ihre Schritte, wenn Sie den Flur entlang gehen. Achten Sie auf den Atem und die Schritte und lassen Sie alles andere los. Sie werden sich wundern, wie hilfreich so eine schlichte 30-Sekunden-Übung sein kann.

Alle Menschen brauchen hin und wieder Ruhe und Stille – auch Sie! Wenn Sie nach der Arbeit völlig fertig und erschöpft sind, sollten Sie untertags kleine Erholungspausen einlegen. Bitte jede Gelegenheit wahrnehmen, aus dem *Tun*-Modus auszusteigen und in den *Sein*-Modus zu wechseln. Dieser Wechsel kann die Interaktionen mit Patientinnen und Patienten, den Angehörigen, dem Pflegeteam, aber auch mit dem Selbst verändern und verbessern. Auch wenn der Bruch mit alten Gewohnheiten manchmal erst nach einiger Zeit gelingt: Es ist der Mühe wert, die Zeit ist gut investiert.

Tagebuchreflexion

Bitte stellen Sie sich folgende Fragen:
Wie stelle ich fest, dass ich eine Pause vom hektischen Treiben brauche?
Kann ich eine kleine (oder große) Veränderung vornehmen, um der Reizüberflutung zu entkommen?
Was könnte mir dabei helfen?

5.3 Ins Gleichgewicht kommen

Wir alle wissen, wie es sich anfühlt, die Balance zu verlieren. Egal, ob es um körperliches, mentales oder emotionales Ungleichgewicht geht, meist äußert sich der Zustand in Form von Reizbarkeit, Schmerzen, Erschöpfung und Frustration. Je achtsamer Sie werden, desto besser werden Sie wahrnehmen, wie Körper und Geist wieder ins Gleichgewicht kommen.

Um mit der Balance zu experimentieren, ist folgende aus der Yoga- und Tai Chi-Praxis kommende Übung geeignet.

Übung

Achtsam im Gleichgewicht

Die Übung erfolgt im Stehen. Die Füße sind parallel und hüftbreit auseinander. Schaukeln Sie nun sanft vor und zurück, nach rechts und links, von einem Fuß auf den anderen, bis die Bewegungen fast nicht mehr wahrnehmbar sind und Sie ins Gleichgewicht gefunden haben.

Wie lange haben Sie gebraucht, um ins Gleichgewicht zu kommen? Wie wirkt sich das körperliche Gleichgewicht auf Ihr berufliches und privates Leben aus? Auf die Gedanken und Gefühle?

Selbstfürsorge ist nie selbstsüchtig. Sie bedeutet lediglich, gut auf unser größtes Geschenk achtzugeben, auf unser irdisches Leben, das wir anderen zum Geschenk machen können.

Parker Palmer

5.4 Kraft schöpfen

Genau wie wir unsere Zeit und unser Geld umsichtig verwalten, müssen wir auch mit unseren Kräften haushalten. Zum Glück hält sich der dafür benötigte Zeit- und Kostenaufwand in Grenzen. Es geht um Kleinigkeiten, nichts weiter.

Welche Kleinigkeiten helfen, wieder Kraft zu schöpfen? Vielleicht nehmen Sie sich vor, anstatt zu rennen, langsam und achtsam über den Flur zu gehen. Oder Sie nehmen sich einen Augenblick Zeit, um das Foto Ihrer Lieben zu betrachten, oder aus dem Fenster zu schauen und die Aussicht zu genießen. Sie könnten auch mit einer Kollegin scherzen, ein inspirierendes Zitat lesen, einen Patienten nach seiner Familie oder eine Patientin nach ihren Hobbys fragen. Kleine Ursache, große Wirkung! Selbst einfache Dinge können die Arbeit und das Privatleben achtsamer und erfreulicher machen.

Zwar können auch lange Pausen herrlich und erholsam sein – z. B. wochenlange Ferien in der Karibik – und doch sind kleine Pausen

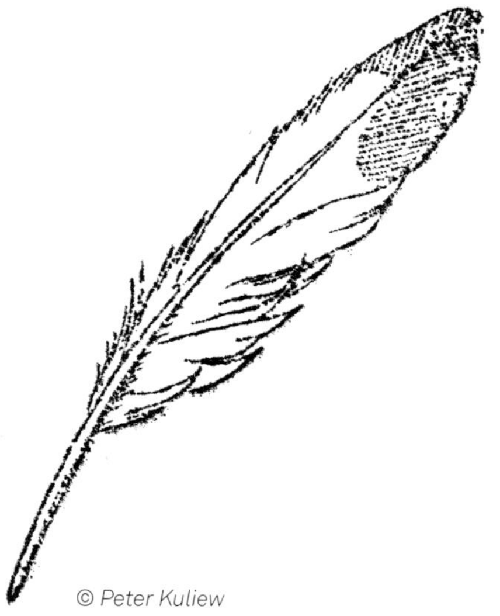

© Peter Kuliew

oft die wirksamsten. Wie oft ruhen Sie sich nur aus – pausieren Sie einfach? Obwohl eine kurze Ruhepause erfrischend ist und die Batterien wieder auflädt, fällt es Ihnen wie den meisten Menschen vermutlich schwer, nichts zu tun – einfach ein paar Minuten untätig zu sein.

Lassen sich kurze Pausen in Ihren Arbeitstag einbauen? Am besten gewöhnt man sich an, nach jeder erledigten Aufgabe einige Sekunden zu pausieren und erst dann die nächste Sache anzugehen.

Für Ursula Walsh, die im Nachtdienst auf der Telemetrie-Einheit des örtlichen Krankenhauses arbeitet, ist Achtsamkeit ein wesentlicher Bestandteil ihres Selbstpflegeprogramms: „Sie verschafft mir jeden Tag Raum und Zeit für eine Pause, in der ich mit mir selbst in Kontakt komme. Früher war ich oft nur körperlich anwesend, gedanklich aber ganz woanders. Jetzt fühle ich mich mehr zuhause in mir. Inzwischen weiß ich, dass ich auch während einer hektischen Nacht pausieren und mich mit dem ruhigen, ausgeglichenen Teil meines Selbst verbinden kann. Dieser Teil ist immer da, egal wie laut und hektisch es zugeht, und wie groß der äußere Druck ist."

5.5
Die Füße pflegen

Unsere Füße sind komplexe Körperteile, die uns gute Dienste leisten. Jeder Fuß hat 28 Muskeln und ein Netzwerk aus Sehnen, die harmonisch zusammenwirken, um ein motorisches Wunderwerk zustande zu bringen – das Gehen. Der Vorgang ist so anspruchsvoll, dass es Jahre dauert, bis wir gelernt haben zu stehen und bis wir das Gleichgewicht halten, die Bewegung starten und stoppen, hüpfen und rennen können.

Im Pflegeberuf werden die Füße oft überlastet und vernachlässigt, bis sie brennen und schmerzen. Stundenlanges Stehen auf hartem Boden kann schmerzhaft sein, und nicht ordentlich gepflegte Füße werden über die Zeit schwächer. Mehr noch: Vernachlässigte Fußpflege kann den ganzen Körper aus der Balance bringen. Wunde Füße schicken Schmerzwellen die Wirbelsäule hoch, bis man schließlich krumm geht, das Körpergewicht nicht richtig verteilt oder Blasen bekommt.

Übung

Achtsame Fußpflege

Nehmen Sie sich tagsüber immer wieder kurz Zeit für die Füße. Die Füße öfter ausstrecken, um sie zu lockern ... mit den Zehen wackeln, um die Durchblutung anzuregen ... die Füße schütteln und die Fußgelenke drehen. Stellen Sie sich aufrecht hin und verteilen Sie das Körpergewicht gleichmäßig auf beide Füße.

Am Feierabend könnten Sie als Teil des Entspannungsrituals ein warmes Fußbad nehmen und dann die Füße abfrottieren. Vielleicht möchten Sie sich auch mit einer feinen Fußcreme oder einem wohlriechenden Fußpeeling verwöhnen?

Noch besser: Gönnen Sie sich hin und wieder eine professionelle Fußmassage.

Vor allem aber sollte man in geeignetes stützendes Schuhwerk investieren und abgetragene Schuhe durch neue ersetzen.

Achtsame Selbstfürsorge hilft, sich beim Gehen wohler und sicherer zu fühlen. Auch die Patienten und Patientinnen profitieren davon, weil sie von einer beweglichen Pflegeperson, die nicht von Kreuzschmerzen oder Fußblasen abgelenkt ist, besser versorgt werden.

5.6 Wasser trinken, Wasserlassen und Harnwegsinfekte

Pflegekräfte machen gern Witze darüber, ein Harnwegsinfekt ist aber kein Spaß. Wer tagsüber keinen Tropfen Flüssigkeit zu sich nimmt oder gar versäumt, zur Toilette zu gehen und die Blase zu entleeren, riskiert einen Harnwegsinfekt.

Wer nicht genug Wasser trinkt, trocknet zwangsläufig aus, und das kann das Denkvermögen beeinträchtigen. Man wird dann auch schneller müde und unkonzentriert sein. Das lässt sich unschwer verhindern, indem Sie sich eine Flasche Wasser auf den Schreibtisch stellen und regelmäßig trinken.

Im Laufe eines hektischen Arbeitstages merken Sie womöglich gar nicht, dass die Blase voll ist. Sie sind viel zu beschäftigt und nehmen den Druck nicht wahr. Erst wenn Sie einen Augenblick innehalten und auf den Körper hören, stellen Sie fest, dass Sie zur Toilette müssen.

Manche Pflegepersonen reden sich ein, sie hätten während der Arbeit, wenn auf der Station sehr viel los ist, einfach keine Zeit, um an sich zu denken. Das ist verständlich, aber nicht immer wahr. Vermutlich ist es durchaus möglich, eine Kollegin oder einen Kollegen zu bitten, Sie fünf Minuten zu vertreten, um einen Schluck Wasser trinken oder zur Toilette gehen zu können. Wenn Sie zurückkommen, können Sie wiederum anbieten, die Vertretung zu übernehmen. Vielleicht hat die Kollegin oder der Kollege genau wie Sie gar nicht daran gedacht, dass eine Pause fällig ist; dann hilft ihnen das Angebot, ihre Bedürfnisse wahrzunehmen.

Als Pflegekraft und aus Studien wissen Sie, dass ungenügende Hydrierung und das Ignorieren körperlicher Bedürfnisse oft zu chronischen Infektionen führen und Inkontinenz, chronische Beckenschmerzen, ja sogar Nierenschäden verursachen kann. Weshalb sich solchen Risiken aussetzen, wenn sie sich durch einfache Veränderungen der Lebensgewohnheiten vermeiden lassen?

Graham Newell, ein Pflegefachmann im Ruhestand, formuliert es so: „Pflegekräfte *müssen* Pausen machen, keine Frage! Viele stehen so unter Druck, dass sie behaupten, keine Zeit dafür zu haben. Die klügeren und erfahreneren Pflegekräfte bestehen jedoch darauf. Wer die eigenen Bedürfnisse vernachlässigt, kann auch die Bedürfnisse anderer nicht erfüllen. Erst nachdem ich ernste Gesundheitsprobleme entwickelt hatte, weil ich mich schlecht ernährte, merkte ich, wie schädlich es war, meine Bedürfnisse zu vernachlässigen und nicht regelmäßig zu essen und zur Toilette zu gehen. Wäre ich achtsamer gewesen und hätte ich mir Zeit für meine Bedürfnisse genommen, wäre ich heute gesünder."

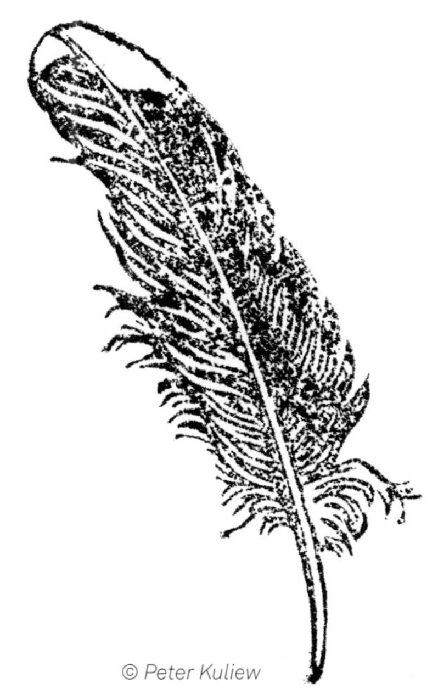

© Peter Kuliew

Wenn Sie meinen, keine Zeit zu haben, atmen Sie tief durch. Denken Sie daran: Nur wer für sich selbst sorgt, kann für andere sorgen.

Tagebuchreflexion

Wie sehr achten Sie während der Dienstzeit auf Ihre körperlichen Bedürfnisse? Trinken Sie ausreichend und gehen Sie bei Bedarf zur Toilette?

Grace Williams, Pflegeexpertin in der Abteilung für Herz-Thorax-Chirurgie, hat gelernt, Achtsamkeit im Alltag zu praktizieren und nennt als größte Veränderung, dass sie seither ihre Pausen nimmt. „Selbst wenn ich wirklich viel Arbeit habe, merke ich jetzt, dass ich hungrig bin oder zur Toilette muss. Ich ignoriere meine Bedürfnisse nicht mehr. Ich kann mich besser durchsetzen und Grenzen setzen, ich kann *Nein* sagen, wenn nötig, und werde dafür respektiert. Wenn ich auf mich aufpasse und meine Pausen einhalte, arbeite ich deutlich besser.“

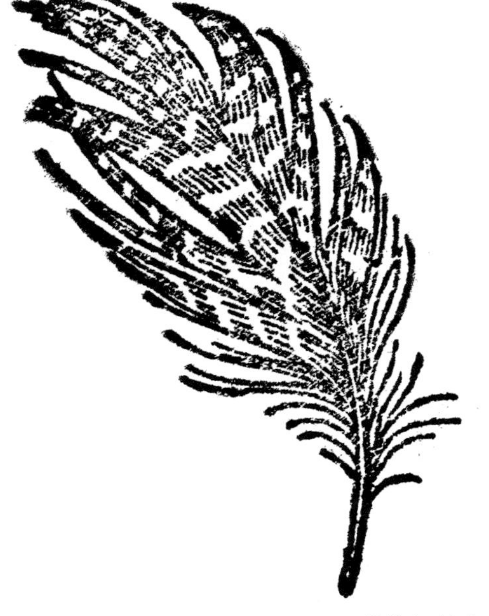

© Peter Kuliew

5.7 Achtsamer Schlaf

Viele Pflegekräfte, besonders wenn sie im Nachtdienst sind oder in Wechselschichten arbeiten, haben Schlafprobleme. Schlafmangel macht früher oder später frustriert und krank und kann eine Vielzahl psychischer und physischer Gesundheitsprobleme auslösen.

Menschen, die Achtsamkeit praktizieren, geben eine tendenziell verbesserte Schlafqualität an. Versuchen Sie, jeden Abend etwa zur gleichen Zeit zu Bett zu gehen und zwar nachdem Sie stets das gleiche Ritual absolviert haben, also z.B. nach dem Duschen, Zähneputzen, Recken und Strecken, Lesen und Entspannen. Bitte am späteren Abend nicht fernsehen und weder den Computer/das Tablet noch andere stimulierende Medien benutzen, weil sie die Entspannung erschweren, was selbst für scheinbar so anspruchslose Spiele-Apps wie Solitär gilt! Studien belegen, dass die stundenlange Nutzung eines Tablets oder Smartphones vor dem Schlafengehen das Einschlafen um etwa eine Stunde verzögert.[15]

Wenn Sie sich dann niedergelegt und zugedeckt haben, sollten Sie versuchen, alle Anspannungen loszulassen, die sich tagsüber aufgebaut haben. Falls Sie die letzten paar Nächte schlecht geschlafen haben – möglichst nicht daran denken. Die Furcht vor einer weiteren schlaflosen Nacht macht es nur schwerer, sich zu entspannen und Ruhe zu finden. Konzentrieren Sie sich stattdessen auf den Atem. Einfach ruhig daliegen und ein- und ausatmen, bis Sie wegdämmern. Das ist eine Einschlafhilfe wie Schäfchenzählen, weil sie den Geist in der Gegenwart hält.

Am nächsten Morgen sind Sie dann ausgeruht und haben mehr Energie für die Arbeit – und alle anderen Dinge des Tages.

5.8 Für sich sorgen

Wer tagaus tagein für andere sorgt, muss auch für sich selbst sorgen – womit auch immer.

Selbstfürsorge kann z.B. bedeuten, das selbstgebackenen Brot Ihrer Mutter genießen, mit dem besten Freund einen Spaziergang machen, mit dem Hund kuscheln usw.

Selbstpflegeaktivitäten zu entwickeln ist zentral wichtig, besonders wenn Sie zu sehr auf andere fokussiert waren oder an Mitgefühlserschöpfung (*compassion fatigue*) leiden.

Was immer gut tut, Freude macht und die Seele nährt, fangen Sie noch heute damit an!

5.9 Trainingsprogramm

Bitte mit der Sitzmeditation fortfahren und zwar täglich mindestens 15 Minuten, und tagsüber in Abständen den 3-Minuten-Atemraum anwenden. Nehmen Sie sich wann immer möglich einen Moment Zeit, um Dinge aus dem Tagesprogramm zu streichen, die Sie anspannen oder ermüden. Weniger fernsehen! Lernen Sie Nein zu sagen zu Personen und Dingen, die Sie niederdrücken. Melden Sie sich stattdessen endlich für den Kurs an, den Sie sich schon so lange vorgenommen haben, oder lesen Sie das Buch, das seit zwei Jahren unberührt auf dem Nachttisch liegt. Lassen Sie sich von der Sonne wärmen oder verabreden Sie sich nach dem Dienst mit Kollegen und Kolleginnen. Unsere Zeit ist kostbar, nutzen wir sie klug.

Merkpunkte

- Wer für andere sorgt, muss vorher lernen, für sich selbst zu sorgen.
- Untertags kleine Achtsamkeitspausen einlegen, um im Gleichgewicht zu bleiben und Selbstfürsorge zu praktizieren.
- Nehmen Sie Ihre körperlichen Bedürfnisse wahr: ausreichend trinken und bei Bedarf zur Toilette gehen.
- Um nachts gut schlafen zu können, eignen Sie sich achtsame Gewohnheiten an und folgen Sie jeden Abend dem gleichen Ritual.

6 Im Körper zuhause

Viele Menschen sind es nicht gewohnt, auf ihren Körper zu hören. Der Körper ist unser erstes Zuhause. Wir können uns in der äußeren Welt nicht zuhause fühlen, wenn wir uns im eigenen Körper nicht zuhause fühlen.

Thich Nhat Hanh

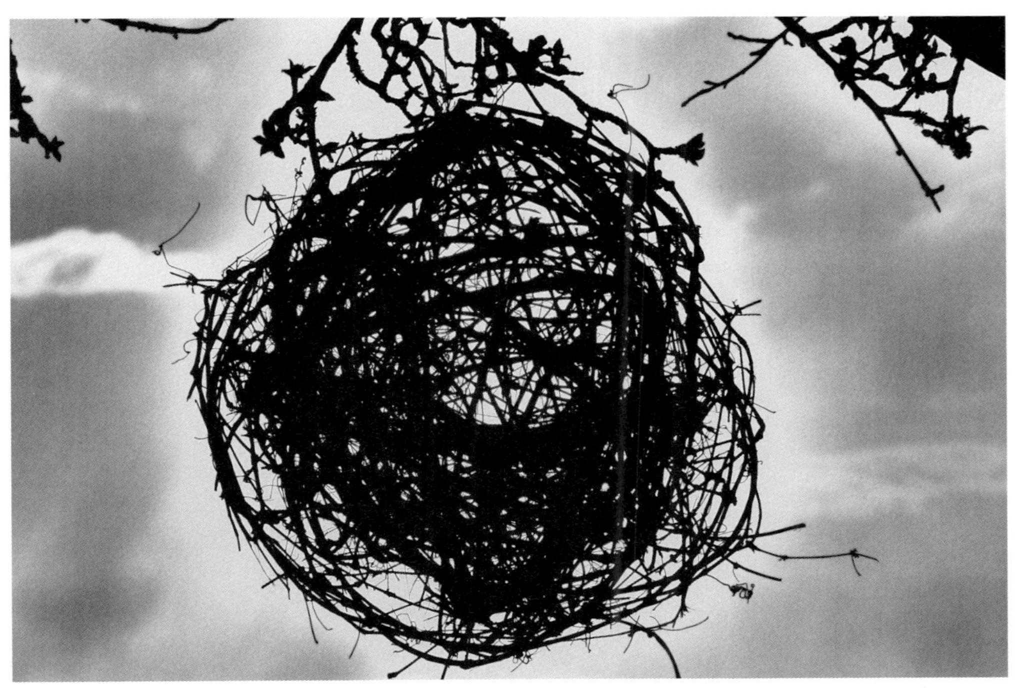

In der Krankenpflegeausbildung lernt man den menschlichen Körper zu verstehen und mit den Körpern anderer zu interagieren. Man lernt, auf die körperlichen Anzeichen und Symptome zu achten, sie in medizinische Begriffe zu fassen und erkennt, wie Leid und Krankheiten den Körper prägen.

Wie sehr sind Sie sich Ihres Körpers bewusst? Um sich in der äußeren Welt zuhause fühlen und im Augenblick präsent sein zu können, müssen Sie sich zuerst in der eigenen Haut zuhause fühlen.

Das wurde auch Rose klar, nachdem sie einen meiner Achtsamkeitskurse absolviert hatte. Sie hatte kürzlich ihr Krankenpflegeexamen abgelegt und sich für eine Stelle im Herzkatheterlabor beworben. Sie wusste von Anfang an, was sie dort erwartete: Sie würde zwölf Stunden auf den Beinen sein und sich vor, während und nach der Herzkatheteruntersuchung um die Bedürfnisse der Patienten und Patientinnen kümmern müssen. Manchmal kam Rose angesichts der zahlreichen und mit Risiken verbundenen Eingriffe kaum zum Luftholen. Kranke mit multiplen Verengungen der Herzkranzgefäße sind höchst anfällig für Komplikationen, die sogar tödlich enden können.

Bei Dienstschluss war ihre Blase dann so voll, dass sie schmerzte. Nachdem sie diesem Notfall abgeholfen hatte, machte sich ihr bislang unterdrückter Hunger bemerkbar. Rose war stets so beschäftigt, dass sie kaum an die Bedürfnisse ihres Körpers dachte oder seine Bedürfnisse überging, um mit dem Tempo im Labor Schritt halten zu können. Ihre Bedürfnisse durften keinesfalls die Arbeit behindern. Es war fast, als hätte sie gar keinen Körper.

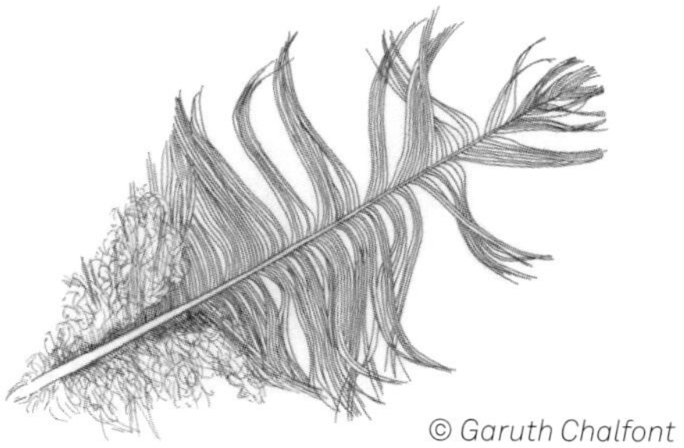

© Garuth Chalfont

Überlegungen

Wie oft war Ihnen bei Dienstschluss ein wenig schwindlig, weil Sie vergessen hatten zu essen? Ist die Blase dann so voll, dass das Wasserlassen schmerzt? Zucken Sie beim Händewaschen vor Schmerz zusammen, weil die Haut trocken und rissig ist oder gar blutet? Brechen Ihnen bei der Arbeit oft die Fingernägel ab?

Blenden Sie wie Rose Ihre körperlichen Bedürfnisse während der Arbeit aus? Wenn Sie sich dagegen auf den Körper einstimmen, werden Sie seine Bedürfnisse besser wahrnehmen und sich fokussierter fühlen. Was wiederum Ihre Ressourcen stärkt, die Sie brauchen, um den oft hektischen Arbeitstag bewältigen – und die Patienten und Patientinnen besser versorgen zu können. In diesem Kapitel lernen Sie, achtsam zu sein und den Körper und seine Bedürfnisse – was immer sie sein und wann immer sie auftreten mögen – besser wahrzunehmen.

6.1 In Kontakt mit dem Körper

Der irische Philosoph John O'Donohue wies auf die erstaunliche Tatsache hin, dass so viele Menschen in Körpern umhergehen, ohne sich selbst als körperlich zu empfinden.[16] Der menschliche Körper ist eine lebendige, atmende Einheit, die beständig auf die Umgebung reagiert. An besonders arbeitsreichen Tagen vergessen Sie möglicherweise alles Körperliche und koppeln sich von den unmittelbaren Körpererfahrungen ab. Je geschäftiger Sie sind, desto schwieriger ist es, mit dem Körper und seinen Empfindungen verbunden zu bleiben.

Wie der menschliche Geist, so ist auch unser Körper nicht statisch. Selbst wenn man es kaum bemerkt, verändern sich unsere Sinneswahrnehmungen ständig. Wer sich auf die

Sinneswahrnehmungen einstimmt, fühlt sich stärker im Körper und im Augenblick verankert. Nehmen Sie sich nun etwas Zeit, um Ihrer aktuellen körperlichen Befindlichkeit nachzuspüren.

Übung
Achtsamkeitsprüfung

Können Sie spüren, wie angespannt oder entspannt Ihr Körper ist?

Wie schnell oder langsam atmen Sie?

Sind Sie hungrig oder satt? Hellwach oder schläfrig?

Ist Ihnen heiß oder kalt?

Sind die Hände zu Fäusten geballt oder geöffnet und entspannt?

Sind die Schultern verspannt oder locker?

Ist der Körper warm oder kühl? Prickelt die Haut oder ist sie entspannt?

Sitzen Sie still oder bewegen Sie sich auf dem Sitz hin und her?

Nun alle anderen körperlichen Empfindungen wahrnehmen ... Spüren Sie einen Druck, Verhärtungen, Weichheit, irgendwelche Schwingungen, ein Jucken oder Kribbeln, pulsiert etwas oder ist da ein Taubheitsgefühl?

Spüren Sie den Konturen Ihres Körpers nach. Fühlen Sie sich fest im Körper verankert oder irgendwie konturlos?

Allen Gerüchen oder Geschmacksempfindungen nachspüren ... auch dem, was in der Umgebung zu sehen und zu hören ist. Darauf achten, was Sie berühren und was Ihre Haut berührt.

Wie ist es Ihnen bei dieser Übung ergangen?

Der Körper ist das Tor zur Gegenwart. Wer sich auf diese Weise in die körperlichen Empfindungen einstimmt, kommt in den gegenwärtigen Augenblick zurück.

Aufmerksamkeit und Achtsamkeit helfen dem Körper sich zu entspannen und schützen vor Gedankenverstrickung. Nehmen Sie sich vor, im Laufe des Tages immer wieder ein paar Sekunden innezuhalten und sich mit dem Körper zu verbinden. Es gibt bestimmte Übungen, die dabei helfen. Sie sollen sich im Körper wieder zuhause fühlen und in seiner Beständigkeit verankern können.

6.2 Achtsame Hände

Wer pflegt, reicht Menschen in Not eine helfende Hand. Bitte denken Sie darüber nach. Könnten Sie kunstvoll pflegen ohne die Fähigkeit, vorsichtig eine Vene zu ertasten, einen kranken Menschen aus dem Bett zu heben oder ihm die Hand zu halten? Kurz: Könnten Sie ohne den Tastsinn pflegen?

Die Hände übersetzen unsere Gedanken in Taten und vermitteln unsere Absichten. Wenn Sie z. B. wütend sind und das zu verbergen versuchen, verraten die angespannte Körperhaltung und die zu Fäusten geballten Hände Ihre Verfassung. Wer Kranke bei einer Verrichtung zur Eile drängt oder sie etwas ungeduldig behandelt, läuft Gefahr, sie zu kränken.

Unschlüssigkeit dagegen äußert sich in einer zittrigen, unsicheren Berührung, während man auf Zerstreutheit schließen kann, wenn die berührenden Hände wirken, als berührten sie nicht. Auch bei einer wortlosen Interaktion mit einem kranken Menschen teilen Sie ihm allein durch die Berührung Ihre innere Einstellung mit.

Sind Ihre Hände Werkzeuge der Fürsorge und Empfindsamkeit? Handeln Sie stets wohlüberlegt, sorgsam und gewissenhaft? Respektieren Sie den Körper, den Sie berühren? Arbeiten Sie hastig und unaufmerksam oder vermitteln Ihre Hände Wärme und Mitgefühl? Die folgende Übung hilft, sich wieder mit den Händen zu verbinden.

Übung
Achtsame Hände

Nehmen Sie sich ein wenig Zeit und lenken Sie die Aufmerksamkeit auf die Hände ... wie sie ruhig im Schoß liegen ... nun langsam hin und her wenden, um den Umriss der Hände anzuschauen und sie aus allen Richtungen zu betrachten ... dabei ihr Gewicht wahrnehmen, alle Hautfurchen und Hautfalten ... jeden einzelnen Finger: die Form, Farbe und Beschaffenheit der Haut.

Jetzt die Handflächen behutsam öffnen und schließen und dabei auf die Empfindungen in den Händen achten ... auf ihre winzigen und exakten Bewegungen, auf die Temperatur der Hände. Ist die Haut trocken? Weich? Warm? Feucht? Kühl?

Denken Sie kurz über die Kraft in Ihren Händen nach. Sie sind Ausdruck Ihrer Fürsorge, die Stelle, an der Ihr Körper einen anderen erreicht und Mitgefühl vermittelt.

Diese Übung hat den Vorteil, dass sie sich jederzeit durchführen lässt – auf der Bus- oder Zugfahrt, wenn man auf jemanden wartet oder wann immer sich zehn freie Minuten auftun.

Tagebuchreflexion

Wie war diese Übung für Sie?
Was haben Sie dabei wahrgenommen?
Wie sehr sind Sie sich bei den täglichen Verrichtungen Ihrer Hände bewusst?

Halten Sie ein wenig inne, um Ihre Hände zu würdigen und ihnen für ihr tägliches Tun zu danken. Diann Neu[17] hat in ihrem Buch *Praise of Hands* ein wunderbares Segensgebet veröffentlicht:

- Gesegnet diese Hände, die Leben berührt haben.
- Gesegnet diese Hände, die Schmerz gespürt haben.
- Gesegnet diese Hände, die anteilnehmend umarmt haben.
- Gesegnet diese Hände, die sich vor Wut verkrampft oder aus Furcht zurückgezogen haben.
- Gesegnet diese Hände, die Blut abgenommen und Arzneien verabreicht haben.
- Gesegnet diese Hände, die Betten gereinigt und Abfall entsorgt haben.
- Gesegnet diese Hände, die Kranke gesalbt und Segen gespendet haben.
- Gesegnet diese Hände, die im Alter steif werden.
- Gesegnet diese Hände, die Sterbende getröstet und Tote gehalten haben.
- Gesegnet diese Hände, in denen das Versprechen der Zukunft liegt.

6.3 Body Scan

Der Body Scan ist eine Achtsamkeitsreise durch den Körper und eine weitere Übung, die unsere Aufmerksamkeit auf den Körper lenkt und uns in die Gegenwart bringt. Bei dieser Übung konzentriert man sich nicht auf einen bestimmten Aspekt des Körpers (etwa auf die Hände), sondern auf den Körper insgesamt und alles was er empfindet. Gut möglich, dass Sie sich beim Body Scan zutiefst entspannen – das Ziel ist jedoch ein anderes. Im Alltag verbringen die meisten Menschen viel Zeit mit Sorgen, Bewerten und Planen. Beim Body Scan kommt der fortwährende innere Monolog zur Ruhe. Sie sind dann eher in der Lage, in den *Sein*-Modus zu wechseln und körperliche Empfindungen – auch Belastungen und Unbehagen – wahrzunehmen. Vielleicht reagieren Sie auf körperliches Unbehagen, indem Sie den Schmerz betäuben oder ihm keine Aufmerksamkeit schenken. Die Body Scan-Übung lehrt, bei diesen unangenehmen Empfindungen zu verweilen, ihnen mit achtsamer Freundlichkeit und Neugier zu begegnen und auch die schwierigen oder schmerzlichen Gefühle zu akzeptieren.

Übung
Body Scan

Für diese Übung sind mindestens 30 Minuten einzuplanen. (Für eine Audioaufnahme der Body Scan-Übung, besuchen Sie www.nursingmindfully.com)

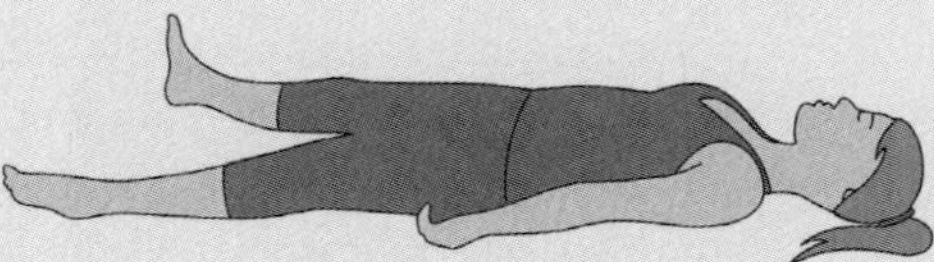

Das Telefon stumm stellen und versuchen, andere mögliche Ablenkungen auszuschließen. Bequeme, locker-sitzende Kleidung tragen. Suchen Sie sich einen bequemen Platz, legen Sie sich auf den Rücken ... die Arme liegen mit den Handflächen nach oben an beiden Seiten ... die Beine sind entspannt geöffnet. Wenn nötig, kann ein Kissen oder ein gefaltetes Handtuch den Nacken oder den Lendenbereich stützen. Ist die Liegeposition zu unbequem, setzen Sie sich auf einen Stuhl.

Erlauben Sie sich, diese Zeit ganz für sich zu nutzen ... sich zu erholen, Kraft zu schöpfen und alles anzunehmen, was die Übung bietet. Es geht nicht darum, die Dinge zum Besseren zu wenden oder Versäumtes zu bedauern. Wenn Sie sich dabei tief entspannen, gut so, aber streben Sie nicht danach, weil Sie sonst womöglich noch verspannter werden.

Lassen Sie sich mit folgenden Schritten durch den Body Scan leiten:

Still liegen und das Gewicht des Körpers spüren, den Kontakt des Körpers mit der Unterlage wahrnehmen ... die Empfindungen in jedem Körperteil beachten: das Kribbeln, die Wärme oder Anspannung in den Gliedern ... alle Empfindungen bewusst willkommen heißen, die emotionalen und die körperlichen.

Sollten intensive Gefühle aufsteigen oder irgendwo im Körper Verspannungen auftreten, beim Einatmen die Aufmerksamkeit freundlich auf die Empfindungen richten, beim Ausatmen das Loslassen fühlen. Diesen Vorgang nennt man in Gefühle oder Körperteile „hineinatmen“.

Wo macht sich der Atem am stärksten bemerkbar? Im Bauch, in der Brust, in den Nasendurchgängen? Die Aufmerksamkeit eine Weile dort belassen ... dann das Bewusstsein, einem warmen Laserlicht gleich, auf den ganzen Körper ausweiten ... den Atem bis in die Zehen des linken Fußes schicken ... mit jedem Atemzug lässt die Belastung nach.

Sind die Zehen warm oder kalt? Taub? Kribbeln sie? Die körperlichen Empfindungen wahrnehmen ... die Abwesenheit von Gefühlen bemerken.

Das Bewusstsein wandert von den Zehen zum Ballen, zur Fußsohle und zur Ferse ... zu den Außenseiten, zur Fußoberseite, zum Fußgelenk hoch ... dann wandert die Aufmerksamkeit zum linken Bein ... dort die Schwere, das Gewicht oder die Bewegung wahrnehmen.

Dann das Bewusstsein vom linken Bein lösen und auf das rechte Bein richten, die Wahrnehmung von oben nach unten ausbreiten lassen, bis zu den Zehen ... wie vorher beim linken Bein verfahren ... die Aufmerksamkeit vom Bein lösen und zum Becken wandern lassen, die Empfindungen wahrnehmen, die angenehmen und die unangenehmen ... auch die Reaktionen darauf wahrnehmen und loslassen ... in jeden Bereich des Körpers hineinatmen und ihn beim Ausatmen loslassen.

Nun die Aufmerksamkeit auf den Bauchraum richten und beobachten, wie sich bei jedem Atemzug die Bauchdecke hebt und senkt. Einen Moment dabei verweilen, alle Gefühle und Gedanken annehmen, die angenehmen, unangenehmen oder neutralen Empfindungen bemerken ... jetzt zum Brustkorb hoch gehen und spüren, wie er sich beim Atmen hebt und senkt ... den Herzschlag wahrnehmen ... wie er den ganzen Körper mit Blut versorgt und am Leben hält ... nun weitergehen zu den Armen, die Handgelenke, Unterarme, Ellbogen und Schultern spüren ... langsam den Atem in die Hände fließen lassen ... auf die Stelle achten, an der die Wirbelsäule in den Nacken übergeht ... die Aufmerksamkeit auf das Gesicht lenken, den Mund mit all seinen Teilen wahrnehmen: Lippen und Zunge, die Mundhöhle ... das ganze Gesicht wahrnehmen ... die Aufmerksamkeit auf den ganzen Körper ausweiten und spüren, wie der Atem jeden Muskel, die Knochen, Organe und Zellen erfrischt.

Ruhig liegen bleiben ... dabei normal atmen und eine Weile nachklingen ... sich vollkommen und zufrieden fühlen.

Nehmen Sie sich am Ende der Übung vor, Ihre positiven Erfahrungen in den Alltag mitzunehmen.

Tagebuchreflexion

Denken Sie nun über Ihre Erfahrungen nach.
Was haben Sie während des Body Scan bemerkt?
Haben Sie angenehme oder unangenehme Empfindungen wahrgenommen?
Ist Ihre Aufmerksamkeit umhergewandert?
Wie haben Sie sich nach dem Body Scan gefühlt?

Angela, eine Pflegefachfrau für psychiatrische Pflege, hat folgende Erfahrung gemacht: Kaum hatte sie sich auf die Yoga-Matte gelegt, war sie schon eingeschlafen. Sie musste dreimal wöchentlich eine Zwölf-Stunden-Schicht übernehmen, und das war sehr anstrengend. Viele Patienten und Patientinnen auf der Station agierten ihre Gefühle aus, und Angela hatte den Eindruck, hundert Probleme gleichzeitig lösen zu müssen. Während der Body Scan-Übung beschloss sie, sich etwas Gutes zu tun und die kleine Auszeit einfach zu genießen. Angela war wirklich erschöpft. Sie wusste, dass sie dabei nicht einschlafen, vielmehr ihrer körperlichen Empfindungen gewahr werden sollte. Nachdem sie eine Woche lang geübt hatte, führte sie den Body Scan schließlich im Sitzen durch, um wach zu bleiben und einen Nutzen daraus zu ziehen.

Jetzt nickte sie zwar nicht mehr ein, doch ihre Gedanken sprangen von einem Thema zum anderen. Sollte sie die Pflegedienstleitung über die kritische Personalsituation informieren, die sie so sehr belastete? Sollte sie auf eine andere, emotional weniger anstrengende Station wechseln? Sollte sie sich ein neues Auto kaufen oder versuchen, das alte noch eine Zeitlang zu fahren? Angela war frustriert. Sie hatte gehofft, der Body Scan würde ihr helfen, den Kopf frei zu bekommen, doch nun stellte sie fest, dass sie mehr denn je im Gedankenkarussell gefangen war. Und überhaupt: Ihr Körper zwickte und zwackte, sie hatte Schmerzen an Stellen, die sie bislang überhaupt nicht bemerkt hatte.

Was Angela widerfuhr, ist keineswegs ungewöhnlich. Im Alltag wird die Aufmerksamkeit recht schnell von einem Gedankenstrom mitgerissen. Bringen Sie beim Body Scan die Aufmerksamkeit immer wieder freundlich zurück, egal wie oft die Gedanken wandern. Über die Zeit und durch regelmäßiges Üben merkte Angela, welche Körperregionen verspannt waren. Ihr Geist wanderte immer noch, aber nicht mehr so häufig, während sie sich zunehmend bewusst darüber wurde, wo ihr Körper überlastet war. Sie lernte, den Atem in die schmerzenden Bereiche zu lenken, was die negativen Folgen von Stress reduzierte und ihr half, sich stärker im Körper zuhause zu fühlen.

Der Body Scan wird im besten Fall über mehrere Wochen hinweg täglich durchgeführt, um die Wahrnehmungsfähigkeit nachhaltig zu schärfen. Das volle Programm dauert etwa 30 bis 45 Minuten, kann aber auch in kürzerer Zeit absolviert werden, je nach Stimmung und Terminplan.

Die Kurzversion des Body Scan beansprucht nicht mehr als vier Minuten. Sie ist überall möglich und besonders in Angst- und Stresssituationen eine große Hilfe. Sie werden feststellen, dass diese kleine Übung Ihr inneres Gleichgewicht im Handumdrehen wiederhergestellt hat. Der kurze Body Scan verläuft wie der ausführliche und kann im Sitzen, Stehen oder Liegen stattfinden.

Übung
Kurzer Body Scan

Lenken Sie das Bewusstsein auf die Bewegungen des Atems im Körper.

Mit den Füßen beginnen, die Aufmerksamkeit langsam durch den Körper nach oben führen und wahrnehmen, welche Gefühle dabei auftreten ... besonders auf Bereiche achten, die oft verspannt sind – vielleicht sind es die Kiefer, die Lendenwirbel, die Schultern ... dabei in jeden Körperteil hineinatmen und beim Ausatmen alle Anspannungen loslassen ... dann langsam das Bewusstsein auf den ganzen Körper ausweiten, einige Minuten achtsam verweilen und spüren, wie der Atem frei durch den Körper strömt.

6.4 Wann ist der kurze Body Scan passend?

Kurze Body Scans können zur Gewohnheit werden und inmitten alltäglicher Verrichtungen stattfinden. Hier einige besonders günstige Zeitpunkte:

- wenn Sie eine Aktivität beendet haben und bevor Sie eine neue beginnen
- während Sie im Stationszimmer sitzen
- während Sie am Telefon einen Moment warten müssen
- in der Mittagspause
- bevor Sie den Computer hochfahren
- wenn Sie die Station betreten
- nachdem Sie einen Übergabebericht erhalten haben
- vor einer Maßnahme, z. B. dem Legen einer Venenverweilkanüle
- nach dem Verlassen eines Krankenzimmers
- im Auto, nach Dienstschluss.

6.5 Geräusche beachten

Bitte halten Sie einen Augenblick mit der Lektüre inne und achten Sie auf die Umgebungsgeräusche. Was haben Sie gehört? Nur allzu oft sind wir in Gedanken vertieft und merken nicht, was in unserem Innern und in der Umgebung vorgeht. Wenn wir bewusst auf Geräusche achten, tritt das Denken in den Hintergrund und die Aufmerksamkeit richtet sich auf das Geschehen im Hier und Jetzt. Achtsames Hören bringt uns zurück in die Gegenwart. In einer stark frequentierten Gesundheitseinrichtung gibt es eine Fülle an Geräuschen – Pieptöne, Alarmsignale, Telefonklingeln, um nur einige zu nennen. Weil viele dieser Geräusche belastend und irritierend sind, helfen Sie sich vielleicht, indem Sie sie ausblenden. Wer die Geräusche dagegen achtsam wahrnimmt, empfindet sie vermutlich weniger irritierend. Wie reagieren Sie körperlich und geistig auf ein bestimmtes Geräusch, etwa ein durchdringendes Alarmsignal? Vielleicht verkrampft sich der Magen, die Schultern werden steif und Sie denken dabei so etwas wie: „Das gefällt mir nicht!“ Sobald Sie sich bei solchen Reaktionen ertappen, bitte kurz innehalten und bewusst atmen, damit die Spannung nachlässt. Dann können Sie die Geräusche hören, ohne sich gedanklich in Bewertungen zu verfangen. (Eine Audioaufnahme dieser Achtsamkeitsübung ist unter www.nursingmindfully.com zu finden.)

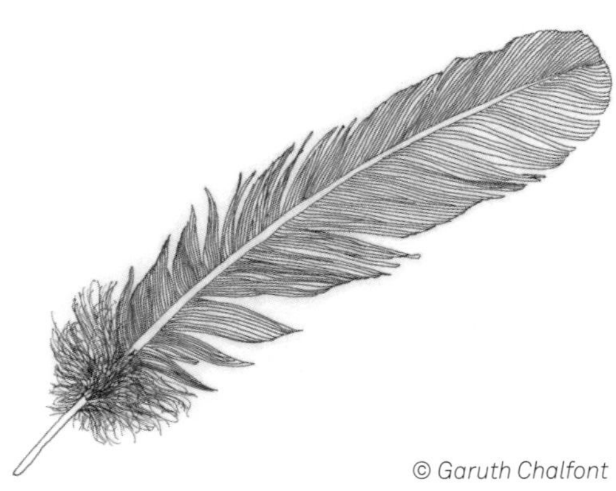

Übung

Geräusche beachten

Setzen Sie sich aufrecht hin; der Körper ist entspannt aber wachsam. Eine Weile auf den Atem achten und die Aufmerksamkeit dann auf die Geräusche richten.

Die Ohren sind wie Satelliten, die alle Umgebungsgeräusche auffangen ... die weit entfernten, wie den Verkehrslärm oder Flugzeuge ... sowie die in unmittelbarer Nähe, im Raum selbst oder außerhalb. Ist da ein leises Summen, das Sie bislang nicht bemerkt haben? Ist es windig? Regnet es?

Die Geräusche sind wie Schallwellen, die der Körper empfängt. Welche Erinnerungen, Bezeichnungen oder Bilder tauchen dabei auf? Dann alle loslassen ... Wo befindet sich die Aufmerksamkeit jetzt? Wenn sie von den Geräuschen abgeschweift ist und die Gedanken in die Vergangenheit oder die Zukunft gehen, das Bewusstsein freundlich wieder auf die Geräuschkulisse lenken.

Melden sich wertende Gedanken? Empfinden Sie manche Geräusche als angenehm, andere als unangenehm? Darauf achten, wie zuerst das Geräusch kommt ... dann die Einteilung in willkommen oder unwillkommen. Einfach wahrnehmen, was geschieht, ohne den Zustand verändern zu wollen.

Wenn Sie fortwährend von einem Gedanken, einem Gefühl oder einer körperlichen Empfindung abgelenkt werden, kann man dem Vorgang einen Namen geben, z. B. „Ich bin verkrampft ... verkrampft." Oder: „Ich bin besorgt ... besorgt." Dann wird das Bewusstsein freundlich wieder auf die Geräusche gerichtet. Auf Ihre emotionalen Reaktionen auf bestimmte Geräusche achten. Wenn eine Anspannung oder Irritation auftritt ... langsam hineinatmen ... bemerken, wie die Geräusche kommen und gehen ... sich Schritt für Schritt wieder auf den Atem konzentrieren und ein paar Atemzüge lang verweilen ... dann langsam die Augen aufschlagen und die Umgebung wahrnehmen.

Tagebuchreflexion

Wie ist es Ihnen bei dieser Übung ergangen?
Welche Geräusche haben Sie gehört?
Wie haben Ihr Körper und Ihr Geist reagiert, als Sie sich auf die Geräusche konzentriert haben?

Übertragen Sie diese Übung nun auf Ihren Arbeitsalltag und stimmen Sie sich auf die Umgebungsgeräusche ein. Achten Sie darauf, wie die Geräusche manchmal ins Bewusstsein dringen, manchmal nicht: das regelmäßige Puffen einer Beatmungsmaschine, das Ticken der Uhr, die Stimmen aus dem Stationszimmer beim Schichtwechsel und die quietschenden Räder des Krankenbetts, das über den Flur geschoben wird. Denken Sie daran, dass die wahrgenommenen Geräusche im menschlichen Geist Bilder, Assoziationen und Geschichten erzeugen können. Wenn das geschieht, die Geschichten freundlich loslassen und das Bewusstsein wieder auf die Geräusche lenken.

Wie empfinden Sie bestimmte Geräusche? Als angenehm, unangenehm oder neutral? Wie reagieren Sie auf die einzelnen Geräusche, was spüren Sie dabei körperlich? Lösen gewisse Töne, etwa das Piepsen einer Infusionspumpe oder der schrille Sturzalarm Frustration, Anspannung oder Angst aus? Können Sie die Reaktivität verhindern und die Töne einfach als Töne wahrnehmen?

Wie erleben Sie folgende Geräusche und wie reagieren Sie? Die angenehm empfundenen werden mit einem „A" markiert, die unangenehmen mit „U" die neutralen mit „N":

- aktivierter Patientenruf
- Sturzalarm
- Telefonklingeln
- Hilferuf einer Patientin/eines Patienten
- ein laut eingestelltes Fernsehgerät
- das Piepen technischer Geräte
- das Ventilatorgeräusch
- keuchende/pfeifende Atemgeräusche
- über den Flur rumpelnder Notfallwagen
- das Quietschen neuer Schuhe auf Linoleum

- den Ton einer Sirene
- weinender Patient/weinende Patientin
- das Geschnatter der Pflegekräfte auf dem Flur, wenn sie zum Dienst kommen
- den gleichförmigen Rhythmus des Herzspitzenpuls
- das „Dankeschön" eines Patienten/einer Patientin
- das Klackern der Computertasten
- mit der Rohrpost ankommende Arzneimittel
- hausinterne Lautsprecherdurchsagen.

6.6 Gehmeditation

Am Arbeitsplatz sind Sie nicht nur von vielerlei Geräuschen umgeben, sondern auch ständig auf den Beinen und in Bewegung. Sie gehen die Flure auf und ab, in andere Abteilungen, holen Pflegematerial ab und machen Rundgänge durch die Krankenzimmer. Studien belegen, dass Pflegekräfte täglich durchschnittlich mindestens drei Meilen zurücklegen, im Tagdienst oft bis zu fünf Meilen.[18] Das persönliches Gehpensum hängt natürlich von der Stationsgröße und vom Personalschlüssel ab.

Wie viel gehen Sie an einem durchschnittlichen Arbeitstag? Sind Sie dabei im Autopilot-Modus? Wenn ja: Es gibt eine andere Möglichkeit. Betrachten Sie das Gehen nicht als Mühe oder als Mittel zum Zweck, vielmehr als eine Gelegenheit achtsam zu sein.

Statt den Körper als Totraum zu empfinden, konzentrieren Sie sich auf das, was in dieser Minute geschieht. Nehmen Sie die starke Beinmuskulatur in den Fokus, die das Gehen ermöglicht. Der menschliche Körper ist ein Wunderwerk und funktioniert nur, weil zahlreiche biologische Vorgänge ineinandergreifen. Nutzen Sie jede Gelegenheit, beim Gehen darauf zu achten, was im Körper vorgeht.

Übung

Informelle Gehmeditation

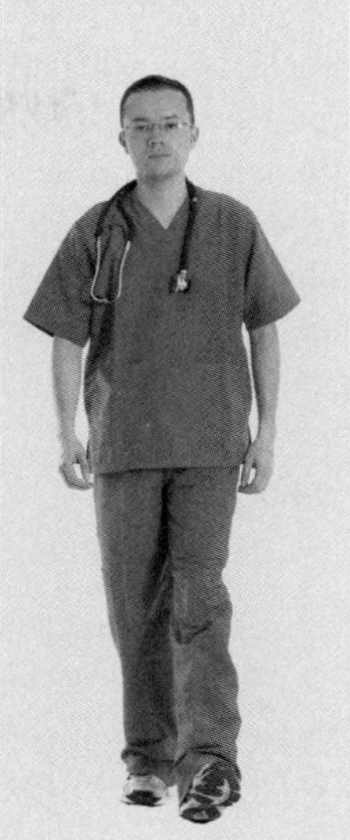

Den Fokus erst auf die Füße, dann auf die Beine, dann auf das Rückgrat richten und den Körper spüren ... sich in sein Gewicht und Gleichgewicht einfühlen ... den Rhythmus der Körperbewegungen wahrnehmen, wie sich das Gewicht verlagert, wie sich der Schwerpunkt bei jedem Schritt verändert und auf die Fußsohlen überträgt ... die Füße auf dem Boden spüren, auf das Geräusch der Schuhe beim Gehen achten ... wahrnehmen, an welchen Stellen der Körper verspannt und wo er entspannt ist.

Machen Sie die Gehmeditation zum Teil Ihres Arbeitsalltags. Üben Sie, wenn Sie von einem Krankenzimmer zum anderen oder treppauf und treppab gehen. Achtsames Gehen lässt sich auch mitten im Trubel praktizieren.

Connor Allen, Pflegefachmann auf einer medizinisch-psychiatrischen Station, beschreibt seine Erfahrung so: „Zehn Minuten Gehmeditation und ich bin wieder fit. Wenn es ruhig ist auf der Station, nutze ich die Gelegenheit für eine schlichte Gehübung. Ich konzentriere mich auf meine Füße, spüre, wie sie den Boden berühren, wenn ich den Flur entlang oder von Zimmer zu Zimmer gehe. Nach diesen kurzen Pausen ist der Kopf wieder klar. An meinen freien Tagen dehne ich die Gehmeditation aus. Am liebsten ist mir ein frühmorgendlicher Spaziergang am Fluss. Achtsames Gehen kann so beruhigend sein."

6.7 Formelle Gehmeditation

Jede Art des achtsamen Gehens erfrischt, klärt den Geist und bringt in den gegenwärtigen Moment. Wenn Sie es mit einer formelleren Praxis versuchen möchten, suchen Sie für die folgende Meditation bitte einen ruhigen Ort auf. (Eine Audioaufnahme dieser Übung kann eine Hilfe sein: www.nursingmindfully.com)

Übung
Formelle Gehmeditation

Bequem, aufrecht und ausbalanciert stehen. Das Gewicht auf ein Bein verlagern, das andere Bein langsam anheben ... mit dem ersten Schritt beginnen, entspannt aber ganz wach.

Beim Gehen auf jede neue Bewegung und jede Empfindung achten – den Fuß und das Bein anheben, nach vorn bewegen und absetzen ... wie ein Kind, dass seine Füße entdeckt und erfasst, wie sie benutzt werden ... die Körperbewegungen wahrnehmen als wäre alles ganz neu, auch das Schwingen der Arme beachten.

Wenn die Konzentration nachlässt, wieder auf die Fußsohlen achten ... wie sie im Wechsel den Boden berühren und dabei freundlich und geduldig bleiben.

Am Ende der Gehmeditation angekommen, fassen Sie den Entschluss, diese innere Ruhe auf Ihre nächste Aktivität zu übertragen.

Tagebuchreflexion

Bitte halten Sie einen Augenblick inne, um über Ihre Erfahrung nachzudenken. Was haben Sie bemerkt?
Hat Sie womöglich etwas überrascht?
Welche Empfindungen sind während der Gehmeditation aufgetreten?

Man kann selbst durch den Trubel einer Großstadt in Frieden, Glück und einem inneren Lächeln gehen. Das heißt es, jeden Augenblick des Lebens in seiner Fülle zu leben. Thich Nhat Hanh

6.8 Embodiment: Spannungen und verkörperte Gefühle wahrnehmen

Wo spüren Sie die Gefühle? Im Herzen? Im Geist? Oder vielleicht im Körper?

Wir machen uns selten bewusst, dass unser Körper die Bühne ist, auf der sich unsere Gefühle abspielen. Und doch interpretieren wir das plötzlich schneller schlagende Herz, unser jähes Erröten, die zusammengepressten Kiefer, unser Zittern und Beben sofort und völlig richtig als Wutgefühl.

Wer eine Person mit hängenden Schultern, heruntergezogenen Mundwinkeln und nach vorn gebeugtem Oberkörper beobachtet, spürt sofort, dass dieser Mensch, warum auch immer, nicht glücklich ist. Auch wenn wir meinen, unsere Gedanken und Gefühle verbergen zu können: Der Körper zeigt an, was wir empfinden. Pflegekräfte können das Wechselspiel von Körper und Emotionen täglich studieren, nämlich dann, wenn sie eine Beobachtung machen und intuitiv oder „aus dem Bauch heraus" erfassen, was mit einem Patienten oder einer Patientin los ist. Mit dem gleichen Grad der Aufmerksamkeit sollten Sie auch die Mitteilungen des eigenen Körpers wahrnehmen.

Verspannte Schultern, ein verspannter Nacken und Rücken lassen auf Stress und Anspannung schließen. Wann ziehen Sie im Laufe des Arbeitstags die Schultern hoch und spannen die Nackenmuskulatur an? Brauchen Sie eine Pause? Gut möglich, dass der Körper rät, sich zu entspannen.

Magenverstimmung, Bauchschmerzen oder Bauchkribbeln können auf anhaltende Sorgen oder Ängste hinweisen. Was will Ihr Bauch mitteilen?

Zu Fäusten geballte Hände, zusammengepresste Knie und in den Boden bohrende Zehen signalisieren Wut oder Gereiztheit. Wer Gefahr wittert, spannt unwillkürlich die Muskulatur an, um sich zu schützen. Wenn Sie sich langsam bewegen, frösteln oder eine schlaffe Haltung haben, könnte das bedeuten, dass Sie ausgelaugt, überarbeitet oder deprimiert sind.

Sich bewusstwerden, was der Körper signalisiert, ist der erste Schritt zum Annehmen dieser Gefühle und zu verhindern, dass sie unerträglich und überwältigend werden.

Karen arbeitete auf der Intensivpflegestation, gehörte aber auch zum Notfallteam des Krankenhauses und musste bei jedem Notruf möglichst schnell zur Stelle sein. Dieser zusätzliche Stress und die Verantwortung im Notfallteam wurden ihr zu viel, aber alle Intensivpflegekräfte mussten sich abwechselnd um die anderen Notfälle im Haus kümmern. Die zahlreichen Notrufe frustrierten Karen, weil sie sich in der Zeit nicht um ihre intensivpflegebedürftigen Patienten und Patientinnen kümmern konnte. Deshalb seufzte sie und rollte die Augen, wenn sie gerufen wurde. Am Einsatzort angekommen, machte sie zwar ihre Arbeit gut, aber jeder Notfall setzte ihr zu, weil sie ja wieder zurück auf die Intensivstation eilen musste und auch dort Verantwortung trug. Sie ärgerte sich über die Situation, fühlte sich zugleich aber auch schuldig. Schließlich war ihr sehr wohl bewusst, dass sie sich um die am stärksten gefährdeten Kranken kümmern musste.

Karen kämpfte mit den schwierigen Gefühlen, die diese als stressig empfundenen Situationen auslösten, und reagierte auf jeden Notruf mit einem Wirbel unangenehmer Gedanken, die ihr Stresserleben und ihre Frustration verstärkten. Vielleicht kennen Sie ähnliche Situationen, in denen Sie das Geschehen nicht akzeptieren konnten und dagegen ankämpften. Achtsamkeit erleichtert es, schwierige Emotionen zu identifizieren und sich ihrer anzunehmen, die damit verbundenen körperlichen Reaktionen wahrzunehmen und die Empfindungen zu explorieren, anstatt die Gefühle auszuagieren. Wer achtsam mit seinen Emotionen umgeht, fühlt sich stabiler und bleibt gelassener.

Übung

Embodiment: Verkörperte Gefühle wahrnehmen

Eine bequeme Sitzhaltung einnehmen, aufrecht und entspannt, langsam die Augen schließen oder den Blick nach innen wenden.

Auf den Atem achten ... den Rhythmus von Ein- und Ausatmen wahrnehmen.

Jetzt das Bewusstsein auf ein belastendes Gefühl oder eine unangenehme Situation in jüngster Vergangenheit richten – an Dinge, die eine starke Emotion auslösen, wie Scham oder Wut. Das kann unangenehm sein ... trotzdem möglichst bei diesem Gefühl verweilen. Zur Atmung zurückkehren, wenn das Gefühl zu überwältigend wird.

Dem Gefühl freundlich und vorsichtig einen Namen geben – ist es Wut, Scham, Niedergeschlagenheit oder Trauer? Vielleicht ist mehr als eine Emotion präsent. Die Gefühle einfach zulassen und akzeptieren, ohne sie loswerden oder verändern zu wollen.

Wo und wie machen sich die Emotionen im Körper bemerkbar? Als Kloß im Hals, als Druck auf der Brust oder Verkrampfung im Bauch?

Dieser Stelle liebevolle Aufmerksamkeit schenken, die Empfindungen zulassen, weich werden, sich öffnen ... nur ruhig dasitzen und mögliche Veränderungen wahrnehmen.

Vielleicht fällt es schwer, bei den Emotionen zu verweilen ... vielleicht werden sie als zu belastend empfunden. Ein Streitgespräch wird wieder aufgerollt ... Wut, Hilflosigkeit oder Demütigungen werden erneut durchlebt.

Wird das Gefühl an irgendeinem Punkt zu stark, die Aufmerksamkeit wieder auf die Atmung richten ... der Fokus darf sich zwischen Emotion und Atem hin und her bewegen.

Wenn der Gedanke auftaucht: „Was für ein unangenehmes Gefühl“ oder „Dieses Gefühl wird nie verschwinden“, das Bewusstsein auf alle Empfindungen lenken, die den Körper durchströmen ... wieder auf den Atem achten und langsam die Augen aufschlagen.

Diese Übung hilft, auch schwierige Emotionen auszuhalten. Wenn Sie freundlich und geduldig im Kontakt mit den Emotionen bleiben, werden Sie nicht mehr automatisch reagieren, vielmehr überlegter antworten können.

Tagebuchreflexion

Wie ist es Ihnen bei dieser Übung ergangen?
Welche körperlichen Empfindungen haben Sie bemerkt?
War diese Erfahrung anders als Ihr üblicher Umgang mit schwierigen Emotionen?

Wie eine Mutter ihr Baby aufnimmt, wenn es weint, und zärtlich im Arm hält, so ist dein Schmerz, deine Angst dein Baby. Du musst es versorgen. Du musst zu dir selbst finden, dein inneres Leiden erkennen und das Leiden umarmen, um Linderung zu empfangen.

Thich Nhat Hanh

Achten Sie auf Ihren Körper. Wer oft erkältet ist oder andere kleinere körperliche Beschwerden hat, sollte über seinen Alltagsstress und seinen Angstlevel nachdenken. Was könnte Ihre Alltagssorgen reduzieren? Langanhaltender Stress kann den Cortisolspiegel erhöhen, das Immunsystem schwächen und krankheitsanfälliger machen.

Achten Sie auf Appetitveränderungen oder veränderte Schlafmuster, z. B. auf Schlaflosigkeit oder Albträume. Ist Ihr Menstruationszyklus unregelmäßig, leiden Sie unter Akne-Ausbrüchen oder wiederkehrenden Allergien? Wenn ja, könnte es sich um die Anzeichen körperlicher und psychischer Erschöpfung handeln, die nicht ignoriert werden dürfen.

Wer auf die Botschaften des Körpers achtet, fühlt sich besser. Gönnen Sie sich etwas Zeit sich zu verwöhnen. Achtsamkeit hilft, auf den Körper zu hören und sich angemessen zu verhalten.

6.9 Trainingsprogramm

Sie haben nun verschiedenen Übungen kennengelernt. Wenn Sie aus irgendwelchen Gründen nicht alle ausprobieren können – kein Problem! Tun Sie einfach Ihr Bestes, sich das tägliche Üben anzueignen und die für Sie geeignete Form zu finden. Vor allem aber: Sorgen Sie dafür, dass die Übungen zu Ihrem Alltag passen und nicht zur weiteren Verpflichtung werden.

Bevor Sie zum nächsten Kapitel kommen, bitte über ein, zwei Wochen hinweg täglich abwechselnd den Body Scan und die Gehmeditation praktizieren. Wenn einfach keine Zeit für die formelle Gehmeditation ist, fassen Sie den Vorsatz, sich während der Arbeit in achtsamem Gehen zu üben. Sollten Sie noch nicht bereit sein, Zeit in ausführliche Body Scans zu investieren, führen Sie bei jeder Gelegenheit kurze Body Scans durch.

Bleiben Sie bei der informellen Übung, das Bewusstsein tagsüber auf die Routinetätigkeiten zu lenken und die Umgebungsgeräusche wahrzunehmen.

Merkpunkte

- Gehmeditationen und Body Scan-Übungen sind Möglichkeiten, sich mit dem Körper in die Gegenwart zu bringen.
- Wenn Sie Körperbewusstsein entwickeln, können Sie achtsam und aufmerksam leben und arbeiten.
- Emotionen können sich verkörpern und zu Stresssymptomen werden, etwa zu verspannten Schultern, einem steifen Nacken oder einer verkniffenen Miene führen.
- Wer regelmäßige übt, kann schwierige Emotionen akzeptieren und dabei verweilen, ohne dagegen anzukämpfen.

7 Verletzungen vorbeugen

Wir sollten nicht unterschätzen, welche Stärke es uns vermittelt, die einfachen tagtäglichen Bewegungen unseres Körpers zu spüren.

Joseph Goldstein

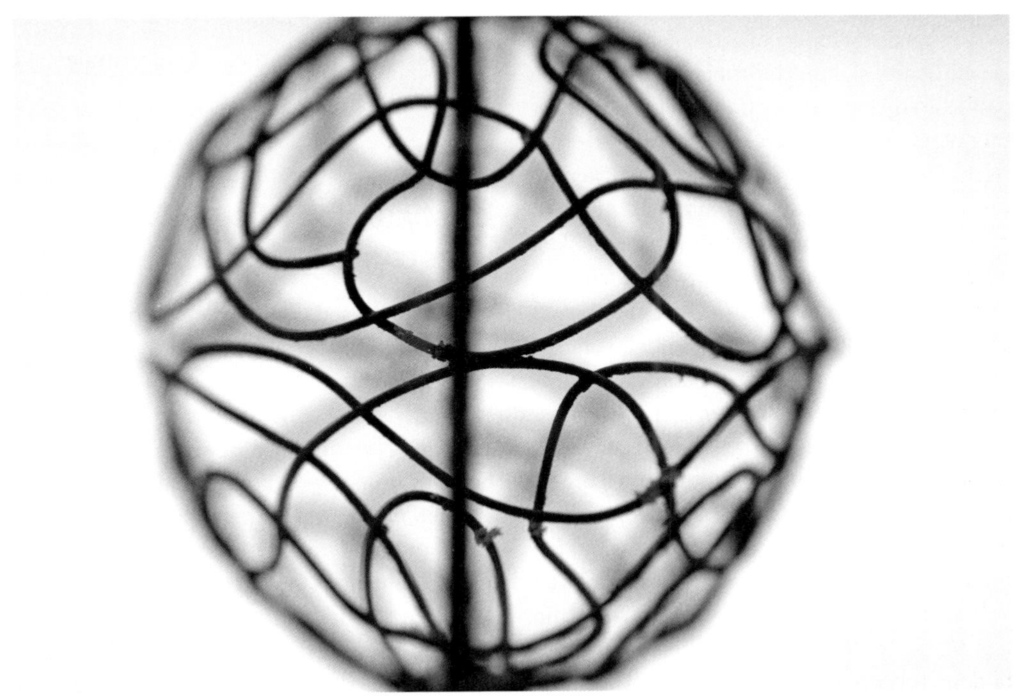

Dee Burns arbeitete gern im Nachtdienst eines Adipositas-Zentrums. Sie interessierte sich für Chirurgie und empfand es als befriedigend, übergewichtigen Menschen beim Abnehmen helfen und einen gesünderen Lebensstil nahebringen zu können. Das Heben und Bewegen dieser Kranken barg natürlich Verletzungsrisiken, wie etwa Überlastungen der Lendenwirbelsäule; Dee war jedoch entschlossen, beim Heben sehr vorsichtig zu sein.

Die Spezialbetten für Übergewichtige waren zwar mit mechanischen Hebevorrichtungen ausgestattet, es gab jedoch zu wenig davon. Dee musste die schweren Leute oft mit eigener Kraft im Bett aufrichten. Eines Tages sollte eine stark übergewichtige Frau im Bett hochgehoben werden.

Dee war an dem Tag aber müde und gestresst, weil sie für so viele Kranke zuständig war. Sie bat drei Kollegen um Mithilfe und dann hoben sie die Patientin zu viert zum Kopfende des Betts. Leider vergaß Dee, dabei in die Knie zu gehen und die Kraft der Beine einzusetzen. Während des Hebevorgangs schoss ihr ein Schmerz ins Bein, dann konnte sie sich kaum noch aufrichten. Sie arbeitete aber trotzdem weiter, bis der Schmerz unerträglich wurde und sie die Stationsleitung informieren musste. Dee wurde ärztlich untersucht, und die Kernspintomographie wies einen Bandscheibenvorfall nach. Dee hatte die Patientin nicht rückengerecht bewegt, weil sie übermüdet war und zu gestresst, um gut aufzupassen. Ihre Gedanken waren bei den vielen bewegungseingeschränkten Kranken in ihrer Obhut. In diesem kurzen Moment der Ablenkung hatte sie sich verletzt. Sie war daraufhin mehrere Wochen arbeitsunfähig und musste sich einer Rehablitationsmaßnahme unterziehen.

Leiden Sie manchmal unter Muskelschmerzen? Wenn ja, wäre das nicht verwunderlich. Verletzungen des Bewegungsapparats sind bei Pflegekräften wie Dee keine Seltenheit, weil sie Lasten bewegen und Dinge tun müssen, die den Körper schädigen oder Verschleißerscheinungen verursachen können.

Überlegungen

Haben Sie sich schon einmal ertappt, wie Sie in der Eile einzelne Schritte der sicheren Hebetechniken ausgelassen haben? Haben Sie eine Person alleine bewegt, statt auf die Unterstützung einer Kollegin oder eines Kollegen zu warten? Haben Sie einen älteren Menschen aufgenommen und in den Rollstuhl gesetzt, statt den mechanischen Lifter zu benutzen? Heben Sie manchmal den Kopf von der Schreibtischarbeit und stellen fest, dass der Nacken total versteift ist?

Die Arbeitsschutzbehörden der USA berichten von fast 67000 Pflegekräften mit Muskel-Skelett-Erkrankungen im Jahr 2013 und von über 30000, die deshalb mindestens einen Tag arbeitsunfähig waren.[19] Die Beschwerden reichten von Rückenschmerzen, Verstauchungen und Zerrungen bis zu Sehnenentzündung und Karpaltunnelsyndrom.

Eine der Studien wies bei Pflegekräften eine jährliche Prävalenz dieser Verletzungen von 40 bis 50 % nach und belegte, dass 80 % aller Pflegekräfte im Laufe ihres Berufslebens eine Rückenverletzung erleiden. Solche Verletzungen beeinträchtigen die Arbeitsleistung und erhöhen die Fehlzeiten.[20]

7.1 Weshalb sind Pflegekräfte verletzungsgefährdet?

Woran liegt es, dass der Pflegeberuf mehr als andere Tätigkeiten die Anfälligkeit für Muskel-Skelett-Erkrankungen erhöht? Das lange Stehen, häufige Bücken, Strecken und Heben bleibt, wenn diese Bewegungen zum Arbeitsalltag gehören, nicht ohne Folgen.

Hier einige mit Verletzungsgefahren verbundene Situationen:

- stundenlanges Stehen während der Dienstzeiten und der Visiten
- das Bücken oder Stehen in ungünstigen Winkeln – z. B. beim Baden einer Person

oder wenn bestimmte Maßnahmen durchgeführt werden müssen
- schweres Heben, z.B. wenn Kranke aufgerichtet, angehoben oder transferiert werden müssen, oder das Tragen schwerer medizinischer Geräte
- das Schieben von Rollstühlen und fahrbaren Krankenliegen
- das Überkopfgreifen, um schwere Gegenstände aus Regalen zu holen.

7.2 Schmerzen und Beschwerden ignorieren

Auch der Körper hat Rechte und die fordert er ein: Wer sie mit Füßen tritt, tut dies auf eigene Gefahr. Aus: Guesses at Truth: by Two Brothers Julius Charles Hare, Augustus William Hare

Blenden Sie Ihren steifen Rücken oder die verkrampften Schultern manchmal einfach aus? Achtung! Ihr Körper will etwas mitteilen.

Eileen Cameron arbeitete gern in der Neurologie, wobei die hohen Anforderungen und die zunehmend schwereren Krankheitsbilder der Patienten und Patientinnen auch körperlich sehr belastend waren. In der ersten Zeit ihres Berufslebens hatte Eileen nur Schmerzen beim Gehen, die sie aber ignorierte, weil sie dachte, Fußbeschwerden gehörten einfach zum Leben einer Pflegefachkraft. Daraus entwickelte sich allerdings eine Plantarfasciitis: Sie konnte nun nicht mehr ordentlich Gehen. Die Ärztin empfahl ihr ein paar Ruhetage, was aber auf dieser Station unmöglich war. Sie bewarb sich um eine Stelle in der Stationsleitung, um nicht so viel auf den Beinen sein zu müssen. Diese Entscheidung fiel Eileen schwer, weil sie den direkten Patientenkontakt sehr schätzte. Ihr Gesundheitszustand machte eine Veränderung jedoch unumgänglich. Sie arbeitete zwar weiter auf der gleichen Station, aufgrund ihrer Beschwerden allerdings mehr am Schreibtisch als am Krankenbett.

Über die Zeit können kleinere Beschwerden oder geringfügige Verletzungen, wie die von Eileen, chronisch werden oder zu schweren Traumata kumulieren. Aus leichten Rückenbeschwerden kann eines Tages ein voll ausgeprägter, intensiver und lähmender Rückenschmerz werden. Die Schmerzen in den Füßen, Knien, im Nacken oder den Schultern, die sich früher nur am Ende eines langen Arbeitstags bemerkbar gemacht haben, quälen Sie nun Tag und Nacht. Sie denken vielleicht sogar über eine andere Stelle oder einen Berufswechsel nach, weil der Körper einfach nicht mehr mitmacht. Wenn Ihnen das bekannt vorkommt, ist es an der Zeit, achtsam zu werden und auf die Botschaften des Körpers zu hören.

7.3 Achtsamkeit beugt Verletzungen vor

Die meisten Verletzungen kommen durch die Vernachlässigung ergonomischer Prinzipien, durch schlechte Körperhaltung, Gedankenlosigkeit oder Missachtung des Körpers und seiner Bedürfnisse zustande. In der Pflege sind zwar Überanstrengung, mühsames Heben und schlechte Haltung Teile des Problems, entscheidender ist freilich, dass zwischen Körper und Bewusstsein oft eine Trennung besteht. Am stärksten verletzungsgefährdet ist, wer nicht auf die Körperhaltung achtet oder sich

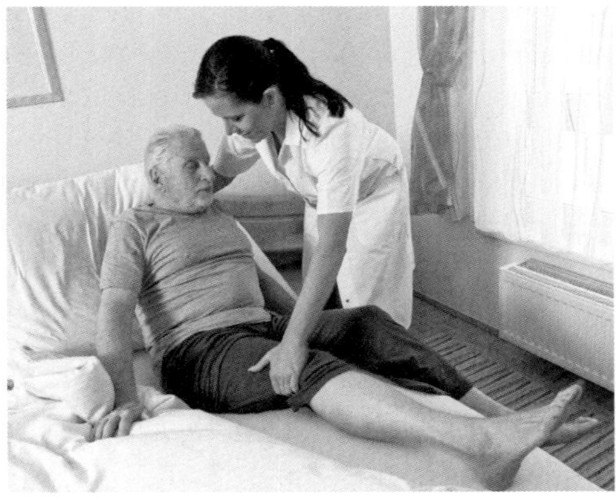

seiner Bewegungen nicht bewusst ist. Wenn Sie beispielsweise einem kranken Menschen helfen, sich im Bett auf die Seite zu drehen, entgeht Ihnen vielleicht, dass Sie sich dabei ungünstig bücken oder den Körper anspannen. Wer den Körper achtsamer wahrnimmt – das Heben, Tragen und Bücken – reduziert diese und andere Risiken.

Machen Sie sich bewusst, wie Sie sich bei Routinebewegungen fühlen. Wenn Sie Beschwerden spüren, diese bitte nicht ignorieren. Schießt der Schmerz ein, wenn Sie beim Bewegen einer Patientin oder eines Patienten auf bestimmte Art stehen? Wenn ja, wie ließe sich das verändern?

Überlegen Sie nun, welche Hilfsmittel eingesetzt werden müssen. Vielleicht können Sie zwischen den einzelnen Aufgaben eine Pause einlegen, tief durchatmen oder sich recken und strecken.

7.4 Achtsame Körperhaltung

Der achtsame Umgang mit dem Körper bringt Heilung und Erholung. Wenn wir auf unseren Körper achten, erinnern wir uns, wer wir wirklich sind. Jack Kornfield

Eine gute Körperhaltung ist entscheidend für einen gesunden Bewegungsapparat. Viele Muskelverletzungen sind auf falsches Sitzen oder Stehen zurückzuführen. Sitzen Sie gern schief und krumm im Sessel oder ziehen Sie beim Schreiben die Schultern hoch? Wenn Sie zu lange auf den Beinen sind, belasten Sie dann ein Bein mehr als das andere? Bewegen Sie sich hastig, ohne auf die Umgebung zu achten, und stolpern deshalb oft über Gegenstände oder stoßen sich irgendwo an?

Wer stärker auf seine Bewegungen achtet und sich eine gute Körperhaltung angewöhnt, beugt Verletzungen vor. Prüfen Sie im Laufe des Tages immer mal wieder, ob Ihre Körperhaltung dem inneren Zustand entspricht. Bewegen Sie sich mit Bedacht, ehren Sie Ihren Körper und bewohnen Sie ihn achtsam.

Wenn ein bestimmter Körperbereich regelmäßig schmerzt oder verspannt ist, etwa das Kreuz oder die Schultern, kann ein Pilates- oder Yogakurs eine Hilfe sein. Dabei lernt man gymnastische Übungen, die den Körper entspannen und stärken und Verletzungen vorbeugen.

Die Pflegefachfrau Belinda Kelly beschreibt ihre Achtsamkeitspraxis und wie sie sich im Laufe des Arbeitstags auf der Herzstation immer wieder ihre Körperhaltung bewusst macht: „Gute Haltung war etwas, wovon ich nur in meiner Jugend gehört hatte. Ich hatte mir eine krumme Haltung angewöhnt, weshalb mich meine Lehrkräfte ständig aufforderten, aufrecht zu gehen. Ich hasste diese Ermahnungen!"

„Seit ich mit der Achtsamkeitspraxis angefangen habe, bin ich mir meiner Art zu sitzen und zu stehen sehr viel bewusster. Manchmal sitze ich im Stationszimmer zusammengesackt auf meinem Stuhl. Wenn ich das bemerke, kann ich Anpassungen vornehmen, ich muss aber den festen Entschluss fassen, untertags auf meine Körperhaltung zu achten. Ich bin so an meine schlechte Haltung gewöhnt, dass es jetzt, nach so vielen Jahren, schwierig ist, die Sache zu verändern. Wenn ich bei einem Kranken das Laken wechsle, versuche ich, den Rücken gerade und die Schultern gesenkt zu halten. Auch wenn ich stehe und z. B. auf einen ärztlichen Rückruf warte, überprüfe ich meine Haltung. Ich achte bei jeder sich bietenden Gelegenheit bewusst auf meine Haltung und stelle mir vor, ein Faden am Scheitel zöge mich hoch und in die richtige Position – Schultern gesenkt, Muskulatur locker. Wenn ich das den ganzen Arbeitstag über regelmäßig praktiziere, bleibe ich geerdet und entspannt."

Auf die Körperhaltung zu achten ist eine sehr gute Möglichkeit, präsent zu bleiben. Nehmen Sie sich vor, auch bei den täglichen Verrichtungen achtsam mit dem Körper umzugehen.

Übung
Im Körper sein

Üben, im Körper zu *sein*, beim Stehen, Sitzen, Gehen oder Liegen. Auf die Empfindungen achten ... beim Drehen und Wenden, beim Bücken und Strecken. Spüren, was im Körper vorgeht, hier und jetzt. Wenn eine Anspannung bemerkt wird, darf sie sich beim Ausatmen auflösen.

Tagebuchreflexion

Wie sehr achten Sie im Laufe des Arbeitstags auf Ihre Körperhaltung? Müssen Sie gewisse Veränderungen vornehmen?

7.5 Achtsames Heben

Das Gehirn vergisst viel, das Kreuz erinnert sich an alles. Robert Brault

Verletzungen passieren beim falschen Heben schwerer Lasten oder falschen Bewegen pflegebedürftiger Menschen. Halten Sie einen Augenblick inne und fokussieren Sie sich auf den Körper, bevor Sie etwas oder jemanden hochheben, die ganze Zeit über konzentriert bleiben und auf die beteiligten Körperteile und Muskelpartien achten. Dann können Sie besser steuern, wie Sie den Körper zum Heben und Tragen einsetzen.

Bitte vorsichtig sein! Ergonomische Bewegungstechniken anwenden und wo immer möglich technische Hilfsmittel einsetzen. Nie eine schwere Person alleine heben. Immer um Hilfe bitten.

Übung
Achtsames Heben

Hier die Grundregeln:
Nah an die zu hebende Person (oder das Objekt) herantreten.

In die Hocke gehen, damit die Hauptlast auf den Oberschenkeln ruht, nicht auf der Lendenwirbelsäule. Die Beinmuskulatur, nicht die Rückenmuskulatur einsetzen. Die Anstrengung soll in den Beinen fühlbar sein.

Den Rücken gestreckt halten und bei der ersten Hebebewegung die Bauchmuskeln anspannen.

Dann mit gestreckten Beinen stehen und die Person oder den Gegenstand möglichst körpernah halten.

Chronische Schmerzen sind lähmend und ein einschränkender Zustand. Schmerzen gelten zwar manchmal als unvermeidliche Begleiterscheinung des Alters, Verletzungen des Bewegungsapparats sind jedoch vermeidbar. Wer trainiert und auf seine Gefühle und Bewegungen achtet, kann das Verletzungsrisiko reduzieren. Wenn Sie sich bücken, etwas anheben oder sich recken, um nach einem Gegenstand zu greifen, bitte kurz innehalten, in den Körper hineinhorchen und auch die leisesten Empfindungen wahrnehmen. Gewöhnen Sie sich bewusste Bewegungsabläufe an.

Der achtsame Umgang mit dem eigenen Körper ist anfangs vielleicht nicht selbstverständlich, wird aber im Laufe der Zeit zur natürlichen Daseinsweise und zum wichtigen Aspekt der Lebensführung.

7.6 Unfallverletzungen und Erkrankungen

Krankenhäuser und andere Gesundheitseinrichtungen können gefährliches Terrain sein, in dem Pflegekräfte tagtäglich Unfallrisiken ausgesetzt sind. Zum Glück kann Achtsamkeit diese Risiken minimieren. Lernen Sie also, aufmerksam zu sein und bewusst wahrzunehmen, was in Ihrem Innern und in der Umgebung vorgeht.

Wir sehen die Hauptursache von Unfällen in Unaufmerksamkeit und fehlender Beachtung der persönlichen Umstände und der Umgebung.
Marc Gomez

Hautverletzungen: Nadelstichwunden können riskant sein, weil manche Krankheitserreger durch Blut übertragen werden. Wenn mit spitzen scharfen Gegenständen unvorschriftsmäßig oder ungeschickt hantiert wird, kann es zu kleineren oder folgenschweren Stich- oder Schnittverletzungen kommen. Beim Umgang mit Injektionsnadeln, Skalpellen oder anderen scharfen Instrumenten bitte besonders achtsam sein. Wenn Sie merken, dass die Gedanken abschweifen, während Sie mit diesen Instrumenten hantieren, die Aufmerksamkeit wieder auf die anstehende Aufgabe richten.

Sturzverletzungen: Pflegepersonen arbeiten in einem Umfeld, in dem man leicht ausrutschen und stürzen kann. Ein Beispiel: Wegen der hohen Hygienestandards in Krankenhäusern müssen die Fußböden regelmäßig desinfiziert werden – was bedeutet, dass die Arbeitsräume und Flure manchmal rutschig und mit Stolperfallen bestückt sind.

Stürze sind auch möglich, wenn man sich in einem Lagerraum zu einem Regal hochreckt. Falls man auf einen Tritthocker steigen muss, um an frische Bettwäsche oder anderes Material zu kommen, ist Vorsicht geboten. Bitte beim Gehen auf die Umgebung achten, um nicht über ein Hindernis zu stolpern, und Schuhe mit rutschfester Sohle tragen, die einen sichereren Gang erlauben.

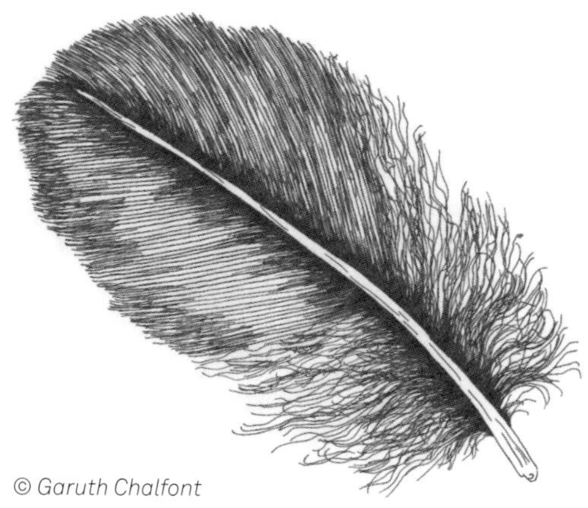
© Garuth Chalfont

Infektionen: Krankenhäuser sind die ultimativen Sammelbecken von Infektionskrankheiten. Wer dort arbeitet, ist bakteriellen oder viralen Infektionen ausgesetzt oder kann sich multi-resistenten Keimen anstecken, die oft schwere Erkrankungen auslösen. Der Kontakt mit Blut und Körperflüssigkeiten ist eine Gefahrenquelle und verlangt entsprechende Sicherheitsmaßnahmen, insbesondere gründliches Händewaschen. Das kann als lästig empfunden werden, wenn man müde und gestresst ist, etwas kränkelt oder sich bereits verletzt hat.

Machen Sie das Händewaschen vor und nach jedem Patientenkontakt zum Ritual, dass Sie in der Gegenwart verankert. Ein unachtsamer Moment und Sie setzen Ihr Leben aufs Spiel!

7.7 Trainingsprogramm

Bei der Arbeit stets auf die Körperhaltung achten, ob beim Bettbeziehen oder Anheben eines kranken Menschen. Fahren Sie fort, Routinetätigkeiten achtsam zu verrichten.

Wenn Sie mindestens eine Woche lang den Body Scan oder eine Gehmeditation praktiziert haben, können Sie nun an jedem zweiten Tag stattdessen eine zwanzigminütige Sitzmeditation durchführen.

Merkpunkte

- Pflegekräfte sind einer Vielzahl von Gesundheitsrisiken ausgesetzt, z.B. Beeinträchtigungen des Bewegungsapparats, Stürzen, Nadelstichverletzungen und Infektionen.

- Achtsamkeitsübungen helfen, die Belastungen des Körpers bewusster wahrzunehmen.
- Wenn Sie beim Heben eines Patienten oder einer Patientin oder eines Gegenstands achtsam sind, beugen Sie Verletzungen vor.
- Bleiben Sie bei potenziell gefährlichen Tätigkeiten stets achtsam, um die Unfallgefahr zu reduzieren und die Abteilung für alle, die dort arbeiten und versorgt werden, sicherer zu machen.

8 Achtsamer Umgang mit Schmerzen

Wenn wir unserem Schmerz mit Achtsamkeit begegnen, verliert er etwas von seiner Stärke.

Thich Nhat Hanh

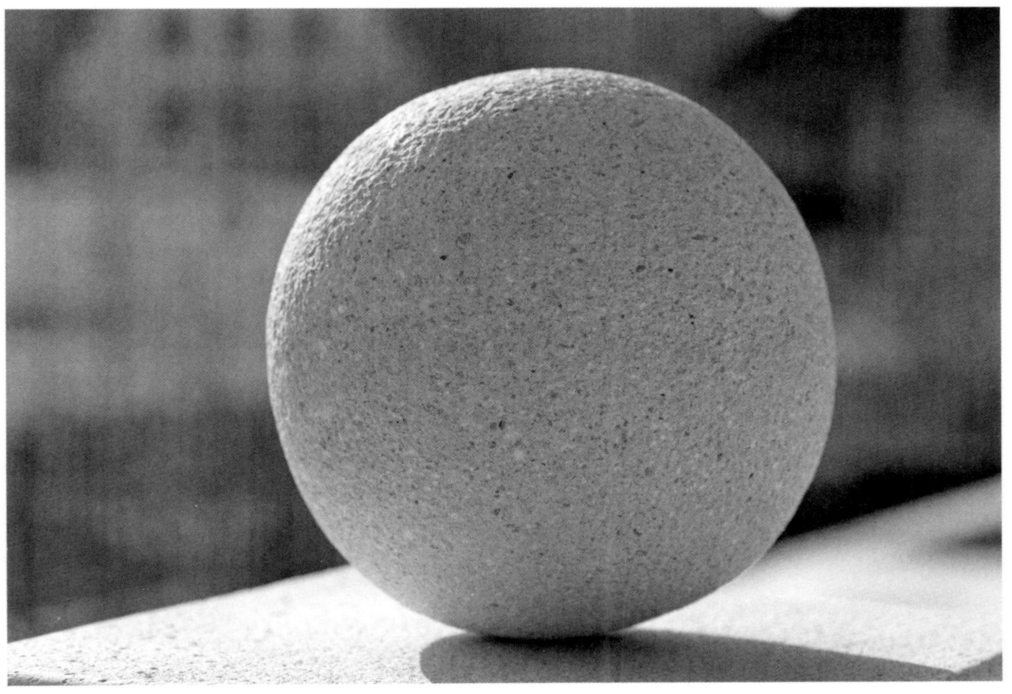

Judy Loftus arbeitete als Pflegefachfrau in der Orthopädie-Abteilung. Auch nach vielen Jahren Berufstätigkeit war sie stets auf ihre Rückengesundheit bedacht und zog stets eine Kollegin oder einen Kollegen hinzu, wenn eine Person angehoben werden musste. Als sie eines Tages einen stämmigen Mann hochheben musste, der eine künstliche Hüfte bekommen hatte, brachte ihn Judy mit Hilfe einer anderen Pflegekraft in die richtige Position, verdrehte dabei jedoch den Rücken. Sofort schoss ihr der Schmerz in den Rücken und sie kollabierte.

Die Betriebsärztin diagnostizierte einen Kreuzbandriss am Knie und Wirbelverletzungen in mehreren Abschnitten der Wirbelsäule. Judy wurde krankgeschrieben; ihre Rehabilitationsmaßnahmen zogen sich über Monate hin. Die Berufsunfallversicherung hielt sie in dieser Zeit finanziell über Wasser, drängte sie aber schon bald, wieder zu arbeiten. Schließlich gab sie nach und ging vorzeitig zurück auf die Station.

Judy hatte entsetzliche Schmerzen, wenn sie im Dienst war. Oft hinkte sie, ging aber ohne Stock, obwohl sie wirklich einen gebraucht hätte. Sie konnte sich kaum bücken und ein Taschentuch vom Boden aufheben. Wenn ihr Rücken mal wieder verrücktspielte, schloss sie die Augen, biss die Zähne zusammen und versuchte, die Tränen zu unterdrücken. Judy wusste sehr wohl, dass sie diesen Tätigkeiten noch nicht gewachsen war, fühlte sich aber darin gefangen. Wenn sie nicht wieder arbeitete, riskierte sie den Verlust ihrer Entschädigungsansprüche. Das konnte sie sich aber nicht leisten, deshalb arbeitete sie – ungeachtet ihrer Rücken- und Kniebeschwerden – und ignorierte die Schmerzen so gut es ging.

Leider ist Judys Geschichte keine Ausnahme. Nur allzu viele Pflegekräfte finden sich unversehens in einem ähnlichen Dilemma wieder: Sie haben sich bei der Berufsausübung verletzt, können sich aber, aufgrund finanzieller Zwänge, nicht ausreichend Zeit für eine volle Genesung nehmen.

Wer sich bei der Arbeit verletzt hat, muss sich unverzüglich um Behandlung bemühen und der Selbstfürsorge Priorität einräumen. Natürlich wäre es am besten, Verletzungen erst gar nicht entstehen zu lassen. Das ist der Punkt, an dem Achtsamkeit ins Spiel kommt. Wer sich achtsam bewegt, verringert die Gefahr, sich aufgrund eines überlasteten Rückens, überlasteter Hände und Knie mit chronischen Schmerzen und Beschwerden herumplagen zu müssen.

Nehmen Sie vor Dienstantritt regelmäßig Schmerzmittel ein? Sind die Schmerzen und Beschwerden manchmal so heftig, dass Sie sich um die Bedürfnisse der Patienten und Patientinnen nicht mehr angemessen kümmern können? Wenn ja, sind Sie damit nicht allein.

Der Pflegeberuf geht oft mit körperlichen Verletzungen einher – und deshalb mit Schmerzen. Eine Studie aus dem Jahr 2011 belegt, dass über 90 % der Intensivpflegekräfte mindestens einmal monatlich und fast 22 % ständig Rückensc-hmerzen haben. Eine andere Studie ergab, dass über die Hälfte der befragten Pflegepersonen über chronische Muskel-Skelett-Schmerzen klagte und bei über einem Drittel die Schmerzen so stark waren, dass sie eine Zeitlang arbeitsunfähig waren. Aus dieser Gruppe schieden 12 % schließlich aus dem Pflegeberuf aus und nannten Schmerzen als Hauptgrund für diese Entscheidung.[21]

Überlegungen

Verspannen Sie sich vor jeder Bewegung, weil Sie sich auf Schmerzen gefasst machen? Haben Sie schon mal erwogen, die Schmerzmedikation einer Patientin oder eines Patienten falsch zu dokumentieren und einen Teil davon für sich zu verwenden? Haben Sie schon einmal wegen einer berufsbedingten Verletzung einen Entschädigungsantrag gestellt und dafür einen entsprechenden Fragebogen ausgefüllt? Wie oft ist das vorgekommen? Wie oft haben Sie gesagt: „Ich werde zu alt für diesen Job. Mein Rücken macht nicht mehr mit."?

Die gute Nachricht ist, dass Sie nicht zu lebenslangen Schmerzen und Beschwerden verurteilt sind. Wenn Sie den achtsamen Umgang mit chronischen Schmerzen lernen, können Sie den Pflegeberuf vermutlich noch viele Jahre ausüben.

8.1 Schmerz, was ist das?

Welche Rolle spielt die geistige Haltung beim Schmerzerleben einer Person? Weil Menschen verschieden sind, unterscheiden sich Ihre Schmerzreaktionen wahrscheinlich von denen von Judy oder irgendeiner anderen Person.

Der erste Schritt des Schmerzerlebens ist die Wahrnehmung der Empfindung. Das ist die *sensorische Komponente.* Die dabei auftauchenden Gedanken, etwa: „Wie konnte es nur so schlimm werden?" bilden die *kognitive Schmerzkomponente.* Schließlich sind Schmerzen auch mit Gefühlen und individuellen Auswirkungen verbunden. Diese Gefühle bilden die *emotionale Schmerzkomponente.*

Und wie reagieren *Sie* auf Schmerzen?

Übung

Schwierige Empfindungen explorieren

Eine bequeme Sitzposition einnehmen und die Augen schließen.

Sich mit den Empfindungen des Körpers vertraut machen und die Schmerzen und Beschwerden, die den ganzen Tag über im Hintergrund waren, in den Fokus kommen lassen.

Das Bewusstsein auf den Schmerz lenken ... das Schmerzerleben explorieren.

Ist es ein dumpfer Schmerz? Ein pochender Schmerz? Sind es Nadelstichempfindungen? Ist es ein schneidender Schmerz? Kommt er in Wellen?

Dabei auf die Gedanken achten, wie etwa: „Schrecklich dieser Schmerz, er hält mich von der Arbeit ab."

Welche Gefühle stellen sich ein? Vielleicht sind Sie gereizt, deprimiert, ärgerlich oder ängstlich.

Das individuelle Schmerzerleben setzt sich aus der sensorischen, kognitiven und emotionalen Komponente zusammen (**Abb. 8-1**). Jede Komponente ist mit den anderen beiden verbunden und verstärkt das Schmerzerleben. Je nervöser Sie auf das Schmerzgefühl warten und je besorgter Sie daran denken, desto stärker werden Sie den Schmerz empfinden. Je stärker Sie den Schmerz empfinden, desto negativer werden Ihre Gefühle und desto intensiver werden und Ihre Gedanken um den Schmerz kreisen.

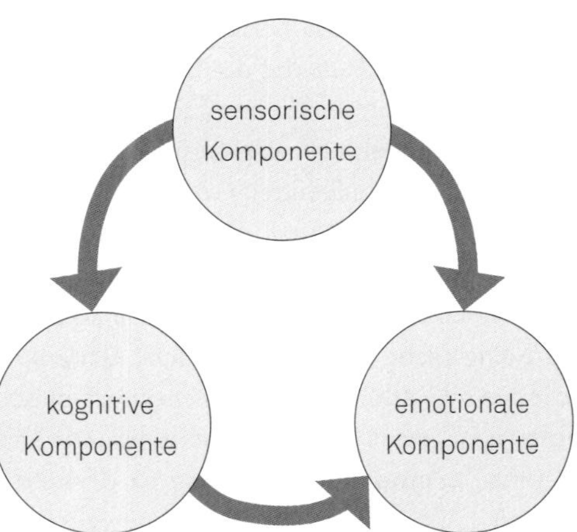

Abbildung 8-1: Die drei Schmerzkomponenten

8.2 Achtsamkeit bei Schmerzen

Die natürliche Reaktion auf Schmerz ist das Verweilen bei diesen negativen Gedanken und Gefühlen, was das Schmerzerleben verstärkt, oder aber der Versuch, sich mit bestimmten Techniken abzulenken, z.B. mit einer geführten Fantasiereise. Ablenkung kann bei akuten Schmerzen und starken Symptomen hilfreich sein. Bei chronischen Schmerzen dagegen, wenn die Symptome leicht bis moderat sind, ist Achtsamkeit die bessere und wirksamere Copingtechnik. Es mag zwar paradox klingen und der eigenen Intuition widersprechen, Tatsache ist, dass die Fokussierung auf den Schmerz, die Beschäftigung mit dem Schmerz eine gute Form der Bewältigung chronischer Schmerzen ist.

8.3 Zwei Arten von Schmerzen

Aus Sicht der Achtsamkeit gibt es zwei Arten von Schmerzen, nämlich primäre und sekundäre. Der primäre Schmerz ist das unmittelbare *Empfinden* von Schmerz, der sekundäre die individuelle *Reaktion* auf die Empfindung. Sekundäre Schmerzreaktionen sind oft auf negative Erwartungen und Ängstlichkeit zurückzuführen, die von quälenden Gedanken befeuert werden, wie: „Das sind die schlimmsten Schmerzen der Welt" oder: „Diese Schmerzen legen mich völlig lahm, die werde ich mein Leben lang nicht wieder los." Solche Gedanken können den primären Schmerz verstärken und ihm einen „zweiten Pfeil" hinzufügen. Die körperliche Schmerzwahrnehmung ist der erste, vielleicht unvermeidbare Pfeil, der zweite sind die gänzlich vermeidbaren kontraproduktiven Gedanken und negativen Gefühle. Achtsamkeit hilft, dem zweiten Pfeil auszuweichen.

Der Versuch, dem Schmerz zu entkommen, ist es, was den Schmerz vermehrt. Gabor Mate

Weiter oben war von Judy die Rede, die sich beim Heben eines Patienten eine Rückenverletzung zugezogen hat. Im Rahmen ihrer Rehabilitationsmaßnahme lernte sie den achtsamen Umgang mit Schmerzen. Mit einiger Übung gelang es ihr, dem Schmerz, immer wenn er auftrat, mit Neugier und Offenheit zu begegnen. Dabei stellte sie fest, dass der Schmerz zeitweise gut erträglich war. Bei starken Schmerzen konnte sie die Aufmerksamkeit auf ein nicht betroffenes Körperteil lenken. Zudem merkte sie, dass der Schmerz nicht immer da war. Mehrmals am Tag wurde ihr die Abwesenheit unangenehmer Empfindungen bewusst – sie war schmerzfrei.

Schritt für Schritt gelang es Judy, den Schmerz nicht mehr zu bekämpfen, sondern zu akzeptieren. Statt die unangenehmen Empfindungen auszublenden oder von ihnen absorbiert zu werden, war sie nun im Stande, sie einfach kommen und gehen zu lassen. Je mehr sie über den Schmerz nachdachte, so ihre Erkenntnis, desto mehr litt sie. Schließlich wurde ihr auch bewusst, wie sehr sie sich gegen ihre Empfindungen gewehrt hatte und dass Widerstand ihr Leiden verschlimmerte. Judy gab ihren Widerstand nach und nach auf und war schließlich bereit, sich ihrem Schmerzerleben zu öffnen.

Sie hatte zwar immer noch gelegentlich Schmerzen, stellte aber fest, dass diese Momente vorübergehen und nicht ewig dauern. Sie empfand die Schmerzen inzwischen als weniger lähmend, konnte sich auf ihre Empfindungen einlassen und ihnen freundlich begegnen. Sie wurde dann auch resilienter und lebte gelassener, weil sie nicht mehr ständig von unangenehmen Empfindungen heimgesucht wurde.

Mit etwas Übung und im Laufe der Zeit, vermag Achtsamkeit den Umgang mit Schmerzen zu verändern. Wem es gelingt, schwierige Empfindungen neutral zu beobachten, ohne sie zu bewerten oder emotional zu reagieren, befreit sich von sekundären Schmerzen. Ein Beispiel: Wenn Ihr Rücken schmerzt, spüren Sie vielleicht ein Pochen, Verspannungen, Hitze, einen stechenden, ausstrahlenden, schneidenden oder dumpfen Schmerz. Wenn Sie sich diesen Empfindungen öffnen, alle akzeptieren und in den Schmerz hineinatmen, werden Sie den Schmerz nicht mehr so intensiv, manchmal sogar überhaupt nicht mehr spüren.

Übung
Achtsamkeit bei schwierigen Empfindungen

Einen ruhigen Ort aufsuchen und eine bequeme Position einnehmen. Die Aufmerksamkeit auf den Atem, auf den Brustkorb, den Bauch und die Schultern lenken ... wie sie sich bei jedem Atemzug heben und senken.

Wenn Sie sich relativ zentriert fühlen, das Bewusstsein vorsichtig auf die schmerzende Stelle und das generelle körperliche Unbehagen richten. Auf die Empfindungen achten und versuchen, sie einzeln wahrzunehmen. Ist der Schmerz pochend oder pulsierend? Ist er stechend oder strahlt er aus? Den geistigen Scheinwerfer auf jede einzelne Empfindung richten und sie willkommen heißen.

Jetzt den Fokus allmählich auf die am stärksten schmerzende Stelle richten - den Schmerz mit größtmöglicher Aufmerksamkeit wahrnehmen. Verändert er sich dabei? Wird er intensiver? Oder schwächer?

Wird der Schmerz an irgendeinem Punkt unerträglich, das Bewusstsein auf andere Körperbereiche lenken. Man kann die Aufmerksamkeit auch freundlich auf den Atem richten, wenn der Schmerz zu stark oder überwältigend wird.

Wenn Sie sich bereit fühlen, sich wieder der Exploration der Schmerzempfindungen widmen. Wenn ablenkende negative Gedanken oder Gefühle auftreten, werden sie nicht bewertet. Das Bewusstsein ganz sanft zurück auf die Empfindungen richten.

Am Ende der Übung angekommen, das Bewusstsein wieder auf den Atem lenken und die Aufmerksamkeit zurück in die Umgebung bringen.

Tagebuchreflexion

Nehmen Sie sich nun etwas Zeit, um über Ihre Erfahrungen mit dieser Achtsamkeitsübung nachzudenken.
Wie ist es Ihnen ergangen, als Sie sich auf die unangenehmen Empfindungen konzentriert haben?
War diese Erfahrung anders als Ihr üblicher Umgang mit Schmerzen?

Wenn wir einen Schmerz spüren, sollten wir ihn wahrnehmen als das was er ist – ein Schmerz.
Chanmyay Sayadaw U. Janakabhivamsa

Chronische Schmerzen sind kein unabwendbares Lebensschicksal. Achtsamkeit kann Linderung verschaffen und die Schmerzintensität reduzieren und zwar durch die Abkoppelung der körperlichen von den emotionalen und kognitiven Komponenten. Wenn Sie die Empfindungen achtsam wahrnehmen, befreien Sie sich von belastenden Gedanken und Gefühlen, die das Schmerzerleben verstärken. Achtsamkeitstraining erhöht die Schmerzschwelle und erleichtert die Schmerzverarbeitung.

8.4 Trainingsprogramm

Führen Sie weiter täglich abwechselnd den Body Scan, die Geh- und die Sitzmeditation durch und üben Sie, sich den schwierigen Empfindungen zu öffnen, wie Sie es in diesem Kapitel gelernt haben. Bei Routinetätigkeiten weiterhin bewusst achtsam sein.

Merkpunkte

- Viele Pflegekräfte haben berufsbedingt körperliche Schmerzen und Beschwerden.
- Schmerzen haben drei Komponenten, nämlich eine sensorische, kognitive und emotionale.

- Achtsamkeit hilft uns, körperliche Schmerzen als das zu empfinden, was sie sind, ohne das Leiden durch Beurteilungen und innere Kommentare zu verstärken.
- Das achtsame Wahrnehmen von Schmerzen lindert den sekundären Schmerz und erleichtert die Bewältigung chronischer Schmerzzustände.

9 Stress achtsam bewältigen

Wir kommen gut zurecht, wenn wir jeden Tag nur die Last tragen, die ihm bestimmt ist. Wenn wir jedoch die von gestern noch einmal tragen und uns dann noch die von morgen aufbürden, bevor wir sie tragen müssen, wird uns die Last zu schwer. John Newton

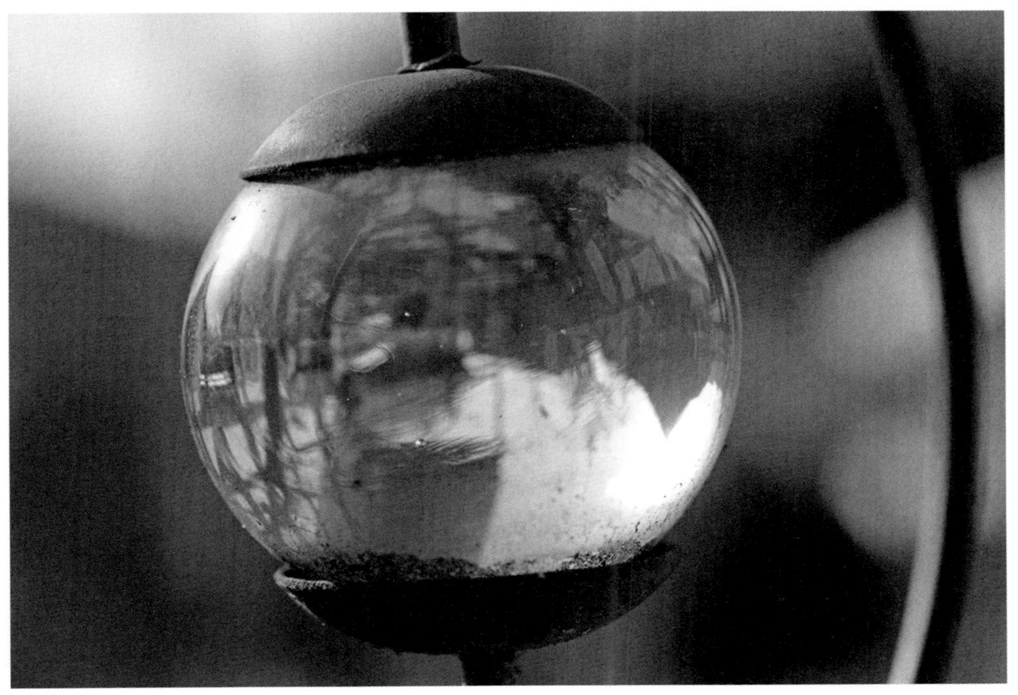

Pflegefachmann Kevin Larson hatte sich schon immer gewünscht, in der Notfallambulanz zu arbeiten; das war der Hauptgrund für seine Berufswahl gewesen. So war er überglücklich, endlich dort eine Stelle zu bekommen. Er musste in der Freizeit viel lernen und seine Kenntnisse aktualisieren, um den neuen Aufgaben gewachsen zu sein – bei Intubationen, Wirbelsäulenbehandlungen und beim Legen von Thoraxdrainagen assistieren, um nur einige zu nennen. Kevin stellte jedoch bald fest, dass die Tätigkeit in der Notfallambulanz nicht seinen Idealvorstellungen entsprach.

Sobald er den Fuß in die Abteilung gesetzt hatte, musste er von einer kranken oder verletzten Person zur nächsten rennen. Er war für die verschiedensten Leute zuständig – für Alkohol- und Drogenabhängige, für Menschen mit kleinen Platzwunden ebenso wie für Alzheimerkranke, die ihre Bedürfnisse nicht mitteilen können. Manche Kranke wurden stationär aufgenommen, und dann war es Kevins Aufgabe, sie zu ihren Zimmern zu begleiten. Wenn er dann in die Notaufnahme zurückkam, waren die Räume schon wieder voll und die Sache ging von vorne los: Bei jeder neuen Patientin und jedem neuen Patienten die Anamnese erheben, Vitalzeichen messen und die Hauptursache der Verletzung oder Krankheit ermitteln. Kevin bemühte sich Schritt zu halten, fühlte sich dabei aber gestresst. Alle im Wartezimmer Versammelten wollten sofort drankommen. Manchmal hatte er in einer Zwölf-Stunden-Nachtschicht zwanzig bis dreißig Personen zu betreuen. Wenn er nicht schnell genug bei ihnen war, klingelten sie nach ihm.

Ursprünglich wollte Kevin direkt mit Traumapatienten und Traumapatientinnen arbeiten, was jedoch nicht leicht zu bewerkstelligen war. Weil alle gern zum Traumateam gehören wollten, war es das Privileg der erfahreneren medizinischen und pflegerischen Fachkräfte, die Schwerstkranken und Schwerstverletzten zu versorgen. Kevin befand sich die meiste Zeit über nicht im Schockraum beim Traumateam, sondern musste draußen alleine zurechtkommen.

Kevins Erwartungen an die Notfallambulanz wurden nicht erfüllt, und so verlor die Arbeit recht bald ihren Reiz. Er war total gestresst und desillusioniert. Nach einiger Zeit entwickelte er sogar ein Magengeschwür, er litt unter Haarausfall und war wegen der ständigen Hetze extrem erschöpft. Er erwog einen Abteilungswechsel, war aber bereits auf einer medizinisch-chirurgischen Station eingesetzt gewesen, wo es ihm auch nicht gefallen hatte. Kevin beschloss, der Tatsache ins Auge zu blicken: Der Pflegeberuf war offenbar nichts für ihn. Sobald er einen weniger anstrengenden Job gefunden hatte, wollte er kündigen.

Einer Umfrage des Royal College of Nursing zufolge haben fast zwei Drittel der befragten 10 000 Pflegepersonen erwogen, wegen der Stressbelastung ihren Beruf an den Nagel zu hängen.[22] Angesichts der ungewöhnlichen Arbeitszeiten, der langen Schichten, der unberechenbaren Dienstpläne, des ständigen Zeitdrucks und der Verantwortung für schwer kranke und sterbende Menschen, überrascht diese Statistik nicht.

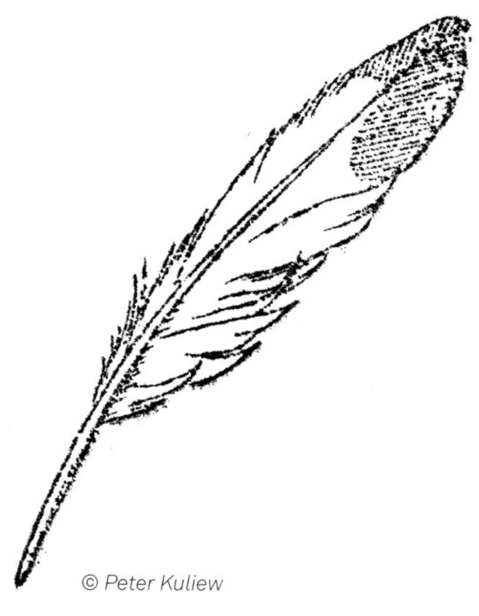

Überlegungen

Hat der Pflegeberuf für Sie seinen Reiz verloren? Ertappen Sie sich dabei, wie Sie an freien Tagen die Jobbörsen im Internet durchstöbern? Sind Sie nach ein paar freien Tagen am Stück am Abend vor dem ersten Arbeitstag niedergeschlagen? Ist Ihr Schlafmuster gestört? Leiden Sie regelmäßig unter Magenverstimmungen? Beschleichen Sie manchmal Zweifel an Ihren pflegerischen Fähigkeiten?

Pflegekräfte stehen an vorderster Front eines Gesundheitssystems, das in mancherlei Hinsicht einer Kampfzone gleicht. Ihre Tätigkeit ist emotional belastend und körperlich anstrengend. Der generelle Stress ist schlimm genug, an schlechten Tagen kommen jedoch weitere Stressfaktoren hinzu, wenn z. B. Fehler gemacht werden, das Team nicht verlässlich ist, Patienten und Patientinnen sterben oder aufgrund der hohen Arbeitsbelastung die Sicherheit auf dem Spiel steht. Deshalb verwundert es, dass 38 % der Befragten nicht erwogen haben, aus dem Beruf auszuscheiden!

Stress ist fast unvermeidlich. Man kann sich beim Autofahren, im Beruf, in zwischenmenschlichen Beziehungen oder in der Warteschlange vor einem Schalter gestresst fühlen. Stress beeinträchtigt auf dramatische Weise die Vitalität und Lebensfreude, er wirkt sich auf Gesundheit und Beziehungen, das Denkvermögen und spirituelle Wohlergehen aus. Am Ende kann Stress dazu führen, dass jeder Tag als lästige Pflicht empfunden wird.

9.1 Wie gestresst sind Sie?

Wie hoch würden Sie Ihren Stresslevel einschätzen? Die folgende Nursing Stress Scale hilft bei der Beantwortung dieser Frage. Die Skala nennt 34 Situationen, die auf Krankenstationen häufig vorkommen und beim Pflegepersonal Stress auslösen.

Für jede Situation sind vier verschiedene Antworten möglich:
nie (0),
manchmal (1),
häufig (2),
sehr häufig (3).

Bitte überlegen Sie nun, wie oft Sie auf Ihrer Station jede dieser Situationen als stressig empfunden haben und setzen ein Häkchen in die entsprechende Spalte.

Item: nie (0) manchmal (1) häufig (2) sehr häufig (3)	**(0)**	**(1)**	**(2)**	**(3)**
Faktor Eins: Arbeitsbelastung				
Computerpanne				
unzuverlässige Personalbesetzung und Arbeitszeiten				
zu viele pflegefremde Aufgaben, etwa Schreibarbeiten				
zu wenig Zeit für die emotionale Unterstützung eines Patienten/einer Patientin				
nicht ausreichend Zeit für die Erfüllung aller meiner Pflegeaufgaben				
zu wenig Personal auf der Station				

Faktor Zwei: Tod und Sterben				
Maßnahmen durchführen, die Patienten/Patientinnen als schmerzhaft empfinden				
Gefühl von Hilfslosigkeit, wenn sich der Zustand des Patienten/der Patientin nicht verbessert				
Hören, wie ein Patient/eine Patientin über seinen/ihren bevorstehenden Tod spricht oder mit ihm/ihr über den bevorstehenden Tod sprechen				
Tod einer Patientin/eines Patienten				
Tod einer Patientin/eines Patienten, zu der/dem ich eine enge emotionale Bindung entwickelt hatte				
kein Arzt/keine Ärztin anwesend, wenn ein Patient/eine Patientin stirbt				
zusehen, wie ein Patient/eine Patientin leidet				

Faktor Drei: unzureichende Vorbereitung				
das Gefühl, nicht ausreichend vorbereitet zu sein, um auf die emotionalen Bedürfnisse von Angehörigen eingehen zu können				
von einem Patienten/einer Patientin eine Frage gestellt bekommen, auf die ich keine befriedigende Antwort habe				
das Gefühl, nicht ausreichend vorbereitet zu sein, um auf die emotionalen Bedürfnisse eines Patienten/einer Patientin eingehen zu können				

Faktor Vier: fehlende Unterstützung im Stationsteam				
keine Gelegenheit, mit den anderen Teammitgliedern offen über Probleme auf der Station zu sprechen				
keine Gelegenheit, mit anderen Teammitgliedern über meine Erlebnisse und Gefühle zu sprechen				
keine Gelegenheit, mit anderen Teammitgliedern über meine negativen Gefühle Patienten/Patientinnen gegenüber zu sprechen				

Item: nie (0) manchmal (1) häufig (2) sehr häufig (3)	(0)	(1)	(2)	(3)
Faktor Fünf: Unsicherheit bezüglich der Behandlung				
der Arzt/die Ärztin informiert nicht ausreichend über die Erkrankung eines Patienten/einer Patientin				
der Arzt/die Ärztin verordnet einer Patientin/einem Patienten eine Behandlung, die mir unangemessen erscheint				
bei einem medizinischen Notfall kein Arzt/keine Ärztin anwesend				
nicht wissen, was einem Patienten/einer Patientin über seinen/ihren Zustand und die Behandlung mitgeteilt werden darf und was den Angehörigen gesagt werden darf				
Unsicherheit bezüglich der Handhabung und Funktionsweise spezieller Gerätschaften und Maschinen				

Faktor Sechs: Konflikte mit der Ärzteschaft				
von einem Arzt/einer Ärztin kritisiert werden				
Konflikt mit einer Ärztin/einem Arzt				
Angst, bei der Behandlung eines Patienten/einer Patientin einen Fehler zu machen				
Meinungsverschiedenheiten bezüglich der Behandlung eines Patienten/einer Patientin				
eine patientenbezogene Entscheidung treffen, wenn kein Arzt/keine Ärztin greifbar ist				

Faktor Sieben: Konflikte mit anderen Pflegekräften				
Konflikt mit der Stationsleitung/Vorgesetzten				
anderen unterbesetzten Stationen mit Personal aushelfen				
schwierige Zusammenarbeit mit einer bestimmten Pflegeperson (oder Pflegepersonen) einer anderen Station				
von der Stationsleitung/Vorgesetzten kritisiert werden				
schwierige Zusammenarbeit mit einer bestimmten Pflegeperson (oder Pflegepersonen) der eigenen Station				

James G. Anderson, PhD, Purdue University[23], mit freundlicher Erlaubnis

Die Gesamtpunktzahl kann zwischen 0 und 102 liegen; je höher die Punktzahl, desto höher der Stresslevel. Als gering gilt ein Stresslevel zwischen 0 bis 34 Punkten, als moderat, wenn 35 bis 68 Punkte, als hoch wenn 69 bis 102 Punkte erreicht werden.

Tagebuchreflexion

Bitte nehmen Sie sich nun, nachdem Sie die Skala ausgefüllt haben, etwas Zeit, um über Arbeitssituationen nachzudenken, die Sie als stressig wahrnehmen. Empfinden Sie einen der sieben Teilbereiche als besonders belastend? Wenn Ihre Punktzahl eher hoch ist, was haben Sie dabei gelernt? Hat Sie etwas überrascht? Steht es in Ihrer Macht, eine der als stressig erkannten Situationen zu verändern?

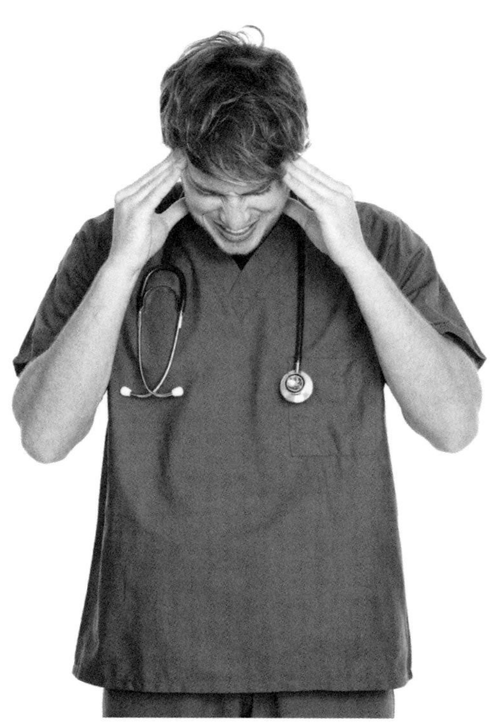

9.2 Stress verstehen

Für uns Menschen ist Stress, was für eine Violine die Spannung ihrer Saiten ist: Zu wenig davon und die Musik klingt fad und heiser, zu viel davon und die Musik klingt schrill oder die Saite reißt. Stress kann ein Todesstoß sein oder aber die Würze des Lebens. The Stress Solution
Lyle H. Miller, Alma Dell Smith, Larry Rothstein

In der Krankenpflegeausbildung lernt man die körperlichen Stressreaktionen kennen. Wenn wir etwas als Bedrohung empfinden, schickt unser Gehirn Signale ans Nervensystem, das endokrine System gerät in Aufruhr und schüttet die Stresshormone Adrenalin und Cortisol aus. Der Körper reagiert auf die akute Gefahr mit Symptomen wie Schweißausbruch, Herzrasen und Zittern. Ist die Gefahr vorüber, beruhigt sich das Nervensystem und funktioniert wieder normal. Diese Kampf-oder-Flucht-Reaktion ist uns angeboren und hat den Zweck, einen heftigen Energieschub auszulösen. Sie ist eine natürliche, zentral wichtige und manchmal lebensrettende Reaktion auf eine Notlage. Ein Beispiel: Falls ein Mann mit vorgehaltener Pistole die Notfallambulanz betritt, in der Sie arbeiten, würden Sie von der Kampf-oder-Flucht-Reaktion mobilisiert und vor der Gefahr fliehen oder sie bekämpfen. Wenn die Sicherheitsleute der gefährlichen Person dann Handschellen angelegt haben und alle außer Gefahr sind, würde Ihr Körper langsam wieder in die Homöostase, d.h. ins physiologische Gleichgewicht zurückkehren.

In der heutigen schnelllebigen und hochgradig wettbewerbsorientierten Welt sind die Stressoren selten so direkt, dass man die Wahl hat zu fliehen oder zu kämpfen. Moderne Stressoren sind Sachen wie Termindruck, Beziehungskonflikte, Gesundheitsprobleme und finanzielle Verluste. Dazu kommen der Pflegenotstand und schlechte Arbeitsbedingungen. Da kein Sonderkommando hereinstürzen und uns zu Hilfe kommen wird, verschwinden diese Bedrohungen nicht so schnell. Sie sind allgegenwärtig. Die Körperfunktionen kommen nicht alsbald wieder ins Gleichgewicht – der Cortisol-Ausstoß hält an.

Dieser anhaltende unterschwellige Spannungszustand sowie der ständig latent vorhandene Flucht-oder-Kampf-Zustand setzen den Körper unter Dauerstress, richten das Nervensystem zugrunde und bringen die Hormonproduktion aus dem Gleichgewicht. Von chronischem Stress Betroffene bekommen immer wieder Herzrasen und Schweißausbrüche und viele leiden unter Appetit- oder Schlafstörungen.

Die Stressreaktion wird von einem äußeren Stressereignis ausgelöst (**Abb. 9-1**). Das kann jederzeit und aus jedem Anlass passieren, sei es beim Umgang mit einem schwierigen Patienten oder einer schwierigen Patientin oder beim Zuspätkommen zur Visite. Unbewusst schätzen Sie nun die Bedeutung des Stressereignisses ein und bilden sich eine Meinung,

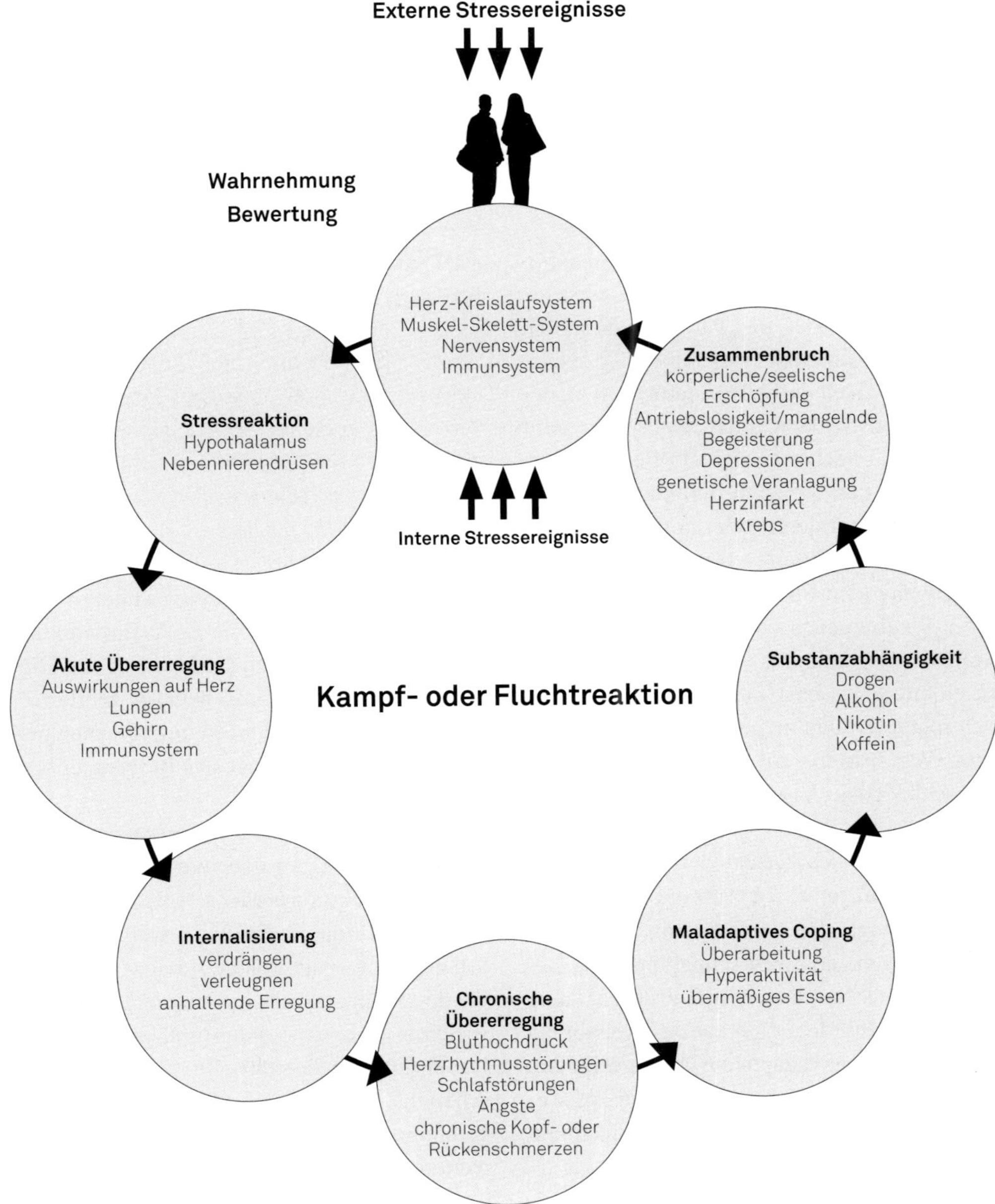

Abbildung 9-1: Auf Stress reagieren – Kampf- oder Fluchtreaktion

etwa: „Der Patient ist nicht zufrieden mit mir. Ich muss eine schreckliche Pflegerin sein.“ Ihre mentale Reaktion ist der kritische Punkt, weil die Einschätzung oder Wahrnehmungen des Triggers bestimmen, ob der Körper eine Stressreaktion zeigt oder nicht.

Ihre negative Bewertung der Situation triggert eine akute übermäßige Aktivierung des Körpers. Die mit Stress einhergehenden physischen Symptome beruhen auf der Kampf-oder-Flucht-Reaktion. Das Blut strömt in die Arme und Beine und macht den Körper bereit zu kämpfen oder zu fliehen. Der Blutdruck steigt, das Herz schlägt schneller der Mund wird trocken und man bekommt einen Schweißausbruch.

An dieser Stelle setzen Verhaltensreaktionen ein. Gut möglich beispielsweise, dass Sie den Patienten oder die Patientin daraufhin meiden oder defensiv oder feindselig reagieren, dass Sie sich deshalb schuldig fühlen, der kranke Mensch dann noch feindseliger wird und letztlich noch mehr leidet. Vielleicht versuchen Sie, den Stress zu minimieren, indem Sie ihn internalisieren oder verleugnen oder Gleichgültigkeit mimen. Das passiert oft mit langanhaltenden Stressoren, etwa schlechten Arbeitsbedingungen oder ständig fordernden Kranken. Nun kann man zwar den Stressor bis zu einem gewissen Grad ausblenden - oder sich später mit einem Snack oder einem Gläschen Wein trösten - auf lange Sicht lassen sich die schädlichen Auswirkungen nicht verhindern.

Nach und nach rutscht der Körper in die Dysregulation, in einen Zustand chronischer Übererregung, der Herz-Kreislaufprobleme, Erkrankungen des Bewegungsapparats, des Nerven- und Immunsystems auslösen kann. Mehr noch: Ihre Reaktion auf das Stressereignis kann Sie zu maladaptivem Copingverhalten bewegen. Dann arbeiten oder essen Sie womöglich zu viel oder werden von Medikamenten, Alkohol, Nikotin oder Koffein abhängig.

Diese Stressreaktion ist ein Teufelskreis, weil die persönliche Reaktion an irgendeinem Punkt noch mehr Stressreaktionen auslöst, die vom Körper und von der Psyche bewältigt werden müssen. All diese Stressereignisse und Belastungen münden schließlich in einen physischen und psychischen Zusammenbruch. Viele Menschen merken allerdings nicht, dass sie chronisch gestresst sind, bis sie diesen Punkt erreicht haben und ausgebrannt sind. Vielleicht versuchen sie produktiver zu sein, indem sie sich Tag für Tag hektisch in die Arbeit stürzen, negative Gefühle unter den Teppich kehren und den aufgestauten Stress mit sich herumtragen.

9.3 Auf Stress reagieren vs. auf Stress antworten

Werden Sie zum präsenten Beobachter Ihres Bewusstseins, Ihrer Gedanken, Emotionen und Reaktionen in den verschiedenen Situationen. Interessieren Sie sich für Ihre Reaktionen mindestens genauso sehr wie für die Situation oder Person, auf die Sie reagieren. Eckhart Tolle

Achtsamkeit ermöglicht einen anderen Umgang mit Stress, indem sie die Wahrnehmung der eigenen Gedanken, Gefühle und Reaktionen schärft. Sie hilft uns, bewusst zentrierter zu werden, den Kreislauf zu unterbrechen und auf die Situation überlegt zu *antworten*, anstatt automatisch zu *reagieren*.

Stellen Sie sich eine Auseinandersetzung mit einem Kollegen oder einer Kollegin vor. Spüren Sie die körperliche Anspannung? Sie ärgern sich und sind traurig, weil die Sache schief gegangen ist. Später, zuhause, gehen Sie die den Streit im Geist noch einmal durch und sezieren alles, was gesagt und getan wurde. Dabei verlieren Sie sich in Ihre Version des Geschehens, der Groll verstärkt sich, löst unangenehme Gefühle und in der Folge vielleicht weitere Reibereien aus.

Stress ist ein Zyklus aus drei Komponenten: körperliche Anspannung, schmerzliche Emotionen und Grübeln (Rumination). Bei der Meinungsverschiedenheit waren Sie vermutlich körperlich angespannt: hochgezogene Schultern, zu Fäusten geballte Hände, Nackenschmerzen. Damit einher gingen feindselige, oft mit Angst gepaarte Gefühle. Was mag dieser Streit für die Freundschaft oder die Arbeitsbeziehung bedeuten? Rumination ist dann der letzte Schritt des fatalen Kreislaufs. Zuhause angekommen, grübeln Sie über die Sache nach und kauen alles noch einmal durch.

Unter Stress bleibt man in diesem Zyklus gefangen. Anstatt die während der Auseinandersetzung auftretenden körperlichen Empfindungen, Gefühle und Gedanken wahrzunehmen, beschäftigen Sie sich mit dem äußeren Ablauf des Streits. Rumination, der letzte Teil des Stresszyklus, kann besonders destruktiv sein, weil dabei der körperliche und emotionale Stress immer wieder aufflackert, obwohl der Zwischenfall längst Vergangenheit ist.

Wie gut, dass Achtsamkeit den Stresszyklus zu durchbrechen vermag (**Abb. 9-2**). Mit etwas Übung gelingt es dann, die Empfindungen, Gefühle und das unzuträgliche Grübeln bewusst wahrzunehmen und sich nicht länger darin zu verlieren. Sie werden sich dann nicht mehr mit Geschichten beschäftigen, die Sie sich selbst erzählen, und Ihre Reaktivität ablegen können.

Wer achtsam ist, macht eine nüchterne Bestandsaufnahme der Gefühle und Gedanken und schätzt dann ein, ob die Bedrohung real oder lediglich *gefühlt* ist. Man bleibt nicht im reaktiven Zyklus gefangen und entdeckt vielleicht sogar *neue Möglichkeiten*, die einem bislang gar nicht in den Sinn gekommen sind. Sie werden dann nicht mehr zu viel essen, zu viel arbeiten oder zu viel trinken, vielmehr mit *adaptiven Copingtechniken* antworten. Sie können sich mit ein paar tiefen achtsamen Atemzügen beruhigen oder eine befreundete Person um Unterstützung bitten. Indem Sie die körperliche Stressreaktion in eine andere Richtung lenken, kommen Körper und Geist wieder zur Ruhe und ins Gleichgewicht. Nach einiger Zeit und mit etwas Übung wird die achtsame Antwort auf Stress zur Gewohnheit, die Ihnen in herausfordernden Situationen sofort zur Verfügung steht.

Um weniger reaktiv zu werden und auf Stress überlegter antworten zu können, müssen wir vor allen Dingen eins begreifen: *Wir haben die Wahl.* Wir sind keineswegs hilflose Opfer unserer Umstände, sondern besitzen die Fähigkeit, uns in Stresssituationen geschickter zu verhalten.

Übung

Stress achtsam beantworten

Wer einer herausfordernden Situation begegnet, sollte innehalten, spüren, wie die Füße den Boden berühren und sich zentrieren.

Was geht im Körper vor? Was im Geist?

Schlägt das Herz schneller? Hat sich der Atem beschleunigt?

Drängen sich Gedanken auf wie: „Dieser Patient ist ja wirklich unmöglich."

Das Gefühl benennen ... Ist es Wut? Oder Angst?

Tief durchatmen und das Verhalten des Patienten/der Patientin beobachten, ohne es zu personalisieren.

Wenn die Gedanken abschweifen, sich innerlich sagen: „Ich denke". Die Aufmerksamkeit wieder auf den Atem, den Körper und die anstehende Tätigkeit lenken.

Diese Übung hilft, weniger *reaktiv* zu sein und auf die Situation mit Bedacht zu *antworten.*

Man ist vielleicht immer noch erregt, dabei aber nicht mehr so sehr in den Stress verstrickt und eher in der Lage, den Stress loszulassen, anstatt ihn den Rest des Tages mit sich herumzutragen.

Wenn es Ihnen gelingt, sich langsam von der Geschichte zu lösen, die Sie sich innerlich erzählen, stellt sich die Situation womöglich ganz anders dar. Gut möglich, dass dann ein anderer Gedanke auftaucht: „Dieser Patient muss sehr krank sein und sich wirklich schlecht fühlen. Er ist wohl deshalb so barsch und feindselig."

Zwischen Reiz und Antwort gibt es einen Raum. In diesem Raum haben wir die Freiheit und die Macht, unsere Antwort zu wählen. In unserer Antwort liegen Wachstum und Freiheit.

Viktor Frankl

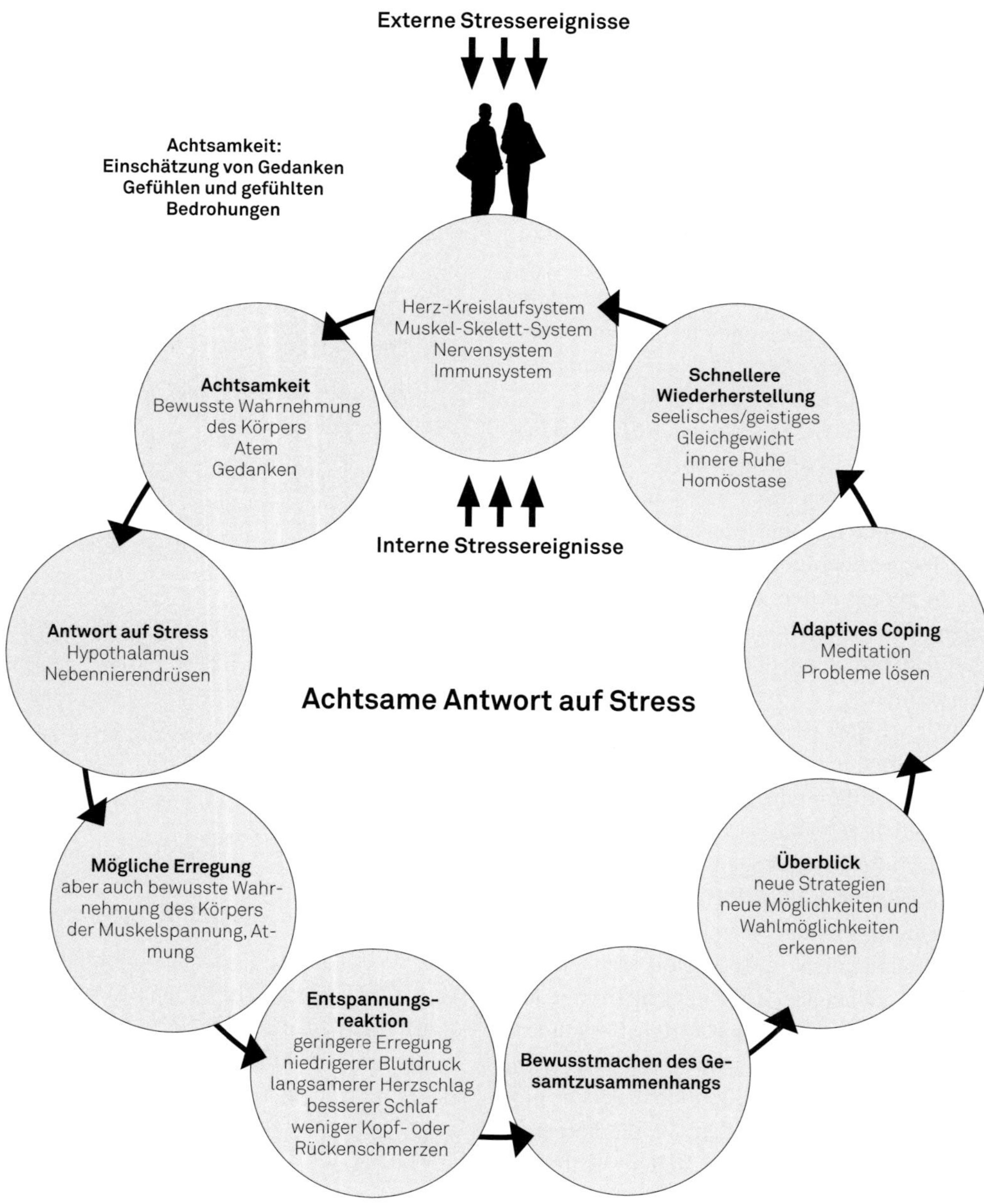

Abbildung 9-2: Achtsam auf Stress antworten

9.4 Die körperliche Stressreaktion erkennen

Bitte nicht erst mit der Achtsamkeitsübung beginnen, wenn der Körper bereits von Stresshormonen geflutet ist. Dann ist es nämlich oft zu spät! Man sollte sich vielmehr in Achtsamkeit üben, wenn alles glatt läuft, und bei den ersten Anzeichen von Stress. Je häufiger Sie Achtsamkeit praktizieren, desto leichter fällt es Ihnen, sich auf die ersten Warnzeichen hin in den Achtsamkeitsmodus zu versetzen. Sie werden feststellen, dass sich die Stressreaktion unterbrechen und eine Eskalation verhindern lässt.

Angesichts der hohen Anforderungen an das Personal moderner Gesundheitseinrichtungen erscheint Adrenalin vielleicht als bestes Mittel, um durch den Tag zu kommen. Stressreaktionen müssen jedoch nicht die einzige Zuflucht sein. Es gibt schließlich noch einen anderen, gesünderen Weg – einen dem Leben und der Berufslaufbahn zuträglichen Weg.

Beobachten Sie sich aufmerksam. Befreien Sie sich von grüblerischen Gedanken und entscheiden Sie sich für eine andere Antwort auf Stress. Sie *können* den negativen Zyklus durchbrechen. Außerdem bleiben dann mehr Zeit und Energie für positive Interaktionen mit sich selbst, den Patienten und Patientinnen und Menschen, die Ihnen nahestehen. Beginnen Sie jetzt damit, auf den Stress in Ihrem Leben überlegt zu antworten, statt lediglich zu reagieren!

9.5 Trainingsprogramm

Wenn Sie in dieser Woche einer potenziellen Stresssituation begegnen, bitte den 3-Minuten-Atemraum anwenden. Führen Sie weiter täglich abwechselnd den Body Scan, eine Gehoder eine Sitzmeditation durch. Reflektieren Sie im Tagebuch über Ihre Erfahrungen.

Merkpunkte

- Stress beginnt mit der Wahrnehmung einer Gefahr oder Bedrohung.
- Die Kampf-oder-Flucht-Reaktion ist uns angeboren, um in einer Notlage schnell aktiviert zu werden.
- Moderne Stressoren lösen den Flucht-oder-Kampf-Zustand des Körpers oft nicht mehr vollständig auf, auch wenn weder Kampf noch Flucht möglich ist.
- Achtsamkeit ermöglicht es, in Stresssituationen innezuhalten, um körperliche Empfindungen, Gefühle und Gedanken wahrzunehmen.
- Wenn Sie sich Ihrer aufkommenden Gedanken, Gefühle und Empfindungen bewusstwerden, können Sie auf Stress achtsam antworten, statt automatisch zu reagieren.

10 Achtsame Bewegung

Eine mit Bewegung verbundene Meditation ... vermag uns von einem geistigen Zustand in einen anderen zu versetzen. Tai Chi, Qigong und Hatha Yoga sind Bewegungsmeditationen.

Jon Kabat-Zinn

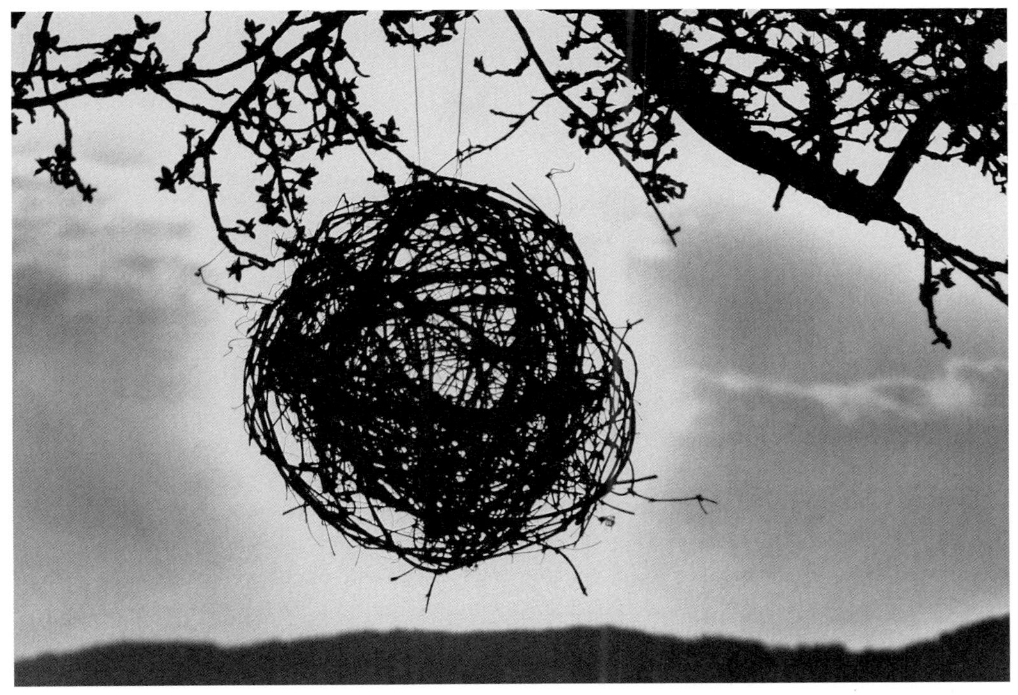

Pflegefachfrau Ellen Hanley war neu in der Abteilung für Verbrennungen des örtlichen Krankenhauses und an natürlichen, ganzheitlichen Methoden der Stressbewältigung interessiert. In ihrer Collegezeit hatte sie auf den Rat einer Freundin hin einen Yoga-Kurs besucht. Sie empfand die Übungen als befreiend, weil sie dabei ihre schulischen Verpflichtungen vergessen konnte. Eine Stunde lang, während sie sich auf ihren Körper konzentrierte, existierte nichts anderes. Obwohl ihr Yoga wirklich Freude machte, vernachlässigte sie die Übungen, nachdem sie das College abgeschlossen hatte. Sie war jetzt mit anderen Dingen beschäftigt.

Als Ellen auf der Verbrennungsintensivstation anfing, hatte sie plötzlich mit vielen Kranken mit großflächigen Hautverbrennungen zu tun. Die Verbände mussten täglich – oft mehrmals – gewechselt werden. Die Betäubungsmittel, die sie den Betroffenen verabreichte, linderten die Schmerzen allerdings nicht zuverlässig. Nach einer emotional besonders belastenden Schicht hatte Ellen völlig verspannte Schultern und rasende Kopfschmerzen. Sie musste immerzu an die Ereignisse während ihrer Dienstzeit denken – etwa an das Kind mit Verbrennungen 3. Grades an 75 % der Hautoberfläche. Als Ellen am Rande des psychischen Zusammenbruchs war, schlug ihr die Freundin, die sie früher schon einmal ermuntert hatte, vor, es nochmal mit Yoga zu probieren.

Ellen war jedoch skeptisch. „Wer hat schon Zeit für Stretching und komische Verrenkungen?“, dachte sie. Außerdem würde Yoga wohl nicht genügen, um mit dem Eindruck fertig zu werden, Tag für Tag emotional traumatisiert zu werden. Doch ihre Freundin insistierte und schließlich gab Ellen nach. Zu ihrer Überraschung lösten sich ihre zwanghaften Gedanken an die Arbeit auf, wenn sie den Fokus auf den Körper und seine Bewegungen richtete. Wie früher schon einmal, empfand sie große Erleichterung, wenn sie sich für die Entspannungsübungen öffnete. Anfangs dachte Ellen, sie hätte keine Zeit und Energie für Yoga. Jetzt kommt sie nicht mehr ohne Yoga aus.

Überlegungen

Fühlen Sie sich nach der Arbeit emotional und/oder körperlich so ausgelaugt, dass Sie nur noch schlafen wollen? Schmerzt Ihr Rücken so sehr, dass Sie sich im Bett Kissen unter die Beine schieben müssen, um einigermaßen bequem zu liegen? Sind Sie fest davon überzeugt, wegen Ihres übervollen Terminplans keine Zeit für Gymnastikstunden oder einen Meditationskurs erübrigen zu können?

In Anbetracht der Risiken des Pflegeberufs ist es zentral wichtig, alles zu tun, um körperlich fit und psychisch gesund zu bleiben. Schützen Sie sich vor Verletzungen, um Ihre Arbeitskraft erhalten, mit der erforderlichen Kompetenz pflegen und weiter in ihrem erwählten Beruf arbeiten zu können. Das National Health System (NHS) von Großbritannien weiß um die Gefahr berufsbedingter Rückenverletzungen und plädiert für Maßnahmen, die das Verletzungsrisiko der Pflegepersonen senken und die Symptome bereits vorhandener Verletzungen lindern. Yoga ist eine der vom NHS besonders empfohlenen Aktivitäten.[25]

Yoga-Stellungen sind oft die Grundlage von Achtsamkeitsübungen. Wie Yoga, sind auch Tai Chi und Qigong mit Bewegung verbundene Disziplinen, die mithilfe langsamer harmonischer Körperbewegungen das Bewusstsein auf den gegenwärtigen Moment lenken und die Konzentration verbessern.

Beim oft auch „chinesisches Yoga“ genannten Qigong werden mit Atemtechniken, sanften Bewegungen und Meditation Gesundheit und Heilung gefördert. Die Übungen können aus fließenden Bewegungen bestehen und statisch oder dynamisch ausgeführt werden. Tai Chi ist eine Form des Qigong mit choreographierten Bewegungssequenzen, die manchmal aus nur wenigen verschiedenen Stellungen bestehen; es sind aber auch bis zu über einhundert Stellungen möglich. Die Bewegungen beider Disziplinen haben zwar Gemeinsamkeiten, die beim Qigong sind allerdings meist leichter, weshalb Qigong unterschiedslos allen Menschen zugänglich ist, die eine authentische Geist-Körper-Praxis erlernen wollen.

Achtsame Bewegung ist in jedem Fall eher eine Übung für den Geist, als eine für den Körper. Im Tai Chi heißt es: „Wir bewegen den Körper, üben jedoch unseren Geist." Das gilt von Anfang an, weil man die Absicht, die körperliche Leistungsfähigkeit zu steigern loslässt und durch die Absicht ersetzt, die geistige und körperliche Achtsamkeit zu kultivieren.

Achtsame und bewusste Bewegungen wirken stresslindernd, kraftspendend und entspannend und verringern das Verletzungsrisiko. Inzwischen ist wissenschaftlich belegt, dass Yoga, Qigong und Tai Chi die körperliche Balance und Flexibilität verbessern sowie Körper, Geist und Seele in Einklang bringen.

Achtsame Bewegungen erweitern das Bewusstsein und sind mehr als ein Gymnastikprogramm oder eine Fitnesskur – sie sind Meditation in Aktion. Achtsame Bewegung kann zum Lebensstil werden, der uns hilft, ganz in der Gegenwart präsent zu sein.

Beim Erlernen achtsamer Bewegungen verbessert sich die Wahrnehmung des eigenen Körpers, man *bewohnt* ihn, achtet auf den Atem und die beim Bewegen auftauchenden Empfindungen. Diese Fokussierung beruhigt den Geist und versetzt den Körper langsam in einen gelassenen und meditativen Zustand.

In der Hektik des Alltags vergisst man leicht, auf die körperlichen Empfindungen zu achten und merkt z.B. nicht, dass die Kiefer zusammengepresst oder die Nacken- und Schultermuskeln angespannt sind. Durch regelmäßiges Üben entwickeln wir eine stärkere Beziehung zwischen Körper und Geist und nehmen wahr, was der Körper tut und fühlt. Im Laufe der Zeit erkennen Sie dann sofort, dass Sie angespannt sind, noch bevor aus der Anspannung Kopfschmerzen, andere körperliche Beschwerden oder Überlastung werden. Dieses Gewahrwerden erlaubt es dann, angemessen zu antworten. Wenn Sie beispielsweise Ihre flachen und abgehackten Atemzüge bemerken, können Sie lockerlassen und dann wieder rhythmisch atmend Ihrer Arbeit nachgehen.

Auf die kleinen und kleinsten Empfindungen im Körper zu achten ist eine der sichersten Methoden, den wandernden Geist zu beruhigen.

Ravi Ravindra

10.1 Die eigenen Grenzen erkunden

Die relativ ruhigen, fließenden Bewegungssequenzen etwa beim Yoga, Tai Chi oder Qigong, und die bewusste Wahrnehmung der körperlichen Empfindungen dabei, ermöglichen es, sich mit den Grenzen des eigenen Körpers vertraut zu machen. Ihre persönliche „Grenzerfahrung" ist der Punkt, bis zu dem Sie sich wohl fühlen, ab dem die Unbequemlichkeit beginnt und Sie von intensiven Empfindungen maximal herausgefordert werden. Während Sie die Sequenz absolvieren, den Körper strecken und in Balance halten, werden Sie erkennen, wo dieser Punkt liegt. Wer diesen Punkt ignoriert, riskiert sich zu verletzen. Worauf es vor allem ankommt, ist, auf den Körper und seine Botschaften zu hören.

Das Austesten unserer Grenzen geschieht, indem wir sie vorsichtig erkunden und unsere Bewegungen den leisesten Veränderungen anpassen, ohne etwas zu forcieren. Durch achtsames Bewegen lernt man den persönlichen eingeschliffenen Umgang mit den eigenen Grenzen kennen. Das Reaktionsmuster sagt viel über die Person aus. Dazu ein Beispiel: Neigen Sie dazu, Ihre Ziele allzu eifrig zu verfolgen und in schwierigen Situationen vorauszupreschen oder ziehen Sie sich vorschnell zurück, um jedem Unbehagen auszuweichen? Beide Extreme haben ihre Nachteile. Durch achtsame Bewegung entdecken Sie vielleicht neue Möglichkeiten, mit Schwierigkeiten umzugehen. Anstatt sich zu sehr anzustrengen oder zu schnell aufzugeben, können Sie achtsamer sein und klug entscheiden, wie sehr Sie sich bei den einzelnen Übungen strecken und wie lange Sie jede Stellung halten.

Lieben wir das Schwierige und lernen wir den Umgang damit. Im Schwierigen liegen die freundlichen Kräfte, die Hände, die an uns arbeiten. Rainer Maria Rilke

Auf gleiche Weise können wir nun auch unseren Umgang mit emotionalen Schmerzen und anderen Belastungen in unserem Leben explorieren. Oft bleiben wir deutlich unterhalb unserer körperlichen und geistigen Grenzen und verharren in einer vertrauten, allerdings eingeschränkten Komfortzone. Wer den Körper mit voller Absicht an seine Grenzen bringt und dort eine Zeitlang verweilt, übt einen neuen und freundlicheren Umgang mit schwierigen Emotionen und Lebensereignissen ein. Vielleicht entdecken Sie dabei, dass Ihre Grenzen durchlässig sind, sich ausdehnen und verändern können. Das kann sehr befreiend sein.

10.2 Dehn- und Streckübungen im Sitzen

Die folgenden Stellungssequenzen sind Bewegungsübungen, die achtsame Präsenz erfordern. Sind Sie bereit für einen Versuch? Ziel ist es, sich auf die dabei auftretenden Körperempfindungen einzulassen und Grenzen oder Blockaden wahrzunehmen. Bitte lassen Sie sich von den acht hilfreichen Grundeinstellungen der Achtsamkeitspraxis leiten: Geist des Anfängers, Geduld, Nichturteilen, Nichtstreben, Vertrauen, Selbstmitgefühl, Loslassen, Akzeptanz.

Bitte auf alle Bestrebungen und Gedanken achten, die Sie drängen, den Körper zu überanstrengen und womöglich zu schädigen. Bringen Sie in dem Fall die Aufmerksamkeit freundlich wieder zurück auf den Atem und die Empfindungen. Gibt es Dehn- oder Streckübungen, die Sie traurig, gereizt, ärgerlich oder ängstlich machen? Wenn Sie den Atemrhythmus verändern, verändert sich dann auch das Gefühl?

Man kann, je nach verfügbarer Zeit, die ganze Sequenz oder nur einzelne Stellungen ausführen. Yoga-Anfänger sollten vor dem ersten Versuch alle Abbildungen betrachten und sich, um den Bewegungsfluss zu fördern, den Ablauf einprägen.

Jede Bewegung wird drei oder vier Mal rhythmisch wiederholt, wenn das angenehm ist, bevor man zur nächsten Stellung übergeht. Wie bei allen Bewegungsübungen sollte man vorher die Arme und Beine schwingen und die Gelenke durch vorsichtiges Drehen lockern und anwärmen. Bewegen Sie sich bei und zwischen den einzelnen Stellungen bewusst langsam. Anfangs werden die Stellungen nur kurze Zeit gehalten, später, mit zunehmender Übung, allmählich immer länger.

Wer eine Verletzung oder gesundheitliche Probleme hat, sollte vorher ärztlichen Rat einholen und dann mit einer Yoga-Lehrerin oder einem Yoga-Lehrer sprechen, um die Stellungen bei Bedarf modifizieren zu können oder ganz zu streichen.

Der Atem gilt als Verbindung zwischen Körper und Geist und sollte im Mittelpunkt achtsamer Bewegungsübungen stehen. Während Sie eine Stellung einnehmen, atmen Sie durch die Nase aus und ein; Bewegungen und Atmung sind auf natürliche Weise koordiniert. Körper und Geist bilden eine harmonische Einheit. Bei den folgenden Streckübungen sind Ihre Atemzüge die Leitschnur. Geht der Atem stockend oder fühlt sich eine länger gehaltene Stellung nicht gut an, sind das Signale, sich zu entspannen und die Stellung aufzugeben.

Um Atmung und Bewegung koordinieren zu können, bitte folgende grundlegende Hinweise beachten:

- mit der Einatmung strecken
- mit der Ausatmung anspannen
- mit der Einatmung aufrichten
- mit der Ausatmung beugen
- mit der Ausatmung in eine Drehung gehen
- mit der Einatmung aus der Drehung gehen.

Übung

Yoga-Stellungen im Sitzen

Achten Sie bei diesen Übungen auf die Muskeln, wie sie sich anspannen und entspannen, und beobachten Sie die Atemtätigkeit. Bitte nicht vergessen: Ihre Intention ist es, einfach zu explorieren, was in Körper und Geist vorgeht, ohne etwas Bestimmtes erreichen zu wollen.

1. Stellung: Sitzende Vorwärtsbeuge

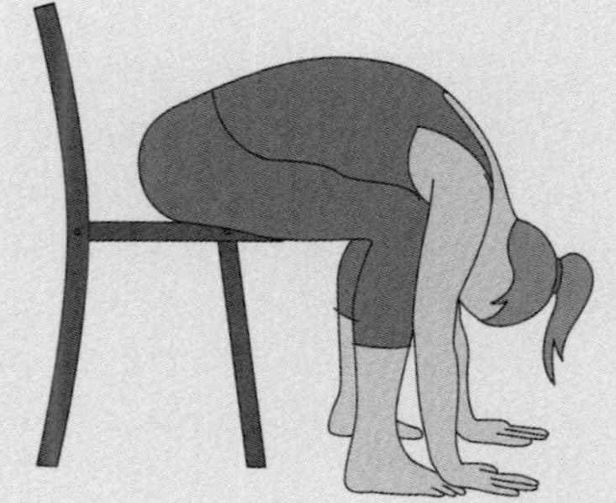

Sich auf einen bequemen Stuhl setzen, die Füße stehen hüftbreit auf dem Boden. Der Wirbelsäule ist gestreckt, die sind Schultern gerade. Jetzt den Oberkörper langsam nach vorn beugen – der Rücken löst sich von der Stuhllehne. Mit über dem Kopf ausgestreckten Armen sich langsam aus der Hüfte heraus nach vorn beugen – die Arme folgen nach. Dabei ruhig aus- und einatmen, auf die persönlichen Grenzen achten, unnötig verspannte Kiefer, zusammengepresste Lider und Verkrampfungen im Bauch bemerken. Langsam die Arme wieder hochnehmen und in die aufrechte Sitzhaltung zurückkehren. Wiederholen.

2. Stellung: Drehung im Sitzen

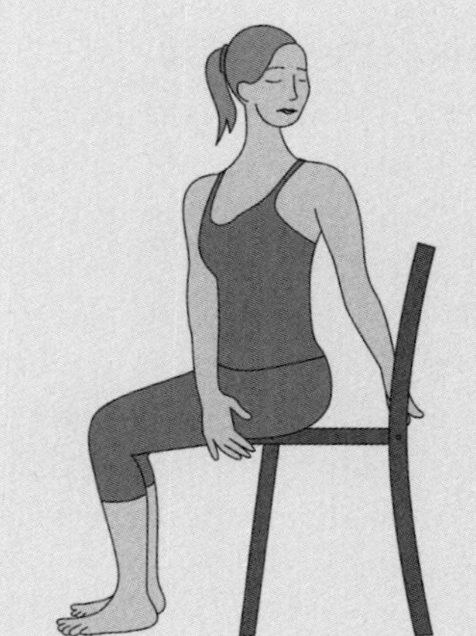

Die Füße stehen vor dem Stuhl auf dem Boden – jetzt den Oberkörper nach links drehen, die linke Hand greift nach der Stuhllehne, die rechte Hand kreuzt vor dem Körper und fasst an die Außenseite des linken Oberschenkels. Wenn die Grenze zur Unbequemlichkeit erreicht ist, pausieren und tief durchatmen. Die Stellung nun mit der rechten Körperseite ausführen. Die Übung mehrmals wiederholen.

3. Stellung: Sitzender Adler

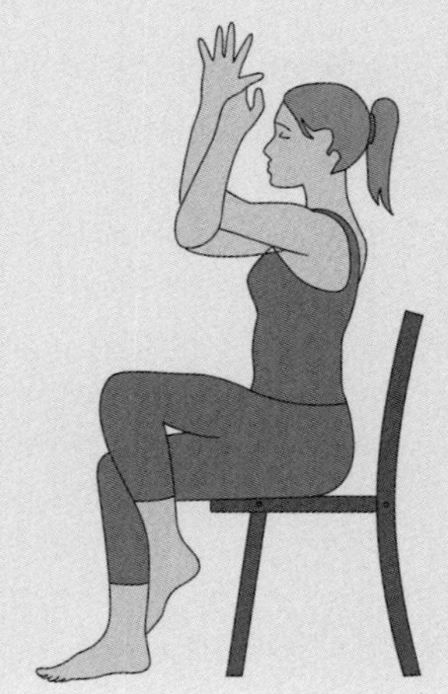

Sich bequem hinsetzen und das linke Bein über das rechte kreuzen. Die Arme nach vorn ausstrecken und den rechten unter den linken kreuzen. Die Arme verflechten und die Handflächen zueinander drehen, bis sie sich berühren. Was geschieht dabei im Körper und im Geist? Bewusst atmen und auf die Schultern achten – die Stellung ein paar Atemzüge lang halten, dann loslassen. Langsam wieder die normale Sitzposition einnehmen. Zur Entspannung mit beiden Armen den Oberkörper umarmen. Die Übung mit der anderen Körperseite wiederholen.

4. Stellung: Nacken rollen im Sitzen

Sich mit aufgerichteter Wirbelsäule auf einen Stuhl setzen – der Scheitel weist zur Decke – das Kinn auf die Brust fallen lassen. Einatmen, den Kopf heben und nach links drehen, bis sich das Ohr der linken Schulter nähert. Ein paarmal tief durchatmen und dabei vorsichtig die Grenze explorieren, dann das Kinn langsam wieder zur Brust rollen lassen. Wenn die Aufmerksamkeit nachlässt und die Gedanken schweifen, sich wieder mit den Empfindungen beschäftigen. Einatmen, den Kopf heben und nach rechts drehen, bis sich das Ohr der rechten Schulter nähert. Sich strecken, aber nicht überstrecken. Die Übung an jeder Seite gleich oft wiederholen, dann das Kinn ruhig wieder zur Brust führen, langsam den Kopf heben und eine normale Kopfhaltung einnehmen.

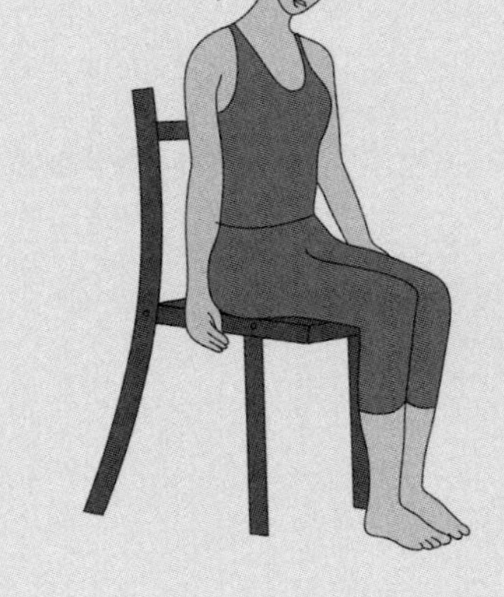

Yoga-Stellungen im Stehen

5. Stellung: Bergstellung

Die Füße stehen hüftbreit auseinander – der linke Fuß unter der linken Hüfte, der rechte Fuß unter der rechten Hüfte. Fest auf beiden Beinen stehen, die Knie bleiben weich oder werden leicht gebeugt. Der Scheitel weist zur Decke, die Schultern sind entspannt und weg von den Ohren. Den Rücken bewusst wahrnehmen und mehrmals aus- und einatmen. Sich langsam auf die Füße konzentrieren, wie sie mit dem Boden in Kontakt sind – sich geerdet und unterstützt fühlen. Alle Gefühle achtsam wahrnehmen.

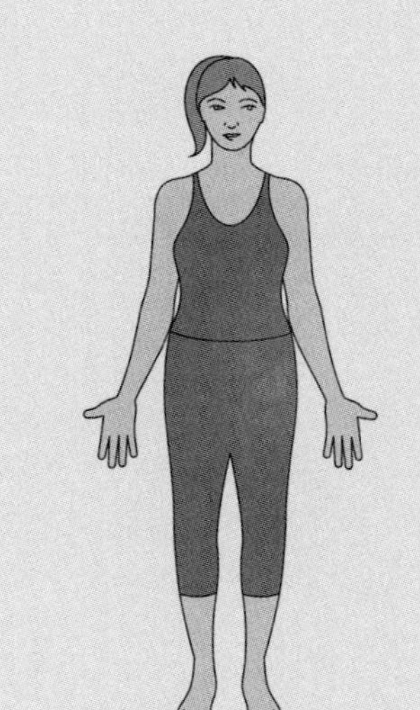

6. Stellung: Brettstellung – Plank

Die Arme ausstrecken, die Handflächen auf Schulterhöhe und schulterbreit gegen die Wand stützen. Die Finger spreizen und gegen die Wand drücken, als schöbe man sie von sich weg. Die Ellbogen eng am Körper halten und sich wie bei einer Liegestütze gegen die Wand lehnen. Sich von einem Teil der Übung in den anderen bewegen und dabei auf den Atem achten. Was geschieht im Körper beim Einatmen – beim Ausatmen? Die Wand einige Sekunden halten, dann sich langsam wegdrücken. Die Übung mehrmals und zunehmend öfter wiederholen, damit sich der Körper daran gewöhnt.

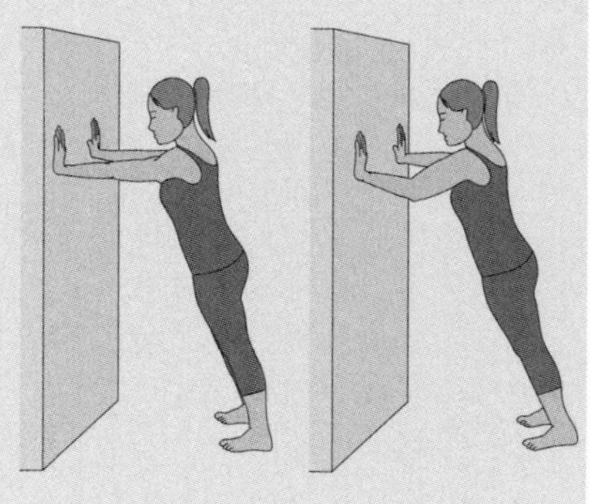

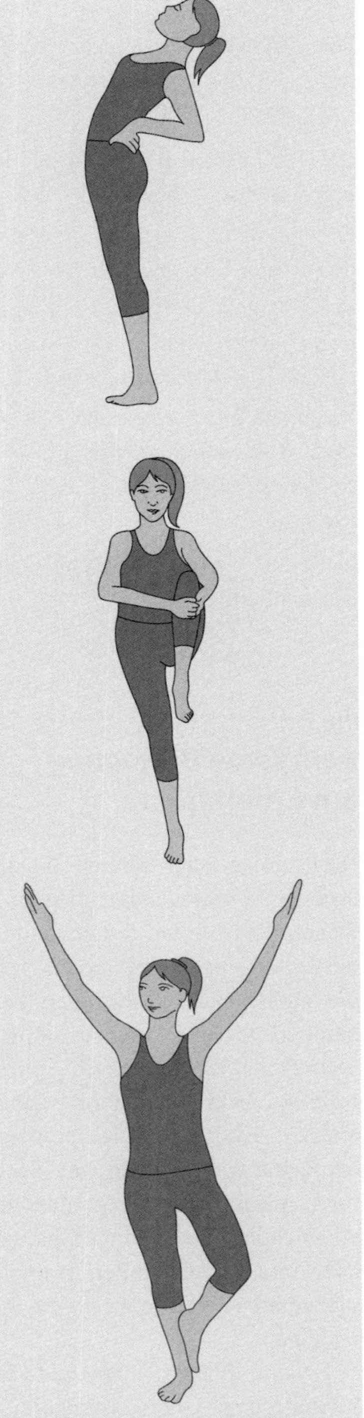

7. Stellung: Modifizierter Stand

Aufrecht in Bergstellung stehen, die Handflächen an die Taille legen und die Ellbogen zueinander führen. Sich vorsichtig zurücklehnen und auf die Handflächen stützen – den Kopf nach hinten fallen lassen und den Nacken entspannen. Die Grenze achtsam explorieren, sich in die Empfindungen einfühlen und die körperlichen Grenzen respektieren. Den Brustkorb langsam wieder aufrichten, dabei achtsam in die Stellung ein- und ausatmen.

8. Stellung: Knie zur Brust im Stehen

Mit den Füßen etwa hüftbreit auseinander in die Bergstellung gehen – die rechte Körperseite bewusst wahrnehmen und das Gewicht auf den rechten Fuß verlagern. Das linke Bein zur Brust heben, mit den Armen umfassen und ein paar Sekunden in dieser Stellung verharren. Welche Gedanken und Gefühle stellen sich dabei ein? Was geschieht im Körper? In die verspannten Stellen hineinatmen. Das linke Bein langsam loslassen, wieder auf den Boden setzen – das rechte zur Brust ziehen. Auf beiden Seiten mehrmals wiederholen.

9. Stellung: Baumstellung

Mit den Füßen etwa hüftbreit auseinander die Bergstellung einnehmen. Das Gewicht auf das linke Bein verlagern. Den rechten Fuß an den Knöchel, die Innenseite der Wade oder an den Oberschenkel (aber nicht ans Knie) legen, ohne sich dabei zu überanstrengen. Wer nicht gut auf einem Bein balancieren kann, lässt das rechte Bein in Bodennähe oder berührt mit den Zehen den Boden. Die Arme seitlich am Körper hängen lassen oder nach oben strecken. Die Stellung einige Sekunden halten – auf die wechselnden Empfindungen achten und sich an die Grenze zur Unbequemlichkeit herantasten. Dann mit der linken Seite üben und wieder in die Bergstellung gehen.

Zum Abschluss der Yoga-Sequenzen für einige Augenblicke in der Bergstellung verharren – auf die Körperempfindungen achten. Haben sie sich im Laufe dieser sanften Streckübungen verändert? Achtsam atmen und dabei den ganzen Körper wahrnehmen.

Tagebuchreflexion

Was ist Ihnen bei dieser Übung aufgefallen?

Haben Sie bestimmte Empfindungen wahrgenommen?

Sind bei manchen Stellungen unangenehme Empfindungen aufgetreten?

Konnten Sie sich für das Unangenehme öffnen und in diese Empfindungen hineinatmen?

Waren Sie manchmal versucht, Ihre Grenzen zu überschreiten oder haben Sie freundlich und achtsam mit den Grenzen gespielt?

Haben Sie den Körper danach beurteilt, was er tun und was er nicht tun kann?

Haben Sie irgendwelche Emotionen wahrgenommen?

Wie haben Sie sich unmittelbar nach den Übungen gefühlt?

10.3 Achtsame Bewegung am Arbeitsplatz

Nach einiger Zeit können Sie die erlernten achtsamen Bewegungen auch im Alltag praktizieren. Sie werden feststellen, dass Sie sich besser auf den Atem, auf Ihre Tätigkeit und die alltäglichen Bewegungen konzentrieren können. Ob beim Verteilen der Medikamente, beim Dokumentieren, beim Herrichten einer Infusion, beim Patientenrundgang oder bei anderen Aktivitäten: Sie werden sehr viel deutlicher wahrnehmen, wie sich der Körper fühlt. Wenn Sie merken, dass die Nacken- oder Schultermuskulatur etwas angespannt ist oder dass Sie flach atmen, können Sie behutsam Abhilfe schaffen, bevor die Beschwerden eskalieren.

Edwina Wilson, Pflegehelferin auf einer Intensivpflege-Überwachungsstation, nutzt jede Gelegenheit, achtsame Bewegung in ihren Arbeitstag zu integrieren: „Jeden Morgen vor dem Dienst mache ich ein paar sanfte Streckübungen. Die Übungen beruhigen den Geist und bereiten den Körper auf die kommenden Aufgaben vor. Die Arbeit geht mir dann leichter von der Hand, ich habe mehr Energie und bin produktiver. Sobald ich untertags ein paar ruhige Minuten habe, halte ich inne und strecke mich. Wenn ich zur Toilette gehe, nehme ich mir kurz Zeit für eine Yoga-Stellung. Wenn die Kollegen und Kolleginnen draußen eine Raucherpause machen, komme ich zwar mit, rauche aber nicht, sondern mache ein paar Streckübungen. Seiter fühle ich mich körperlich und geistig weniger gestresst und bin, wenn ich nach dem Dienst nachhause komme, nicht mehr so erschöpft.“

Wie Edwina können auch Sie sich mit achtsamer Bewegung Stress von Leib halten. Wenige Augenblicke achtsamer Bewegungsübungen tragen reiche Frucht: Sie wirken körperlich und emotional unmittelbar entlastend, lindern Schmerzen, sind Energiespender und Konzentrationshelfer, reduzieren Stress und Anspannung.

Haben Sie den Eindruck, Ihr Tagesprogramm sei so voll und die Arbeitsanforderungen wären so hoch, dass für achtsame Bewegung einfach keine Zeit ist? Greifen Sie im Laufe des Tages für einen schnellen Energieschub gern zu Zigaretten, ungesunden Snacks oder Kaffee, wohl wissend, dass das nur Scheinlösungen sind, die nicht nachhaltig positiv wirken?

Wenn Sie im Laufe des Tages eine körperliche Erfrischung und geistige Beruhigung brauchen, sollten Sie zu positiven Praktiken greifen, die vor Stress, Erschöpfung, Depression, Verletzungen und Schmerzen schützen. Mit achtsamen Bewegungsübungen wird der „Reset-Button“ gedrückt, um die Anspannung – die körperlich und mentale – auflösen und wieder richtig atmen zu können.

Also bitte nicht vergessen: Die Kaffee- oder Toilettenpause für ein paar achtsame Streckübungen nutzen! Diese Angewohnheit kann zur Labsal für Körper und Geist werden.

10.4 Trainingsprogramm

Bitte nun eine Lesepause einlegen und nicht gleich zum dritten Teil blättern. Das verschafft Ihnen Zeit und Raum für die Integration der bisher gelernten Praktiken. Fahren Sie ein paar Wochen lang mit den täglichen formellen Achtsamkeitsübungen fort, mit achtsamer Bewegung, Sitz- und Gehmeditation. Verschiedene Kombinationen ausprobieren.

Weiter achtsame Bewusstheit in die täglichen Verrichtungen bringen. Nehmen Sie das Buch erst wieder zur Hand, wenn diese Praktiken zum selbstverständlichen Teil Ihres Pflegealltags geworden sind.

Merkpunkte

- Achtsame bewusste Bewegungsübungen sind eine gute Möglichkeit, sich auf den Körper, den Atem, auf Empfindungen, Gedanken und Emotionen einzustimmen, größere Harmonie zu entwickeln und ausgeglichener zu werden.
- Achtsame Bewegung macht Sie mit den Grenzen des Körpers, mit den körperlichen Widerständen und Ihrem Umgang mit diesen Widerständen vertraut.
- Wichtig ist, bei den achtsamen Bewegungsübungen auf den Körper zu hören, seine Grenzen zu respektieren und diese nicht zu überschreiten.
- Achtsame bewusste Bewegungsübungen sind überall möglich. Man kann sie sogar in den Arbeitspausen durchführen, um sich vor Stress und Schmerzen zu schützen.

Teil III – Mitgefühl – das Herzstück der Achtsamkeit

Mitgefühl schiebt den schweren Riegel zurück, öffnet das Tor zur Freiheit und macht das enge Herz weit wie die Welt. Nyanaponika Thera

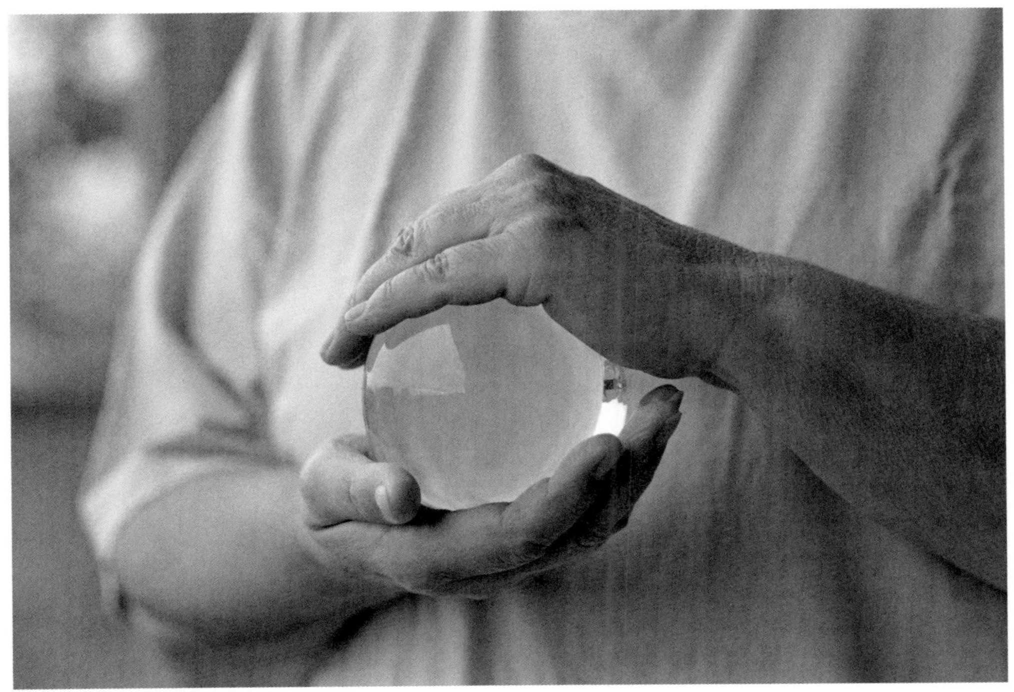

11 Mitgefühl verstehen

Wenn du glücklich sein willst, praktiziere Mitgefühl.
Dalai Lama

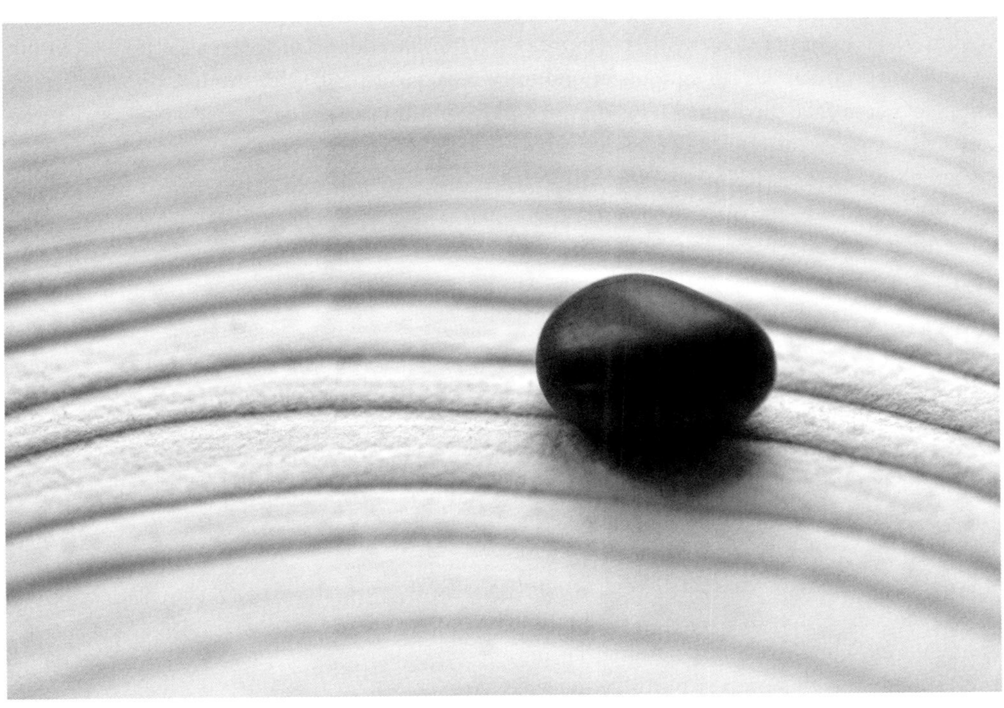

Wer regelmäßig meditiert und Achtsamkeit praktiziert, wird den Augenblick bewusster wahrnehmen, klarer fokussieren und eine weniger egozentrische Weltsicht entwickeln. Achtsamkeit führt zu einem tieferen Verständnis der eigenen Empfindungen und stärkt die Fähigkeit, sich in andere Menschen einzufühlen.

Neuere Forschungen belegen eine Verbindung zwischen Achtsamkeit und Mitgefühl. Achtsamkeit fördert nicht nur die Konzentration, die Kontrolle über die eigenen Gefühle und bessere Wahrnehmung der Empfindungen unserer Mitmenschen, sie drängt auch zu mehr mitfühlendem Handeln.

Mary Kennedy, eine seit vielen Jahren in leitender Position tätige Pflegefachfrau, war stets bereit, alles in ihrer Macht stehende für das Wohl der Patienten und Patientinnen zu tun, war aber überzeugt, dass die traditionelle Medizin nicht auf alles eine Antwort hat. Sie nahm an Fortbildungen teil, legte die notwendigen Prüfungen ab und eröffnete zusammen mit zwei Schulfreundinnen eine private Praxis für Naturheilkunde.

Mary hatte es meist mit Kranken zu tun, die an die Grenzen der Schulmedizin gestoßen waren. Viele äußerten sich frustriert über das Gesundheitssystem, das sie enttäuscht und in ihrer Not allein gelassen hatte. Mary nahm sich viel Zeit für sie, wenn sie ihre Probleme schilderten. Manche Menschen suchten sie auf, weil ihre Medikamente zwar die Primärsymptome linderten, die Nebenwirkungen jedoch unerträglich waren. Mary hörte allen mit Offenheit und mitfühlendem Verständnis für ihre Frustrationen zu und erweckte dabei oft den Eindruck, sie könne die Bedürfnisse ihrer Patienten und Patientinnen antizipieren.

Mary war gewiss die erfolgreichste Therapeutin im Team. Doch nicht, weil sie die meiste Erfahrung und in ihrem Jahrgang das beste Examen abgelegt hatte. Sie war so erfolgreich, weil sie sich auf einen Stuhl setzte und den Erzählungen der Leute lauschte. Sie hörte den kranken Menschen mit größter Aufmerksamkeit zu und begegnete ihnen mitfühlend und unvoreingenommen. Marys mitfühlende Präsenz war vielen eine große Hilfe auf ihrem Weg zur Genesung. Zum ersten Mal auf ihrer Reise durch das Gesundheitssystem hatten sie das Gefühl gehört zu werden. Marys mitfühlende Präsenz entfaltete oft eine heilsame Wirkung.

Mitgefühl ist die Bereitschaft, am Leid anderer Anteil zu nehmen und vom Leiden anderer bewegt zu werden. Das englische Wort für Mitgefühl, *compassion*, leitet sich aus den lateinischen Worten *pati* und *cum* her, die „mit-leiden" bedeuten. Mitgefühl schließt den Wunsch mit ein, Leidenden zu helfen und geht mit einer Haltung der Unvoreingenommenheit, des Nicht-Wertens einher. Wenn Pflegekräfte den Patientinnen und Patienten echtes Mitgefühl entgegenbringen, fühlen sie sich gehört, gut betreut, geschätzt und verstanden.

Die Medizin hat den hohen Stellenwert von Mitgefühl längst erkannt – Mitgefühl wird in der Ausbildung gelehrt und wissenschaftlich erforscht. In vielen Krankenhäusern werden die Patienten und Patientinnen bei der Entlassung gefragt, wie mitfühlend das Pflegepersonal war. Wie könnten Sie sich tagtäglich um Menschen kümmern, deren Körper von Krankheit gezeichnet sind, die mit psychischer Erschöpfung und Todesangst ringen, wenn Sie kein Mitgefühl hätten?

Überlegungen

Halten Sie sich für eine mitfühlende Pflegeperson? Wünschen Sie sich, mehr für die Kranken tun zu können, als ihnen die verschriebenen Arzneimittel zu verabreichen? Sind Sie je mit Schuldgefühlen aus einem Zimmer gegangen, weil der Patient oder die Patientin reden wollte, Sie sich aber wegen anderer Aufgaben entschuldigen mussten? Haben Sie je die Hand eines sterbenden Menschen gehalten und nach seinem Dahinscheiden keine Trauer, sondern Frieden empfunden?

Mitgefühl verleiht den in Heil- und Pflegeberufen tätigen Menschen am Morgen den Schwung aufzustehen und zur Arbeit zu gehen. Wer Mitgefühl praktiziert, verändert die Welt. Mitgefühl strahlt auf andere aus, wie der Dalai Lama sagt ... und die Wissenschaft bestätigt!

An der Northeastern University wurde ein psychologisches Experiment durchgeführt, das ergab, dass Menschen, die für eine bestimmte Person Mitgefühl empfanden, auch andere mitfühlender behandelten.[26] Anders gesagt: Wenn Sie für einen bestimmten leidgeprüften krebskranken Menschen Mitgefühl empfinden, werden Sie dem Hypochonder zwei Zimmer weiter sehr wahrscheinlich mit weniger Ressentiments begegnen.

Pflegende sind mitfühlende Menschen. Gut möglich, dass Mitgefühl einer der Hauptgründe für ihre Berufswahl gewesen ist. Mögen Ärzte und Ärztinnen im Sauseschritt ihre Visiten absolvieren, das Pflegepersonal ist immer da, um Kranke und Leidende zu versorgen. Bei einer Umfrage der WHO im Jahr 2011 gaben 90 % der Teilnehmenden als Hauptmotiv für die Wahl des Pflegeberufs den Wunsch an, sich um andere zu kümmern und Leidenden beizustehen.[27]

11.1 Was Mitgefühl bewirkt

Bei jeder Interaktion ist Kommunikation ein wichtiger Aspekt. Mitfühlende Kommunikation ist für Menschen in Gesundheitsberufen, die ja in einem von Leiden geprägten Umfeld tätig sind, besonders wichtig. Vor allem, wenn sie schlechte Nachrichten überbringen müssen.

Mitgefühl wird oft definiert als eine auf die Bedürfnisse anderer abgestimmte Aktion, als zielgerichtete und freiwillige Handlung zur Förderung des Wohlergehens eines anderen Individuums. In den Schriften des Hippokrates heißt es: „Ich will mich daran erinnern, dass ... Wärme, Sympathie und Verständnis in manchen Fällen dem Messer des Chirurgen oder der Arznei des Apothekers überlegen sind.“ In der Tat ist Mitgefühl ein zentral wichtiger Bestandteil von Pflege, dessen Heilkraft wissenschaftlich belegt ist. So konnte ein Forschungsinstitut, das Dignity Health and Center for Compassion and Altruism Research and Education (CCARE), die positiven gesundheitlichen Auswirkungen eines mitfühlenden Umgangs mit den Patienten und Patientinnen belegen. Zu den Wirkungen gehörten Schmerzlinderung, geringere Angstlevel, niedrigerer Blutdruck, schnellere Wundheilung und kürzere Krankenhausaufenthalte.[28] Ferner sind Kranke, die von einem mitfühlenden Arzt oder einer mitfühlenden Ärztin mit guten Kommunikationsfertigkeiten beraten werden, doppelt so häufig bereit, sich an deren Empfehlungen zu halten. Mehr noch: Wenn Anästhesiefachkräfte die Patienten und Patientinnen nach der Operation freundlich ermunterten, heilten ihre Wunden schneller und verkürzte sich ihre Liegedauer. Wenn man Kranken mitfühlend begegnete, beteiligten sie sich zudem verstärkt an ihrer Versorgung und waren eher bereit, dem Arzt oder der Ärztin wichtige Informationen zu geben, die dann vielleicht eine genauere Diagnose und bessere Behandlung ermöglichten.[29]

Mitgefühl taucht aus den Tiefen unseres Wesens auf. Es entsteigt dem Schlamm unseres Alltagsgeistes. Was Mitgefühl erzeugt, ist die Stärke unserer Motivation und inneren Verpflichtung, uns auf den eigenen Schmerz und den Schmerz der Mitmenschen einzulassen.

Mindful Compassion
Paul Gilbert und Choden

Die positiven Auswirkungen von Mitgefühl sind nicht auf Patienten und Patientinnen beschränkt. Sie gehen in beide Richtungen. Studien belegen, dass mitfühlende Pflege und Versorgung auch dem Krankenhauspersonal nützt, weil Mitgefühl eine Arbeitsatmosphäre schafft, in der sich die Belegschaft weniger erschöpft fühlt und stärker engagiert. Das ist mit Sicherheit kein unwichtiger Aspekt für Pflegekräfte, die oft mit überlangen Arbeitszeiten und hohen Stressleveln zurechtkommen müssen.[30]

Wer Mitgefühl und dessen Wirkungen schnell als „pseudowissenschaftlich" oder unglaubwürdig abtut, wird von der Wissenschaft eines anderen belehrt. Forscher und Forscherinnen haben sich mit der biologischen Grundlage von Mitgefühl beschäftigt und herausgefunden, dass bei mitfühlenden Menschen die Herzfrequenz sinkt und Oxytocin – das Bindungshormon – ausgeschüttet wird. Dabei sind die an angenehmen Gefühlen beteiligten Hirnregionen aktiviert. Einfach ausgedrückt: Wenn wir Mitgefühl zeigen, fühlen wir uns gut!

Haben Sie sich schon einmal gefragt, weshalb Sie am liebsten mitweinen würden, wenn Sie andere in Tränen sehen? Oder weshalb Sie unwillkürlich zurückschrecken, wenn Sie bemerken, wie auf der Straße jemand zufällig von einem Objekt getroffen wird? Frühe Forschungsarbeiten haben belegt, dass es unter den Gehirnzellen sog. Spiegelneuronen gibt, die die neurologische Basis bilden für die Fähigkeit, zu erkennen und zu fühlen, was andere fühlen.[31] Die Implikationen sind weitreichend. So geht man z. B. davon aus, dass Spiegelneuronen für die Sozialentwicklung, die Lernfähigkeit und Mitgefühlspraxis entscheidend sind.

Was Olivia Traynor erlebt hat, spricht für die Bedeutung von Mitgefühl in der Pflege. Olivia war Pflegedirektorin einer angesehenen Rehabilitationseinrichtung und stolz auf ihr zufriedenes Personal und die hohe Pflegequalität des Hauses. Für die Pflegeabteilung wurden oft mehr Pflegefachkräfte gebraucht. Angie, die kürzlich ihr Krankenpflegeexamen abgelegt hatte, suchte eine Stelle und kam deshalb auf Olivia zu. Das Vorstellungsgespräch verlief positiv und Olivia freute sich, eine so talentierte Pflegefachfrau gewonnen zu haben.

Angie arbeitete sich ein und gewöhnte sich langsam an ihre neue Rolle, Olivia hatte dennoch das Gefühl, dass nicht alles glatt lief. Wenn sie sich beim Stationsteam nach Angie erkundigte, sagten alle, Angie sei schon in Ordnung, schauten ihr dabei aber nicht in die Augen. Olivia hatte den Verdacht, dass man ihr nicht die ganze Wahrheit sagte. Deshalb beschloss sie, sich mit der Stationsleitung über die neue Mitarbeiterin zu unterhalten. Dem Stationsleiter zufolge hatte Angie Schwierigkeiten, ihre neue Rolle auszufüllen. Zudem fuhr sie die Kranken oft ungeduldig an und wirkte bei allen Tätigkeiten sehr unsicher. Sie wollte ihren Dienst offensichtlich möglichst schnell hinter sich bringen und möglichst bald nachhause gehen. Überdies schien sie sich vor bestimmten Aufgaben zu drücken, weshalb andere Pflegekräfte ungern mit ihr zusammenarbeiteten.

Olivia war klar, dass sie intervenieren musste, wusste aber nicht so recht, was tun. Eine Rüge würde das Problem wohl nicht lösen und Angie aufzufordern, ihr Verhalten zu ändern, wäre sicher auch nicht zielführend. Das würde die Berufsanfängerin nur noch stärker verunsichern und unglücklich machen. Nein, irgendetwas lief hier grundsätzlich schief, es ging nicht lediglich um mehr Disziplin. Als Olivia die junge Frau schließlich in ihr Büro bat, war in Angies Augen Angst und Schrecken zu lesen. Anstatt sie zu verwarnen, schenkte ihr Olivia ein Lächeln. Als sie sie dann fragte, ob ihr die neue Arbeit Freude machte, konnte Angie die Tränen nicht zurückhalten. Schluchzend gestand sie, wie sehr sie sich unter Druck fühlte und wie schwer es ihr fiel, im neuen Beruf zurechtzukommen. Sie fühlte sich völlig überfordert und empfand ihre Berufswahl als schrecklichen Fehler. Als Angie geendet hatte, ließ Olivia ein paar Sekunden Stille zu. Nach einer Weile erzählte sie Angie von ihren eigenen Anfangsschwierigkeiten im Pflegeberuf, dass sie erst mühsam ihren Weg finden musste und ihr die hohe Arbeitsbelastung sehr zu schaffen gemacht hatte. Während Olivia sprach, fiel die ganze in Wochen angestaute Anspannung von Angie ab. Sie fühlte sich zutiefst erleichtert und verstanden.

Dank Olivias einfühlsamem Umgang mit dieser neuen Pflegekraft in Bedrängnis gelang es ihnen, einen Ausweg zu finden, die Schwierigkeiten zu bearbeiten und zu überwinden, bis aus Angie die Pflegefachfrau wurde, die sie immer hatte werden wollen. Gemeinsam explorierten sie ihre Ziele und Olivias Möglichkeiten, Angie auf dem Weg dorthin zu unterstützen. Die Wochen vergingen, Angie blühte sichtlich auf und ihre Kolleginnen und Kollegen waren voll des Lobes über sie. Statt sie zu tadeln, war sie von der Pflegedirektorin mitfühlend behandelt worden. Die beiden trafen sich wöchentlich, um über den Fortgang der Dinge und Angies Umgang mit all den Herausforderungen zu sprechen. Angie wurde eine ausgezeichnete Pflegekraft, die gelernt hatte, kranken Menschen mit dem gleichen Mitgefühl zu begegnen, das man ihr entgegengebracht hatte.

11.2 Achtsamkeit und Mitgefühl

Angie hatte einen schwierigen Start, lernte dabei jedoch viel über die Reziprozität von Mitgefühl - eine wertvolle Erkenntnis. Je mehr Mitgefühl sie selbst erfuhr, desto mehr konnte sie weitergeben. Zudem lernte sie auch einen mitfühlenden und wohlwollenden Umgang mit sich selbst. Seit zwei Jahrzehnten haben neurowissenschaftliche Forschungen übereinstimmend bestätigt, dass Achtsamkeit die Empathie und das Mitgefühl für uns selbst und unsere Mitmenschen verstärkt.[32]

11.3 Mitgefühl – die Bausteine

Mitgefühl ist nicht lediglich eine Emotion und sehr viel mehr als Wärme und Freundlichkeit. Wie der Psychologe Paul Gilbert und sein Kollege Choden in ihrem Werk nachgewiesen haben, hängt Mitgefühl von einer komplexen Kombination bestimmter Fertigkeiten und Fähigkeiten ab.[33]

Bitte lesen Sie nun folgende Liste der Eigenschaften, die das Fundament von Mitgefühl ausmachen. Und mit welcher emotionalen Reaktion antworten Sie auf Begegnungen mit den Nöten und dem Leid anderer Menschen?

11.4 Mitgefühl – die sechs Attribute

1. *Motivation.* Ohne Motivation kann sich niemand auf das Leid und Leiden anderer einlassen oder Leiden lindern.
2. *Sensibilität.* Sensibilität hilft wahrzunehmen, dass ein anderes Individuum Bedrängnis ist. Fehlende Sensibilität kann bewirken, dass wir wegschauen, wenn jemand unsere Hilfe braucht und unser Verhalten rationalisieren und rechtfertigen. Wäre Olivia nicht fähig gewesen, sensibel auf Angie einzugehen und sich auf ihr Befinden einzustimmen, hätte sie ihr nicht helfen können.
3. *Sympathie.* Sensibilität macht uns bereit, einem anderen Menschen Sympathie entgegenzubringen. Wer Sympathie empfindet, fühlt sich vom Leiden anderer bewegt und motiviert, es zu lindern. Ohne diesen Drang zu helfen, gibt es kein Mitgefühl. Olivias Sympathie für Angie veranlasste sie, ihr eine helfende Hand zu reichen.
4. *Nicht-Bewerten.* Akzeptanz ermöglicht es, andere in ihrer Not anzunehmen, ohne sie zu beschuldigen oder zu bewerten. Weil Olivia Angie akzeptierte, war sie fähig, sachlich über ihre Notlage nachzudenken und von Vorwürfen abzusehen.
5. *Empathie.* Empathisch sein bedeutet, die Gefühle anderer und die eigene emotionale Reaktion darauf zu verstehen. Statt ärgerlich zu werden, weil Angie keine gute Arbeit leistete, konnte sich Olivia in ihre Belastungen einfühlen und hilfreich sein. Empathie ist die Brücke zwischen Einfühlung und dem Wunsch, das Leiden zu lindern. Ein

Beispiel: Wenn Sie eine Person versorgen, die sich und andere aus purem Leichtsinn verletzt hat, läge es nahe, sich über ihre Gedankenlosigkeit zu ärgern. Wenn Sie jedoch die Scham- und Schuldgefühle der Person empathisch nachfühlen, können Sie anteilnehmender sein und wirksamer therapieren.

6. *Distress-Toleranz.* Wer Distress-Toleranz besitzt, ist fähig, die eigenen schwierigen Gefühle und die des Gegenübers zu ertragen, während Sympathie eine belastende emotionale Reaktion triggern könnte. Hätte Olivia z.B. unter Angies Notlage selbst stark gelitten, hätte sie ihr nicht beistehen können. Zum Glück war sie aber fähig, die eigenen Gefühle zu tolerieren und Angie in ihrer Bedrängnis zur Seite stehen. Weil sich Olivia weder vom eigenen noch Angies Gefühlszustand ablenken ließ, war sie handlungsfähig und konnte mit den richtigen Schritten für Abhilfe sorgen.

Tagebuchreflexion

Bitte rufen Sie sich eine Zeit ins Gedächtnis, in der Sie vom Leiden eines Mitmenschen bewegt waren und helfen wollten. Aus der bunten Mischung der oben erläuterten Attribute, welches haben Sie in dieser Situation empfunden? Welche dieser vorhandenen oder fehlenden Eigenschaften haben Ihre Reaktion auf die leidende Person beeinflusst?

Motivation, Sensibilität, Sympathie, Nicht-Bewerten, Empathie und Distress-Toleranz, all diese Mitgefühlsattribute stehen Pflegekräften im Pflegealltag ganz selbstverständlich zur Verfügung. Ganz anders sieht es freilich aus, wenn sie gestresst, müde oder überarbeitet sind. Wer in einer Gesundheitseinrichtung, in der Personalmangel herrscht, fortwährend mit allzu vielen und widersprüchlichen Anforderungen bombardiert wird, hat vermutlich Schwierigkeiten, empathisch zu sein, das allgegenwärtige Leiden zu ertragen und mit der nötigen inneren Ruhe mitfühlend zu handeln. Deshalb muss Mitgefühl eingeübt werden. Das stärkt Ihre Fähigkeit, mitfühlend zu agieren, auch wenn Sie abgekämpft sind und in einem hektischen, belastenden und unberechenbaren Umfeld Ihrer anspruchsvollen Tätigkeit nachgehen.

11.5 Wie Mitgefühl entsteht

Wie echt unser Mitgefühl ist, zeigt sich erst, wenn wir unter Stress, Zeitdruck, in Bedrängnis und ganz ohne Publikum mitfühlend sind.

Aidan Halligan

Die sechs Mitgefühlsattribute befähigen, uns auf Leiden einzustimmen, es zu verstehen und zu ertragen. Jedes Attribut ist mit den anderen verbunden – alle beeinflussen sich gegenseitig. Wenn wir beispielsweise sensibel handeln, werden wir empathischer, wenn wir empathisch handeln, werden wir sensibler. Empathisches Handeln verstärkt wiederum die Distress-Toleranz. Wie die ineinandergreifenden Mauerziegel ein Bauwerk tragen, wird auch unsere innere Struktur belastbarer, wenn alle Ziegel an der richtigen Stelle liegen.

Bitte stellen Sie sich vor, Sie arbeiten in einer Notfallambulanz und ein Mann wird eingeliefert, der einen bösen Verkehrsunfall hatte. Er wird von seiner Frau begleitet, die unverletzt, aber völlig verstört ist. Sie ist zweifellos motiviert, sich in das Leiden ihres Mannes einzufühlen, sie ist äußerst verständnisvoll und weiß instinktiv, was er empfindet. Sie ist aber auch von ihren Gefühlen überwältigt, verängstigt und schrecklich wütend auf den anderen Autofahrer, dem sie die Schuld für den Unfall gibt. Sie ist ganz erfüllt von den Schmerzen ihres Ehemanns und ihrer eigenen Angst und Wut. Sie hat keine Distress-Toleranz und kann deshalb nichts gegen seine Schmerzen tun. Sie ist auch vom eigenen Schmerz erfüllt, doch der überwältigt und lähmt sie. Sie ist weder Stande, ihr eigenes Leid zu lindern, noch das ihres Mannes.

Als erfahrene und achtsame Pflegeperson sind Sie motiviert, auf das Leiden des Patienten zu reagieren und sensibel auf ihn einzugehen. Sie werden nicht vom eigenen spontan empfundenen Mitleid überwältigt, können mit der Belastung umgehen und sich auf die nächste Phase des Mitgefühls konzentrieren, auf den Wunsch, das Leid zu lindern.

Tagebuchreflexion

Angenommen Sie hätten den Auftrag, eine der genannten Eigenschaften zu stärken, welche wäre das? Müssen Sie z. B. Ihre Empathie schulen oder lernen, Ihre Emotionen oder die von anderen Menschen besser zu ertragen?

11.6 Mitgefühl kultivieren und trainieren

Die oben angeführten sechs emotionalen Qualitäten sind unverzichtbar, um Mitgefühl zeigen zu können. Wenn Sie nun den Eindruck haben, es fehle Ihnen eines der Attribute, ist das kein Grund zur Sorge: Jedes Attribut lässt sich unschwer im Alltag kultivieren. Alle Pflegeinteraktionen sind gute Gelegenheiten, die sechs Qualitäten zu praktizieren.

Mitgefühl und Achtsamkeit beeinflussen sich wechselseitig – die Achtsamkeitspraxis sorgt für die Weiterentwicklung des Mitgefühls. Achtsamkeit ermöglicht Mitgefühl, wie ein Katalysator eine chemische Reaktion ermöglicht. Wenn wir ein Gefühl von Verbundenheit und emotionale Kontrolle entwickeln, kann Achtsamkeit die sechs Attribute des Mitgefühls fördern und verhindern, dass uns das Leid eines Mitmenschen paralysiert. Wenn wir nicht werten oder beurteilen, kommen wir den Ursachen des Leidens auf die Spur. Und wenn wir unsere Konzentrationsfähigkeit stärken, können wir das Notwenige veranlassen und mitfühlend aktiv werden.

GRACE

Roshi Joan Halifax hat mit GRACE eine Methode entwickelt, die es erleichtert, in klinischen Zusammenhängen Mitgefühl zu praktizieren. Sie ist besonders für Menschen gedacht, die in einem belastenden Umfeld tätig sind.[34] GRACE ist die einprägsame Abkürzung für eine leicht anwendbare Technik, mit der wir uns den Empfindungen und Erfahrungen der Kranken öffnen und zugleich im Hier und Jetzt zentriert bleiben können. GRACE fördert die Fähigkeit, wirksam und mitfühlend zu agieren.

Die Begegnung mit einem Patienten oder einer Patientin wird mit der GRACE-Methode verlangsamt und zugleich achtsamer – das ist der Nährboden, auf dem Mitgefühl gedeiht. Die GRACE-Praxis besteht aus fünf Elementen und fünf bestimmten Vorgängen.

Übung

GRACE-Übung

G – ***G****ather your attention* – sich konzentrieren. Nehmen Sie sich vor der Interaktion kurz Zeit sich zu fokussieren, zu atmen und präsent zu sein. Ablenkungen minimieren und den Gedanken-Wirrwarr beruhigen – im Hier und Jetzt präsent sein. Den Fokus auf eine bestimmte Empfindung richten – z. B. auf den Atem, die Fußsohlen oder die Hände – sich erneut zentrieren. Diese Methode ermöglicht vollkommene Präsenz.

R – ***R****ecall your intention* – sich die Absicht bewusst machen. Halten Sie kurz inne, um sich an Ihre Grundwerte und Motive zu erinnern sowie an den Wunsch, dem Menschen, mit den Sie in Kontakt sind, wirklich zu helfen. In der alltäglichen Hektik verliert man nur allzu leicht die Verbindung zum höheren Sinn des eigenen Tuns. Ein Beispiel: Wer einem kranken Menschen ein Medikament verabreicht oder beruhigend auf ihn einwirkt, kann diese Begegnungen als eine zum Pflegealltag gehörende Routine betrachten. Das macht die Arbeit jedoch banal und schneidet sie von ihrer wahren Bedeutung ab.

A – ***A****ttune to yourself and the other person* – sich auf die eigene und die andere Person einstellen. Sobald Sie Ihre Emotionen unter Kontrolle gebracht haben und fokussiert sind, wird die Aufmerksamkeit auf das Gegenüber gerichtet. Kümmern Sie sich um den kranken Menschen mit der Absicht, ihn wirklich zu verstehen und zu hören was er sagt, und beobachten Sie dabei die Körpersprache und nonverbalen Signale, etwa den Tonfall. Echte Aufmerksamkeit steigert die Sensibilität und fördert das mitfühlende Handeln.

C – ***C****onsider what is truly helpful for the person* – überlegen, was der Person wirklich hilft. Möglichst nicht automatisch dem ersten Handlungsimpuls folgen, vielmehr versuchen sich zu öffnen und genau zu schauen, wie sich der kranke Mensch präsentiert und was er tatsächlich braucht. Was spüren Sie? Woher kommt dieses Gefühl? Was bedeutet es? Sich nicht von Mutmaßungen und Gewohnheit leiten lassen, sondern aufgrund von Wissen und Erfahrung handeln.

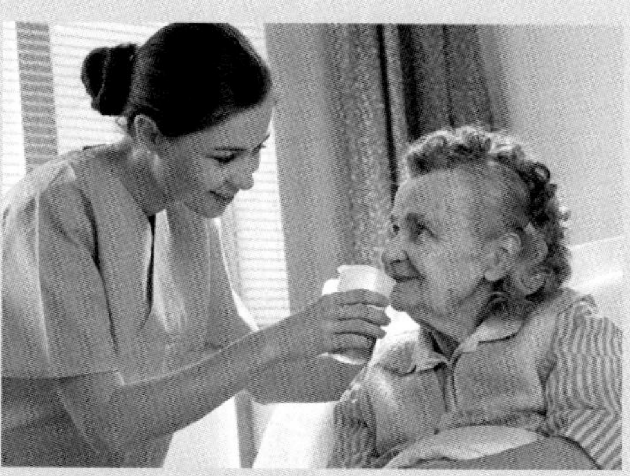

E – ***E****ngage and* ***e****nact* – eingreifen und tätig werden. Jetzt ist mitfühlendes Handeln möglich – das kann eine Empfehlung oder eine Maßnahme sein. Nachdem durch den ehrlichen Wunsch, dem Gegenüber zu helfen, ein Vertrauensverhältnis entstanden ist, ist der Patient oder die Patienten eher bereit, Ihren Empfehlungen zu folgen.

Das „E" in GRACE steht auch für ***E****nding*, d.h. dass die Interaktion fokussiert und positiv abgeschlossen werden soll. Wenn Sie erkennen, dass die Begegnung zu Ende ist, wird sie für die Patientin oder den Patienten und auch für Sie selbst zusammenfassend formuliert. Ein solcher Abschluss konkretisiert die Erwartungen, macht bereit für die nächste Begegnung und befreit von der Last einer nicht ganz abgeschlossenen Sache. Jetzt können Sie GRACE mit dem nächsten kranken Menschen praktizieren.

Tagebuchreflexion

Bitte stellen Sie sich vor, mit einem Patienten oder einer Patientin zu interagieren. Inwiefern könnte GRACE diese Begegnung verbessern? Denken Sie nun darüber nach, welche Mitgefühlsattribute Ihre GRACE-Praxis aufweist.

11.7 Mitfühlender werden

Angesichts der Natur des Pflegeberufs – dem täglichen Umgang mit dem Leid und Leiden anderer Menschen – ist es wichtig zu wissen, was Mitgefühl ist und wie es verstärkt wird. Dieses Kapitel hat hoffentlich ein Gefühl für die vielfältigen Möglichkeiten vermittelt, das uns Menschen angeborene Mitgefühl weiterzuentwickeln. Auch wenn es dabei viel zu beachten gibt: Bitte lassen Sie sich von den Details nicht abschrecken! In den folgenden Kapiteln wird erläutert, wie man mit verschiedenen Übungen diese Eigenschaften entwickeln kann, bis sie intuitiv werden und zur Daseinsform, zum Teil des Lebens geworden sind.

Mitgefühl ist im Innern des Menschen angelegt – es ist von Geburt an präsent wie ein Samenkorn, das kultiviert werden muss. Wenn Sie sich gut um die Entwicklung Ihres Mitgefühls kümmern, wird es wachsen – und auch Sie werden wachsen und aufblühen. Dennoch gilt, dass niemand über Nacht mitfühlend werden und mitfühlend bleiben kann. Es geht um einen Prozess, um eine Fertigkeit – wie im Falle der Achtsamkeit – die zu erwerben Zeit und Übung verlangt. Mitgefühlendes Handeln hat viele Vorteile – Mitgefühl kann das ganze Leben verändern.

11.8 Trainingsprogramm

Bitte nehmen Sie sich nun etwas Zeit, den Inhalt dieses Kapitels zu verdauen und über Ihre Mitgefühl-Erfahrungen im Pflegealltag nachzudenken. Bringen Sie die GRACE-Praxis in Ihre gewohnten Interaktionen, um Ihre mitfühlende Präsenz zu stärken. Stellen Sie irgendwelche Veränderungen fest? Weiter täglich achtsame Bewegung üben und abwechselnd die Geh- und Sitzmeditation durchführen.

Merkpunkte

- Mitgefühl ist die Fähigkeit, das Leiden anderer besorgt wahrzunehmen und sich einzufühlen, verbunden mit dem Wunsch, das Leid zu lindern.
- Studien belegen, dass Mitgefühl das soziale Miteinander stärkt und Personal und Kranke von praktiziertem Mitgefühl profitieren.
- Die Forschung hat nachgewiesen, dass Achtsamkeit die Fähigkeit, mitfühlend zu sein, verbessert, weil sie ein Gefühl wechselseitiger Verbundenheit sowie von Empathie erzeugt und den Mitmenschen in den Fokus rückt.
- Mitgefühl besteht aus mehreren Komponenten, die sich gegenseitig stützen und, wenn sie gut funktionieren, das Herzstück des Mitgefühls bilden.
- Die GRACE-Praxis hilft, beim Umgang mit Kranken Mitgefühl zu zeigen.

12 Helfende Berufe: Mitgefühlserschöpfung

Es ist unrealistisch zu erwarten, dass wir Tag für Tag von Leid und Verlusten umgeben sein können, ohne davon berührt zu werden, genau wie es unrealistisch ist zu erwarten, ohne nass zu werden durch Wasser gehen zu können.

Rachel Naomi Remen

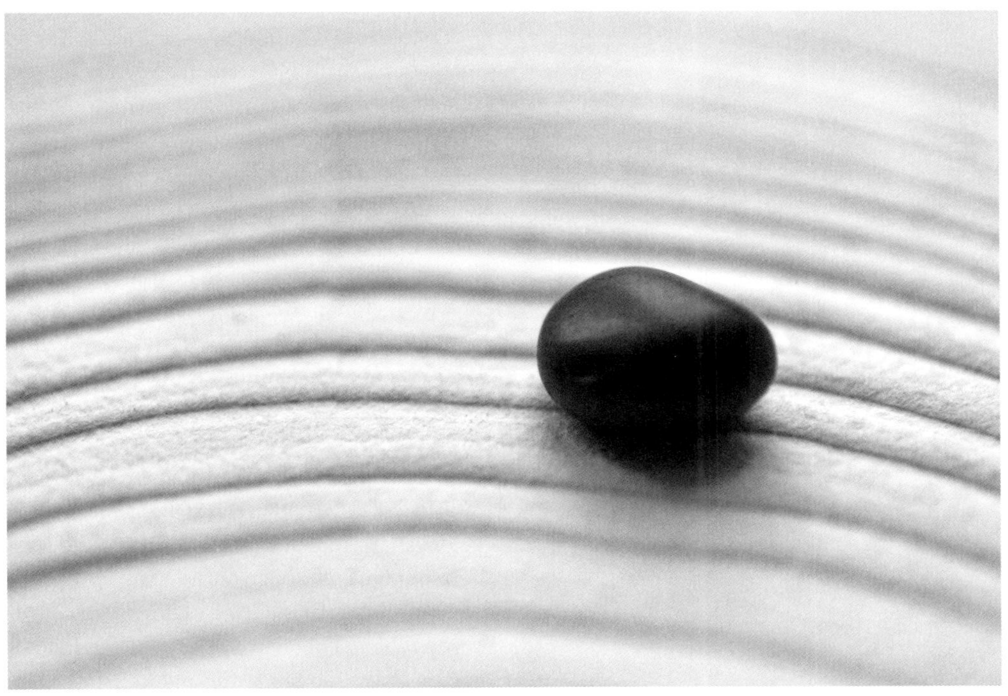

Sally war Pflegefachfrau und auf der onkologischen Station eines großen Krankenhauses eingesetzt. Sie empfand ihre Arbeit zunehmend als Belastung, war oft den Tränen nahe und ängstlich. Was ihr besonders zu schaffen machte und sie frustrierte, war, dass sie den Patienten und Patientinnen und ihren Familien nicht mehr Hilfe anbieten konnte. Manchmal sprach sie davon, auf eine andere Station zu wechseln, um der emotional aufgeladenen Atmosphäre in der Onkologie zu entkommen. Wenn sie sehr niedergeschlagen war und sich von Negativität überwältigt fühlte, meldete sie sich krank und verbrachte den ganzen Tag im Bett. Sie war viel zu abgekämpft, um rausgehen oder sich mit einer Freundin treffen zu können.

Sally litt an Mitgefühlserschöpfung, die ihr persönliches und berufliches Leben beeinträchtigte, ohne dass sie sich dessen bewusst war. Leider kannte Sally keine Strategie zur Verhinderung emotionaler Erschöpfung. Und doch hätte sie mit der richtigen Unterstützung und geeigneten Maßnahmen eine gesunde Balance erreichen und mit ihrer Pflegetätigkeit zufrieden sein können.

Überlegungen

Haben Sie sich hin und wieder krankgemeldet, weil Sie das Gefühl hatten, keinem weiteren Arbeitstag gewachsen zu sein? Wann haben Sie zum letzten Mal ausgiebig gelächelt oder herzlich gelacht, bis Ihnen der Bauch weh tat? Fährt Ihnen im Dienst manchmal ein Schmerz in die Brust? Bekommen Sie bei der Arbeit mitunter plötzlich Herzklopfen? Wann haben Sie zum letzten Mal richtig gut geschlafen? Meiden Sie Patienten und Patientinnen, die unter starken Schmerzen leiden und begrenzen Sie den Kontakt mit Schwerkranken, denen Sie früher so lang wie nötig persönlich zur Seite gestanden wären?

12.1 Mitgefühlserschöpfung definieren

Clara Joinson war die Erste, die Mitgefühlserschöpfung als eine Form von Burn-out beschrieben hat, von der insbesondere Menschen in helfenden Berufen betroffen sind.[36]

Sie ist vor allem unter Pflegepersonen, die täglich mit Leiden und Sterben konfrontiert sind, weit verbreitet. Betroffene haben, so die Beschreibung, „ein schweres Herz, verbunden mit lähmender Mattigkeit, hervorgerufen durch ihre tagtäglichen empathischen Reaktionen auf die Schmerzen und das Leiden der ihrer Fürsorge anvertrauten Menschen."[36]

Wer pflegt, setzt die eigene Person als Therapieinstrument ein. Die Interaktionen der Pflegekraft mit den Patienten und Patientinnen und ihre mitfühlende Haltung können bewirken, dass sich die Kranken besser fühlen. Für Pflegekräfte ist das allerdings extrem anstrengend, besonders wenn sie sich nicht ausreichend um sich selbst kümmern und, wenn ihre Energiereserven erschöpft sind, nicht wieder Kraft tanken.

Zwischen 40 % und 85 % der in Heil- und Pflegeberufen Tätigen leiden an Mitgefühlserschöpfung oder weisen Traumasymptome auf. Bestimmte Fachkräfte – etwa für Palliative Care, Onkologie, Pädiatrie und Traumatologie – sind besonders gefährdet.[37]

Es gibt zahlreiche „Energieräuber", angefangen von launischen und lustlosen Kollegen und Kolleginnen bis zu den allzu hohen Anforderungen des heillos überlasteten Gesundheitssystems. Und inmitten des Trubels und der Hektik befindet sich der kranke Mensch. Als Pflegekraft wollen Sie vor allen Dingen für die Patienten und Patientinnen da sein, für Menschen die Schmerzen haben, die leiden, verängstigt sind und eine Mischung äußerst belastender Emotionen aufweisen.

Menschen, die sich vom Pflegeberuf angezogen fühlen, haben in der Regel Charakterzüge, die ihnen die Sorge für andere nahelegen.

Wenn aber eine Pflegekraft den Bedürfnissen und Gefühlen anderer stets Priorität einräumt, vernachlässigt sie vermutlich die eigenen – besonders wenn sie sich nach einer aufreibenden Schicht keine Zeit nimmt, sich zu erholen und zu stabilisieren.

Mitgefühlserschöpfung wird leicht übersehen oder verkannt. Sally beispielsweise hat ihr Unbehagen beiseite gewischt und ihre Gefühle dem schlechten Tag bei der Arbeit zugeschrieben. Ihre wiederkehrenden Kopfschmerzen, die Anfälle von Traurigkeit und häufigen Erkrankungen waren jedoch Anzeichen von Mitgefühlserschöpfung. Was anfangs wie ein harmloses und vorübergehendes Wehwehchen wirkt, das an der mentalen und körperlichen Verfassung einer Pflegeperson kratzt, kann sich zum chronischen Leiden entwickeln. Im schlimmsten Fall vermag Mitgefühlserschöpfung selbstzerstörerisches Verhalten, Suchterkrankungen, ja sogar einen Suizid auszulösen.

Im aktuellen Diagnostischen und Statistischen Manual Psychischer Störungen (DSM-5) ist Mitgefühlserschöpfung als Form der Posttraumatischen Belastungsstörung gelistet, was bedeutet, dass die Arbeit mit traumatisierten Menschen indirekt traumatisierend und so belastendend sein kann, wie etwa der Aufenthalt in einem Kriegsgebiet.[38]

12.2 Ausgebrannt oder leergeliebt?

Ist Mitgefühlserschöpfung das Gleiche wie Burn-out? Nicht ganz, wenngleich es Überschneidungen gibt und manche Symptome bei beiden Störungen auftreten. Professionell Pflegende können ausgebrannt sein, wenn sie über Jahre hinweg von den physischen und emotionalen Traumata so vieler Patienten und Patientinnen belastet wurden und überdies ein Gefühl der Hilflosigkeit entwickelt haben. Als Folge dauerhafter beruflicher Probleme und von langanhaltendem Stress setzt das Burnout in der Regel schleichend ein.

Mitgefühlserschöpfung dagegen tritt oft plötzlich auf, wie ein letzter K.-o.-Schlag. Sie kann auf ein bestimmtes Ereignis hin eintreten oder eine Folge des langjährigen Miterlebens der Leiden anderer Menschen. Eine ausgebrannte Pflegekraft ist stärker in Gefahr, Mitgefühlserschöpfung zu entwickeln. Deborah Boyle hat in ihrem Werk *Countering Compassion Fatigue: A Requisite Nursing Agenda* auf einen weiteren Unterschied zwischen den beiden Phänomenen hingewiesen: „Während eine ausgebrannte Pflegekraft nach und nach den Kontakt zu den Kranken begrenzt, verstärkt eine von Mitgefühlserschöpfung betroffene Pflegekraft ihre Bemühungen, den Kranken beizustehen. Beide Störungen gehen jedoch mit dem Gefühl einher, völlig ausgezehrt und am Ende der Kräfte zu sein."[39]

12.3 Mitgefühlserschöpfung – eine Selbsteinschätzung

Die folgende Checkliste enthält Symptome, die bei Mitgefühlserschöpfung auftreten können.[40] Bitte alle Symptome ankreuzen, die Sie erlebt haben, um herauszufinden, ob Sie womöglich eine Auszeit zur psychischen Genesung nötig haben.

Tätigkeitsbezogene Symptome

- ☐ den Kontakt mit bestimmen Patienten oder Patientinnen möglichst vermeiden oder sie nur sehr ungern versorgen
- ☐ reduzierte Empathiefähigkeit, sich nicht mehr so gut in die Patienten und Patientinnen und ihre Angehörigen einfühlen können
- ☐ viele Krankheitstage
- ☐ keine Freude an der Arbeit

Körperliche Symptome

- ☐ Kopfschmerzen
- ☐ Verdauungsprobleme (wie Diarrhoe, Obstipation, Magenverstimmung)

- ☐ Muskelverspannungen
- ☐ Schlafstörungen (wie Schlaflosigkeit, Ein- und Durchschlafschwierigkeiten, Schlafsucht)
- ☐ Fatigue
- ☐ Herzsymptome (wie Brustschmerzen, Druck auf der Brust, Herzklopfen, Tachykardie)

Emotionale Symptome

- ☐ Stimmungsschwankungen
- ☐ Rastlosigkeit
- ☐ Reizbarkeit
- ☐ Überempfindlichkeit
- ☐ Angst
- ☐ Substanzabhängigkeit (Nikotin, Alkohol, Medikamente, Drogen)
- ☐ Depression
- ☐ Wut und Groll
- ☐ Verlust der Objektivität
- ☐ Gedächtnisprobleme
- ☐ Konzentrationsprobleme, beeinträchtigtes Urteilsvermögen

Jedes dieser Symptome kann ein Zeichen für Mitgefühlserschöpfung sein, wobei in den meisten Fällen mehrere Symptome auftreten.

Könnte es sein, dass Sie betroffen sind? Wenn ja, lässt sich das Ausmaß Ihrer Mitgefühlserschöpfung anhand des Selbsttests im Anhang B ermitteln (*Professional Quality of Life*).[41]

Pflegekräfte neigen dazu, die Emotionen ihrer Klientel zu übernehmen, manchmal sogar die ihrer Kolleginnen und Kollegen, und sich den Schmerz anderer zu eigen zu machen.

Christina Melvin

12.4 Empathieermüdung oder Mitgefühlserschöpfung?

Das professionelle Handeln Pflegender beruht oft auf einer empathischen Beziehung zwischen ihnen und den gepflegten Personen. Empathie ist jedoch etwas anderes als Mitgefühl. Um Mitgefühlserschöpfung vorzubeugen, sollte man die beiden Begriffe nicht verwechseln.

Empathie ist zwar ein Vorläufer des Mitgefühls, hat aber unter Umständen negative Folgen. Die Forschung hat mithilfe von Gehirnscans (Kernspintomografie, MRT) nachgewiesen, dass bei einer Person, die Empathie empfindet, die gleichen Hirnareale aktiv sind, wie im Gehirn der tatsächlich leidenden Person. Deshalb tut Empathie weh. Wir internalisieren den Schmerz des Gegenübers und das fühlt sich an, als wären die Schmerzen unsere eigenen. Reine Empathie kann im Laufe der Zeit negative Emotionen auslösen, wie akute Trauer, Wut und Angst, und schließlich eine schwere Belastung werden.

Empathie kann sogar antisozial sein und den Drang auslösen, sich zurückzuziehen und den Kontakt mit anderen möglichst zu vermeiden. Wenn Pflegekräfte in diesen Zustand geraten, sind sie unfähig, eine echte Verbindung zu den Patientinnen und Patienten herzustellen. Sie sind völlig damit beschäftigt zu verhindern, unter der Last ihrer schwierigen Emotionen nicht zusammenzubrechen.

Mitgefühl dagegen ist eine warme und liebevolle Empfindung, bei der man nicht selbst fühlt, was das Gegenüber fühlt. Man erkennt zwar die Trauer und den Schmerz des Mitmenschen an, macht seinen Schmerz aber nicht zum eigenen Schmerz.

Mitgefühl und Empathie aktivieren unterschiedliche Hirnareale. Wenn wir empathisch sind, leiden wir selbst, während Mitgefühl teilnehmende Sorge und den Wunsch auslöst, das Leid zu lindern. Mitgefühl motiviert *aktiv* zu werden, zu helfen oder die Dinge zu verändern. Wenn die Transformation von Empathie in Mitgefühl gelingt, fühlt man sich nicht länger überfordert, gestresst und überlastet.

In den nächsten beiden Kapiteln geht es um die Liebende-Güte-Meditation und andere Mitgefühlspraktiken, die vor Überforderung schützen. Sie aktivieren warme fürsorgliche Gefühle für sich selbst und für Menschen, mit deren Leid und Schmerzen Pflegekräfte konfrontiert sind.

Ohne die Unterstützung von Liebe und Mitgefühl gleicht reine Empathie einer elektrischen Pumpe, durch die kein Wasser läuft, weshalb sie sich schnell überhitzt und durchbrennt. Empathie sollte in den viel weiteren Raum altruistischer Liebe eingebettet sein. Matthieu Ricard

Da echtes Mitgefühl nicht in die Erschöpfung führt, wird oft gesagt, der übliche Begriff „Mitgefühlserschöpfung“ sei falsch und „empathiebedingtes Burn-out“, „emotionale Erschöpfung“ oder „Empathieermüdung“ wären die besseren Bezeichnungen. Wenn Sie merken, dass Sie langsam in die Knie gehen, ist das, was in Ihnen vorgeht, Empathieermüdung. Die gute Nachricht ist, dass die Schulung von Liebe und Mitgefühl Abhilfe schafft. Mitgefühl stärkt uns, macht uns resilienter und befähigt uns, Leiden zu lindern. Mehr noch: Mitgefühl verbraucht sich nicht und nutzt sich nicht ab, wie Empathie es tut.

Der Wechsel von Empathie zu Mitgefühl hat große Vorteile für die eigene Person, die Pflegetätigkeit und damit für die Patientinnen und Patienten. Mitgefühl ermöglicht den Wechsel aus einer potenziell negativen Stimmung in eine grundlegend positive, die handlungsfähig macht. Wer mit Leiden konfrontiert wird und eine mitfühlende Haltung einnimmt, kann wirksam helfen und dabei stark, innerlich im Gleichgewicht und gesund bleiben. Statt in einer negativen Weltsicht zu verharren, können auch Sie lernen, sich abzugrenzen, um nicht von Schmerz und Trauer überwältigt zu werden.

Angesichts von Leiden haben wir oft das Gefühl, dass Schweigen und Stille nicht genügen. Wir spüren den Drang „etwas zu tun“, wir möchten reden, trösten, arbeiten, saubermachen, umhergehen, „helfen“. Wenn jedoch beide, die pflegende Person und der sterbende Mensch in Meditation vereint sind, wird innige Stille möglich, die mehr ist als Trost oder Unterstützung. Joan Halifax

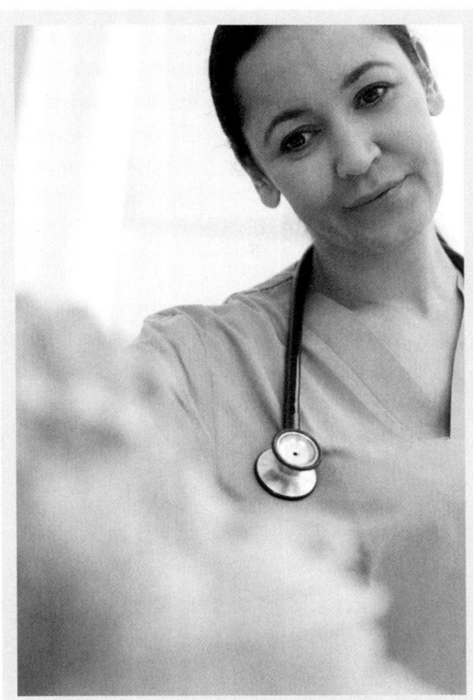

Eine mitfühlende Pflegeperson kann präsent sein, zuhören und fürsorglich handeln. Selbst wenn Sie meinen, nichts mehr für den Patienten oder die Patientin tun zu können, können Sie immer noch Mitgefühl vermitteln, sich innerlich mit ihm oder ihr verbinden und dadurch etwas bewirken. Statt sich innerlich abzuschotten, wenn Sie Leiden begegnen, wofür es keine Abhilfe gibt, können Sie beschließen, präsent zu bleiben. Christie Lane beschreibt im folgenden Tagebuchauszug auf eindrucksvolle Weise achtsame Präsenz als Akt des Mitgefühls. Wie Christie können auch Sie liebevoll Anteil nehmen, Resilienz entwickeln und mitfühlend handeln.

„Eines Abends versorgte ich eine krebskranke Frau mit Metastasen im ganzen Körper. Obwohl sie bereits die verordneten Schmerzmittel bekommen hatte, wurde sie in der Nacht von schrecklichen Schmerzanfällen geschüttelt. Nie habe sie den Schmerz so stark empfunden, sagte sie mir. Da ich ihr bereits die maximale Schmerzmitteldosis verabreicht hatte, piepste ich den diensthabenden Arzt an, fühlte mich dann aber ziemlich nutzlos. Da erinnerte ich mich an die Bedeutung von Präsenz. Ich blieb einfach an ihrem Bett stehen und hielt ihre Hand, während sie vor Schmerzen schrie. Ich sagte nichts, ich bewegte mich nicht, berührte sie nur hin und wieder am Kopf. Ich lief nicht aus dem Zimmer, um dem Elend und ihrem Stöhnen zu entkommen, blieb vielmehr schweigend und ruhig bei ihr. Die heftigen Schmerzanfälle ließen auf die Gabe weiterer Schmerzmittel hin recht schnell nach, doch meine Präsenz war es, wofür sie sich hinterher mehrfach bedankte, nicht für die Medikamente. Sie sei so dankbar, sagte sie, dass ich ruhig an ihrer Seite ausgeharrt hatte. Es kann sehr anstrengend sein, das Leiden eines Menschen mitansehen zu müssen, die eigene Präsenz hat jedoch eine große Macht. In dem Moment, im Augenblick ruhiger Präsenz entsteht Verbundenheit und sind wahre menschliche Wärme und Mitgefühl gegenwärtig."[42]

Tagebuchreflexion

Bitte versuchen Sie, sich an eine Situation in Ihrer Pflegekarriere zu erinnern, in der Sie an der Seite eines kranken Menschen wohltuend und mitfühlend präsent gewesen sind. Wie haben Sie sich dabei gefühlt? Was empfinden Sie heute, im Rückblick auf diese Episode?

12.5 Achtsamkeit und Mitgefühl praktizieren

Der mitfühlende Geist ist ganz heil und belastbar; der Anblick von Schmerz und Leid bricht oder erschüttert ihn nicht. Er ist umfassend und resilient.

Sharon Salzberg

Achtsamkeit und Mitgefühl sind ein Antidot, das vor Mitgefühlserschöpfung schützt. Wenn wir diese Zustände einüben, verändern sich die neuronalen Netzwerke im Gehirn. Wenn die Aktivität der mit negativen Gefühlen verbundenen Gehirnareale allmählich nachlässt, fühlen wir uns besser. Wer sein Mitgefühl trainiert, verändert die Hirnphysiologie und -struktur und ist schließlich besser auf die beruflichen Herausforderungen vorbereitet. Stresssymptome und Stimmungsstörungen werden nach und nach durch gesunde Reaktionen ersetzt, die Wohlbefinden erzeugen und mitfühlendes Pflegehandeln ermöglichen.

12.6 Mitgefühlserschöpfung erkennen

Mitgefühlserschöpfung ist ein allzu selten erkanntes Phänomen. Man kann sich davon natürlich nur erholen, wenn es identifiziert wird.

Eine Pflegekraft, die in diesen Zustand gerät, erkennt oder spürt oft nicht, wie sich das Problem verschärft. Die ersten Anzeichen können subtil sein: Vielleicht nimmt sie sich nicht mehr ausreichend Zeit für die Klagen eines kranken Menschen oder führt schmerzhafte Maßnahmen hastig und nicht mehr mit der nötigen Ruhe durch. Gut möglich, dass die verräterischen Anzeichen zuerst anderen auffallen, etwa einer Kollegin oder dem Stationsleiter.

An früherer Stelle war bereits von Sally die Rede, die auf einer onkologischen Station arbeitete. Sie wollte niemandem zeigen, dass sie Schwierigkeiten hatte und vor allem nicht als Frau gelten, „die es einfach nicht packt" und der professionellen Pflege nicht gewachsen ist. Und doch musste sie sich am Morgen zum Aufstehen zwingen und war, wenn sie sich schließlich zur Arbeit geschleppt hatte, ängstlich und unfähig sich zu konzentrieren. Sie blieb jedoch standhaft, erschien Tag für Tag auf der Station, tat mechanisch ihren Dienst und war dabei gereizt und müde. Ihrer Vorgesetzten war Mitgefühlserschöpfung als Berufsrisiko weitgehend unbekannt. Sally wechselte schließlich auf die Entbindungsstation, in der Hoffnung sich dort besser zu fühlen – schließlich war jedes Neugeborene ein freudiges Ereignis.

Für ein paar Wochen ging es tatsächlich aufwärts, Sally hatte mehr Energie und fühlte sich deutlich wohler. Ihre früheren Probleme schrieb sie der belastenden Arbeit in der Onkologie zu, wo sie die Trauer so vieler terminal erkrankter Menschen miterleben musste, ohne die Dinge zum Besseren wenden zu können. Doch dann schlichen sich Hoffnungslosigkeit und Angst erneut in ihr Leben und sie fühlte sich so unglücklich wie zuvor. Wieder graute ihr vor jedem neuen Arbeitstag. Sie war ständig müde, fing an zu trinken, um sich besser zu fühlen und trennte sich schließlich von ihrem Mann, weil sie den Eindruck hatte, er unterstütze sie nicht ausreichend.

Sally hat bereits vor dem Wechsel von der Onkologie auf die Entbindungsstation an Mitgefühlserschöpfung gelitten. Ohne angemessene Intervention und ganz auf sich gestellt war es nur eine Frage der Zeit, bis sich ihre schwierigen Gefühle wieder einstellten und die Negativspirale erneut in Gang kam.

Sally hatte eine Freundin, die ebenfalls Pflegefachfrau war und in einer anderen Einrichtung arbeitete. Die beiden unterhielten sich oft über Sallys psychische Verfassung. Nach einer Weile gestand ihr die Freundin, früher einmal an Mitgefühlserschöpfung gelitten zu haben und empfahl Sally, sich darüber zu informieren. Als Sally die Symptomliste vor sich hatte, kreuzte sie alle Kästchen an. Zum ersten Mal hatte sie einen Namen für ihre Misere. Weil sie wusste, dass sie von ihrem Arbeitgeber keine Hilfe erwarten konnte, recherchierte sie privat nach einer auf Mitgefühlserschöpfung spezialisierten Fachkraft. Dank der Therapiesitzungen lernte Sally, für sich selbst zu sorgen, Grenzen zu setzen und eine gesunde Work-Life-Balance herzustellen. Wenn sie merkte, dass sich eine Kollegin oder ein Kollege auf der Station mit den gleichen Problemen herumschlug, klärte sie die betroffene Person über Mitgefühlserschöpfung auf. Obwohl sie von ihrer Einrichtung nicht die nötige Unterstützung bekam und selbst einen Ausweg finden musste, konnte Sally anderen Pflegekräften in ihrer Not beistehen.

Wer achtsam ist, erkennt die ersten Warnzeichen von Mitgefühlserschöpfung und kann beizeiten gegensteuern, bevor sie eskalieren. Leider erfüllte Sally bereits alle diagnostischen Kriterien und war das Krankheitsbild schon voll ausgeprägt, als sie professionelle Hilfe suchte. Die Achtsamkeitspraxis hilft, sich in subtile Stimmungsschwankungen und Verhaltensänderungen einzustimmen und um Unterstützung zu bitten, bevor die Sache aus dem Ruder läuft.

Eine Studie über Mitgefühlserschöpfung bei Pflegekräften hat ergeben, dass oft folgende Situationen den Zustand ausgelöst hatten:

- Das Gefühl, mit ihrem Tun „nichts zu bewirken“ oder „einfach nie genug“ tun zu können
- Probleme mit dem System (hohe Patientenzahl, viele Schwerstkranke, Überstunden, zusätzlich Arbeitstage)
- persönliche Probleme, z.B. Unerfahrenheit oder Energiemangel
- Identifikation mit den Patienten/Patientinnen
- das Übersehen schwerer Symptome der Kranken.

12.7 Prävention

Mitgefühlserschöpfung ist ein häufiges Phänomen, das insbesondere Pflegepersonen gefährdet. Dieser Befund ist alarmierend, wenn man bedenkt, wie sehr Mitgefühlserschöpfung das Wohlbefinden der Pflegekraft und die Pflegequalität beeinträchtigt. Der wichtige Merksatz lautet: Sie können mit den richtigen Schritten verhindern, in diesen Erschöpfungszustand zu geraten. Sie müssen vor allen Dingen wissen, welches Verhalten und welche körperlichen und emotionalen Zustände die Anfälligkeit für Mitgefühlserschöpfung und Burn-out verstärken. Wenn Sie spüren, dass Fatigue und Distress zunehmen und sich der roten Linie nähern, ist es an der Zeit, die Selbstfürsorge zu intensivieren.

In den nächsten beiden Kapiteln werden Mitgefühlsübungen vorgestellt, die sich bewährt haben und die Symptome von Burn-out und Fatigue abmildern. Wer sein Mitgefühl schult, wird sich den Anforderungen des Pflegealltags wieder eher gewachsen fühlen und gesundes Mitgefühl für die Kranken und ihre Angehörigen empfinden. Dann wird man frei, sich auf die aktuelle Krisensituation zu konzentrieren, man bleibt ruhig und setzt die eigene Gesundheit und das eigene Wohlbefinden nicht aufs Spiel.

12.8 Trainingsprogramm

Bitte achten Sie in dieser Woche besonders auf Ihre persönlichen Grenzen. Wenn Sie feststellen, dass Sie sich überfordern und selbst fühlen, was die Patientinnen und Patienten möglicherweise fühlen (Angst, Kummer oder Trauer), lenken Sie sich von den schwierigen Emotionen ab und richten Sie die Aufmerksamkeit erneut auf den Körper und die Atmung. Zentrieren Sie sich und nehmen Sie erst dann die Arbeit wieder auf.

Um geerdet zu bleiben, helfen achtsame Bewegung, Geh- und Sitzmeditationen. An einem Tag folgen auf 15 Minuten Gehmeditation 15 Minuten achtsame Bewegung, am nächsten Tag folgen auf 15 Minuten Sitzmeditation 15 Minuten achtsame Bewegung.

Merkpunkte

- Viele Pflegekräfte leiden an Mitgefühlserschöpfung. Dennoch wird das Problem meist ignoriert, nicht erkannt oder als unbedeutende vorübergehende Störung abgetan.
- Fehlendes Bewusstsein für Mitgefühlserschöpfung kann in eine akute Krise führen und schlimme gesundheitliche Folgen haben.
- Mitgefühl wird oft mit Empathie verwechselt; die beiden Emotionen unterscheiden sich aber und aktivieren zwei verschiedene neuronale Netzwerke im Gehirn.
- Empathie kann Leid verursachen und zum Rückzug führen.
- Mitgefühl dagegen kann verhindern, dass Empathie zum Problem wird und Resilienz aufbauen.

13 Selbstmitgefühl entwickeln

Mitgefühl für andere beginnt mit Freundlichkeit mit uns selbst. Pema Chödrön

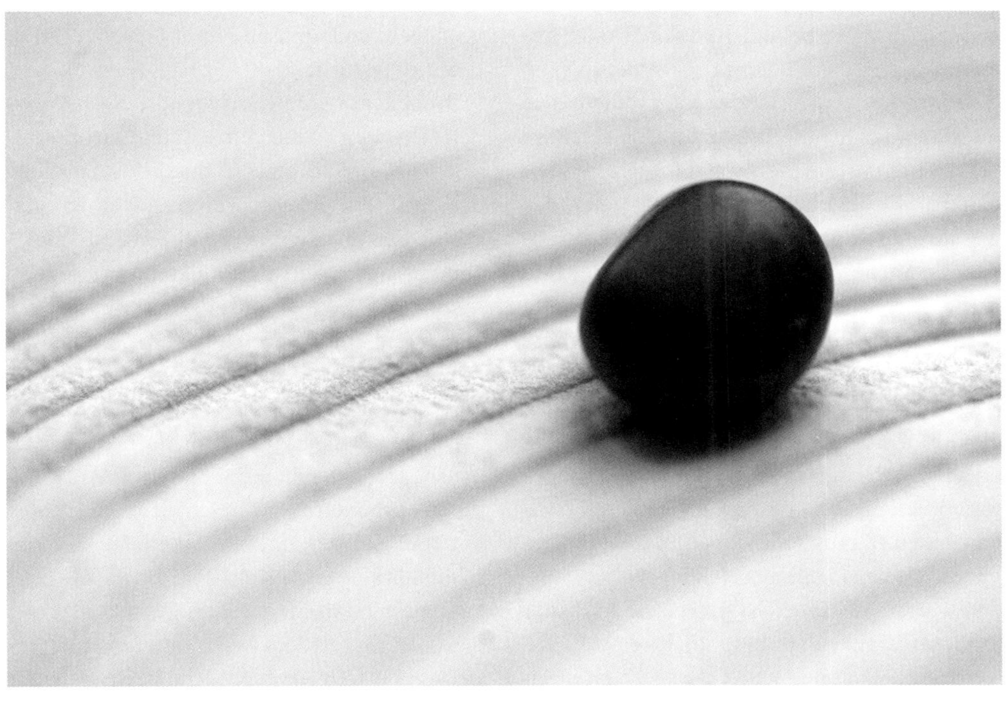

Achtsamkeit vermag von den pathologischen Nebenwirkungen der Mitgefühlserschöpfung zu befreien. Wer wieder ins innere Gleichgewicht kommen will und sich für einen Neuanfang entscheidet, muss Selbstmitgefühl in den Fokus stellen.

Selbstmitgefühl ist die Fähigkeit, gut für sich zu sorgen und das Selbst gesund zu erhalten. Wie Mitgefühl die Bereitschaft ist, das Leiden anderer wahrzunehmen und sich vom Leid anderer berühren zu lassen, ist Selbstmitgefühl die Erweiterung dieser Akzeptanz und Fürsorge auf die eigene Person. Als Antidot für Mitgefühlserschöpfung ist Selbstmitgefühl für professionell Pflegende unerlässlich. Im Grunde verhält es sich wie mit der Sauerstoffmaske im Flugzeug, die man erst selbst anlegen muss, bevor man anderen zu helfen versucht. Nur wer Selbstmitgefühl entwickelt, kann langfristig mitfühlend pflegen und sich warmherzig um andere kümmern.

Debbie, eine Pflegefachfrau, die in Teilzeit auf der Intensivstation und in der Telemetrie arbeitete, war den wohlwollenden fürsorglichen Umgang mit sich selbst nicht gewohnt. Zu ihren Aufgaben gehörte es, Pflegekräften auf den Stationen behilflich zu sein, wenn Patientinnen und Patienten mit schlechten Venen eine Infusion verabreicht werden musste. Die meisten litten Schmerzen und waren den Pflegekräften, die sie versorgten, nicht immer dankbar. Debbie hatte Mitleid mit ihnen. Sie wusste um ihre Schmerzen und tat alles, um ihnen die Sache zu erleichtern, etwa indem sie heiße Tücher um ihre Arme wickelte, feinere Nadeln benutzte und den Stauschlauch möglichst schnell wieder löste. Oft blieb sie noch lange nach der erfolgreichen Maßnahme bei den Kranken und ließ sich von ihrem Befinden erzählen. Manche hatten Schmerzen, andere waren verängstigt, wieder andere bereit, sich den neuen Herausforderungen zu stellen. Eine Patientin, die am offenen Herzen operiert worden war, weinte unablässig, weil sie im Laufe zahlloser Krankenhausaufenthalte so viele Infusionen bekommen hatte, dass sich an ihren Armen Narbengewebe gebildet hatte. Egal wie viel zu tun war, Debbie nahm sich Zeit, den Patientinnen und Patienten zuzuhören, wenn sie von ihren Ängsten und Sorgen erzählten. Sie war deutlich mitfühlender als viele andere Pflegekräfte des Hauses.

Eines Abends, erschöpft und gestresst nach einer intensiven Zwölf-Stunden-Schicht in der Telemetrie, übersah Debbie die Laborwerte eines Patienten, von dem bekannt war, dass er aufgrund eines Nierenversagens einen erhöhten Kaliumspiegel hatte. Am Morgen hatte man ihm wie üblich Blut abgenommen und es zur Untersuchung ins Labor geschickt.

Ein Labortechniker rief Debbie wegen des erhöhten Kaliumwerts an, der in ihren Augen jedoch keine Sofortmaßnahme verlangte, etwa die Hinzuziehung des Notfallteams. Trotzdem wollte sie die Ärztin anrufen, um dem Patienten ein Medikament zur Senkung des Kaliumspiegels verordnen zu lassen. Doch bevor sie dazukam, stürzte ein anderer Patient aus dem Bett. Debbie war so mit diesem Notfall beschäftigt, dass sie den Kranken mit dem hohen Kaliumwert komplett vergaß. In der Zwischenzeit war der Kaliumspiegel allerdings weiter gestiegen, und am Ende ihrer Schicht erlitt er einen Herzstillstand.

Debbie war am Boden zerstört. Sie hatte einen schweren Fehler gemacht und nicht rechtzeitig gehandelt, obwohl ihr die Gefährdung des Patienten bekannt gewesen war. Sie versuchte sich abzulenken, konnte aber an nichts anderes mehr denken. Wie konnte sie nur so dumm sein? Wie konnte sie sich nur ablenken lassen und eine so entscheidende Sache übersehen? Die Stationsleiterin erteilte ihr zwar eine Rüge, war aber auch verständnisvoll und suchte mit Debbie zusammen nach Wegen, lebensbedrohliche Situationen dieser Art künftig zu verhindern. Sie beschwichtigte Debbie mit dem Hinweis, dass Fehler eben nie auszuschließen sind und versicherte ihr, dass es dem Patienten inzwischen wieder gut ging. Debbie machte sich trotzdem weiter bittere Vorwürfe – sie konnte sich einfach nicht beruhigen. Sie meinte, als Pflegekraft auf schreckliche Weise versagt zu haben und kritisierte sich tagelang innerlich so sehr, dass sie sich kaum noch auf die Arbeit konzentrieren konnte. Wäre dieser Fehler einer anderen Pflegeperson unterlaufen, wäre Debbie die Erste gewesen, die sie getröstet und beruhigt hätte. Sich selbst konnte sie nicht trösten, weil sie den Fehler für unverzeihlich hielt. Ihr Mitgefühl für andere war schier unerschöpflich, für sich selbst dagegen Mangelware.

Und wie viel Selbstmitgefühl bringen Sie auf? Stellen Sie sich vor, wie Debbie einen beruflichen Fehler zu machen: Vielleicht sind Sie zu spät zur Arbeit gekommen, haben nicht alles erledigt oder etwas Unpassendes gesagt. Machen Sie sich wegen jeder Kleinigkeiten Vorwürfe? Fragen Sie sich dann womöglich: „Wie konnte ich nur so dumm sein?“ oder: „Warum schaffe ich es nicht, in meiner Dienstzeit so viel zu erledigen wie andere?“

Die selbstkritischen Gedanken kreisen im Kopf und verursachen Stress. Der Versuch, den schmerzhaften Vorwürfen Einhalt zu gebieten, steigert den Stress nur noch. Oft wird man noch lange nach dem auslösenden Ereignis von unangenehmen Gedanken und Gefühlen gequält.

Im Kapitel 9 wurden die drei Stresskomponenten dargestellt, die einen Kreislauf aus körperlicher Anspannung, schmerzlichen Emotionen und Rumination auslösen. Bei Debbie hatte der Fehler alle drei Komponenten getriggert. Zum Glück ist Selbstmitgefühl der Schlüsselfaktor, der diesen Zyklus durchbricht.

13.1 Selbstverurteilungen unterlassen

Wer sich selbst beschimpft, überlässt dem inneren Kritiker das Feld. Der Angstlevel steigt rapide an und aktiviert die Kampf-oder-Flucht-Reaktion. Man ist abgelenkt und selbstkritisch, grübelt über das Geschehene nach, wendet es im Kopf hin und her und kommt zu keinem Ende. Der eigentlich notwendige liebevolle Umgang mit sich selbst gerät dabei völlig aus dem Blick.

Weil wir in dieser Situation Angreifer und Angegriffene in einer Person sind, schüttet der Körper das Stresshormon Cortisol aus. Ein anhaltend hoher Cortisolspiegel schädigt jedoch Körper und Geist, beeinträchtigt die Gesundheit, den Schlaf, die Fähigkeit, klar zu denken und damit die beruflichen Leistungen.

Überlegungen

Haben Sie Schuldgefühle, wenn Sie sich einen Tag krankmelden, weil Sie sich körperlich oder psychisch erholen müssen? Kritisieren Sie sich permanent, weil Sie sich nicht so intensiv um die Patienten und Patientinnen kümmern können, wie diese es oft brauchen oder wünschen? Machen Sie sich weiter Vorwürfe, selbst nachdem andere Ihnen vergeben haben? Hadern Sie fortwährend mit sich, weil sie nicht perfekt sind oder nicht jederzeit die richtigen Antworten parat haben?

Wenn etwas schief geht, sollte man sich dem Sog der Selbstbeschuldigungen entziehen und Selbstmitgefühl praktizieren – das befreit und erleichtert. Wenn uns ein Missgeschick passiert, sollten wir uns gut zureden und eine freundliche und akzeptierende Haltung uns selbst gegenüber einnehmen. Das bedeutet nicht, sich aus der Verantwortung zu stehlen. Im Gegenteil: Wer liebevoll und fürsorglich mit sich selbst umgeht, kann sich eher zu einem Fehler bekennen und den Widerstand aufgeben. Statt uns selbst zu tadeln, können wir unser Scham- und Schuldgefühl oder andere schmerzhafte Gefühle annehmen. Das setzt Energie frei für die Suche nach Lösungen für das aktuelle Dilemma und die Frage, wie sich der Fehler künftig verhindern lässt.

Wenn Ihr Mitgefühl nicht Sie selbst einschließt, ist es nicht vollständig. Jack Kornfield

13.2 Selbstmitgefühl lindert schmerzliche Emotionen

Selbstmitgefühl hilft, belastende Gedanken und Gefühle zu erkennen und zu lindern. Wer die eigenen Gefühle identifiziert und sich liebevoll und nicht allzu streng mit ihnen beschäftigt, aktiviert das allen Menschen angeborene Bindungssystem. Der Körper schüttet Oxytocin aus, das sog. Wohlfühlhormon, und man fühlt sich ruhig, getröstet und geborgen.

Mit etwas Übung gelingt es, sich freundlich und verständnisvoll mit den eigenen Ängsten und Befürchtungen zu beschäftigen, genau wie es Pflegende mit einem Patienten oder einer Patientin tun würden.

Selbstmitgefühl stellt sich unverzüglich ein, wenn wir uns daran erinnern, dass Menschen von Natur aus gut sind und uns eine großzügige Dosis Selbstwertgefühl und Selbstanerkennung zusteht. Wer reichlich achtsames Selbstmitgefühl im Gepäck hat, kann jederzeit darauf zurückgreifen, sich bei Bedarf mit einer Ration Selbstvertrauen und Selbstachtung versorgen und damit Depressionen und Ängste abwenden. Widrige Lebensumstände und Probleme im Pflegealltag lassen sich dann zunehmend leichter bewältigen.

Professionell Pflegende haben den Wert mitfühlender Sorge erst dann verinnerlicht, wenn sie sich auch mitfühlend ihrer selbst annehmen.

Taking Time for Support
Marlene Z. Cohen, Katherine Brown-Saltzman, Merilyn J. Shirk

13.3 Wie selbstmitfühlend Sie?

Wie hoch würden Sie Ihren Selbstmitgefühlslevel einschätzen? Dr. Kirsten Neff, Psychologin an der University of Texas, hat eine Skala entwickelt, die den Grad des Selbstmitgefühls einer Person misst.[44]
Die folgende Kurzversion ihrer Skala wurde vom Psychology Department der Ohio State University neu formatiert.

Lesen Sie jede Aussage sorgfältig durch, bevor Sie antworten und eines der Kästchen ankreuzen. (Direkt unter jedem Kästchen steht die Punktzahl für die Antwort. Die Antworten werden nicht immer gleich bewertet. Mit einem „R" versehenen Items verweisen auf die umgekehrte Reihenfolge.)

Bitte für jedes Item ein Kästchen pro Reihe ankreuzen.

Die Gesamtpunktzahl dividiert durch 12 ergibt den Durchschnittswert.

In den meisten Fällen liegt der Wert um 3,0. Punktzahlen zwischen 1 und 2,5 verweisen auf ein schwach ausgeprägtes Selbstmitgefühl, Punktzahlen zwischen 2,5 und 3,5 auf ein moderat ausgeprägtes Selbstmitgefühl.

Tagebuchreflexion

Entspricht die Punktzahl Ihren Erwartungen? Mit welchen Selbstgesprächen reagieren Sie, wenn Sie einen Fehler machen, mit irgendeiner Sache scheitern oder mit Schwierigkeiten zu kämpfen haben?
Sie könnten sich die oben stehende Skala nach der Lektüre dieses Buchs noch einmal vornehmen, um mögliche Veränderungen festzustellen.

		nie	selten	manchmal	oft	immer
1	Wenn ich in einer Sache versage, die mir wichtig ist, fühle ich mich völlig unfähig. (R)	☐ 5	☐ 4	☐ 3	☐ 2	☐ 1
2	Ich versuche, verständnisvoll und geduldig mit den Aspekten meiner Persönlichkeit umzugehen, die mir nicht gefallen.	☐ 1	☐ 2	☐ 3	☐ 4	☐ 5
3	Wenn mir etwas Schmerzliches zustößt, versuche ich, die Situation ausgewogen zu betrachten.	☐ 1	☐ 2	☐ 3	☐ 4	☐ 5
4	Wenn ich niedergeschlagen bin, denke ich, andere Leute wären viel glücklicher als ich. (R)	☐ 5	☐ 4	☐ 3	☐ 2	☐ 1
5	Ich versuche, meine Schwächen als Teil der menschlichen Natur zu betrachten.	☐ 1	☐ 2	☐ 3	☐ 4	☐ 5
6	Wenn ich durch eine besonders schwierige Lebensphase gehe, gebe ich mir selbst die nötige liebevolle Zuwendung.	☐ 1	☐ 2	☐ 3	☐ 4	☐ 5
7	Wenn mich etwas ärgert, versuche ich, meine Emotionen im Zaum zu halten und ruhig zu bleiben.	☐ 1	☐ 2	☐ 3	☐ 4	☐ 5
8	Wenn ich in einer Sache versage, die mir wichtig ist, fühle ich mich mit meinem Fehler ganz allein. (R)	☐ 5	☐ 4	☐ 3	☐ 2	☐ 1
9	Wenn ich niedergeschlagen bin, beschäftige ich mich zwanghaft mit allen Ungerechtigkeiten oder Missständen. (R)	☐ 5	☐ 4	☐ 3	☐ 2	☐ 1
10	Wenn ich mich irgendwie unzulänglich fühle, erinnere ich mich daran, dass die meisten Menschen dieses Gefühl kennen.	☐ 1	☐ 2	☐ 3	☐ 4	☐ 5
11	Ich leide unter meinen Fehlern und Schwächen und verurteile mich dafür. (R)	☐ 5	☐ 4	☐ 3	☐ 2	☐ 1
12	Ich begegne den Aspekten meiner Persönlichkeit, die mir nicht gefallen, mit Intoleranz und Ungeduld. (R)	☐ 5	☐ 4	☐ 3	☐ 2	☐ 1

13.4 Selbstmitgefühl definieren

Selbstmitgefühl heißt im Sanskrit *maître* und meint den bedingungslosen liebevollen Umgang mit sich selbst und eine grundsätzlich positive Selbsteinschätzung. Im Hebräischen wird Selbstmitgefühl mit „barmherzige standhafte Liebe" übersetzt. Kristin Neff zufolge besteht Selbstmitgefühl aus drei wesentlichen Komponenten:[45]

- *Freundlichkeit mit sich selbst.* Ein liebevoller und fürsorglicher Umgang mit uns selbst. Nachsicht mit den eigenen Unzulänglichkeiten oder angesichts schwieriger Umstände.
- *Gefühl von gemeinsamer Menschlichkeit.* Das Wissen, dass Leiden und Versagen zum menschlichen Leben gehören und dass wir damit nicht allein sind.
- *Achtsamkeit.* Mit belastenden Gefühlen wohlwollend umgehen, damit wir uns nicht allzu sehr mit ihnen identifizieren.

13.5 Selbstmitgefühl heilt und hilft

Selbstmitgefühl zu entwickeln ist nicht schwer; man muss nur regelmäßig üben. Es unterstützt uns und wirkt erleichternd, falls wir uns wegen eines größeren oder kleineren Fehlers selbstbeschuldigen.

Wer übt, wird schon nach kurzer Zeit feststellen, dass sich das Befinden gebessert hat, die Kontrolle über die Gefühle leichter fällt und das Mitgefühl für andere zugenommen hat. Man kann dann leichter akzeptieren, dass Fehlermachen zum Menschsein gehört und wird sich nicht mehr für jeden Lapsus in Grund und Boden schämen.

Forschungsbefunde belegen, dass ein liebevoller Umgang mit sich selbst das Wohlbefinden, die Lebenszufriedenheit und Resilienz verbessert und das Gefühl mitmenschlicher Verbundenheit verstärkt.[46] Selbstmitgefühl bewahrt vor der Negativspirale aus Selbstkritik, Rumination und Scham, weshalb man sich von einem Versagen oder Fehler schneller erholt.

Neff ist eine Pionierin auf dem Gebiet, hat gezeigt, dass jeder und jede achtsames Selbstmitgefühl lernen kann und ein entsprechendes 8-Wochen-Trainingsprogramm entwickelt. Im Jahr 2013 hat sie zusammen mit ihrem Kollegen Christopher Germer von der Harvard University eine randomisierte kontrollierte Studie durchgeführt, mit ermutigenden Ergebnissen: Das Mindful Self-Compassion-Training (MSC) vermag die natürliche menschliche Fähigkeit zu Selbstmitgefühl dramatisch zu verstärken, nämlich um bis zu 40 % in einem Jahr.[47]

Ist das nicht eine eindrucksvolle Zahl? Sie bedeutet, dass alle profitieren, wenn wir unsere Fähigkeit, Selbstmitgefühl zu praktizieren, weiterentwickeln.

Selbstmitgefühl hilft, schmerzliche Gedanken und Gefühle verständnisvoll und akzeptierend wahrzunehmen und zu lindern. Besitzen Sie Charaktereigenschaften, für die Sie sich schämen oder über die Sie sich ärgern? Regelmäßiges Selbstmitgefühlstraining wird den inneren Kritiker zum Schweigen bringen. Sie werden sich vermeintliche Fehler und Unzulänglichkeiten verzeihen und Verständnis aufbringen, wie Sie auch für andere mit den gleichen Charaktereigenschaften Verständnis haben.

Kein Mensch auf dieser Erde ist perfekt, auch Sie nicht. Alle machen Fehler. Wenn die Dinge schieflaufen, sollte man sich keinesfalls zurückziehen und alleingelassen fühlen. Bitte nicht vergessen: Die Welt ist voll mit unvollkommenen, dennoch wunderbaren menschlichen Wesen.

Wir alle haben hin und wieder einen schlechten Tag, können aber lernen, fürsorglicher mit uns umzugehen, wenn uns Fehler unterlaufen oder etwas misslingt. Der freundliche Umgang mit der eigenen Person macht uns selbstsicherer und seelisch stabiler.

13.6 Selbstmitgefühl – Schritt für Schritt

Ein Augenblick Selbstmitgefühl kann den ganzen Tag verändern. Viele solche Augenblicke aneinandergereiht können den ganzen Lebensweg verändern. Christopher Germer

Wenn es uns gelingt, Selbstmitgefühl in unseren Lebensalltag zu bringen, gehen wir liebevoller mit uns um. Zunächst gilt es zu erkennen, ob wir selbstkritisch oder automatisch reagieren – das ist der erste Schritt. Der Körper reagiert auf Selbstkritik. Sobald wir uns bei einer Selbstverurteilung ertappen, richten wir die Aufmerksamkeit auf die körperlichen Empfindungen – auf den flachen Atem, die Wärme im Gesicht oder den verkrampften Bauch.

Im zweiten Schritt beschließen wir, die körperlichen Spannungen und feindseligen Gedanken loszulassen und Freundlichkeit und Verständnis für uns selbst an ihre Stelle zu setzen.

Im letzten Schritt geht es um spezielle Übungen zur Entwicklung von mehr Selbstmitgefühl; sie sind nicht schwer zu erlernen. Nachstehend einige der Website von Neff entnommene Anregungen.[48]

13.7 Innehalten und Selbstmitgefühl praktizieren

Wenn sich die Dinge nicht wunschgemäß entwickeln, sollte man achtsames Selbstmitgefühl praktizieren. Vielleicht kommen Sie zu spät zur Arbeit oder hatten soeben eine Auseinandersetzung mit einer Kollegin oder einem Kollegen. Dann sollten Sie sich nicht in Reaktivität verfangen, sondern eine kleine Selbstmitgefühl-Auszeit gönnen.

Übung

Achtsames Selbstmitgefühl

Um sich mit einer aktuellen belastenden Situation oder kürzlich erlebten schmerzlichen Erfahrung verbinden zu können, ist eine tröstende Gebärde hilfreich. Man kann sich z.B. die Hand aufs Herz legen ... spüren, wie sich das Herz mitfühlend öffnet und dem inneren Schmerz Freundlichkeit schicken. Fürsorglichkeit in Form körperlicher Gesten vermag den Körper zu beruhigen. Egal welche Geste man wählt, solange sie sich stimmig anfühlt und als tröstlich empfunden wird. Neff zufolge aktivieren derlei Gebärden das parasympathische Nervensystem, wirken beruhigend und erleichtern das Loslassen der pausenlos kreisenden schmerzlichen Gedanken und Gefühle.

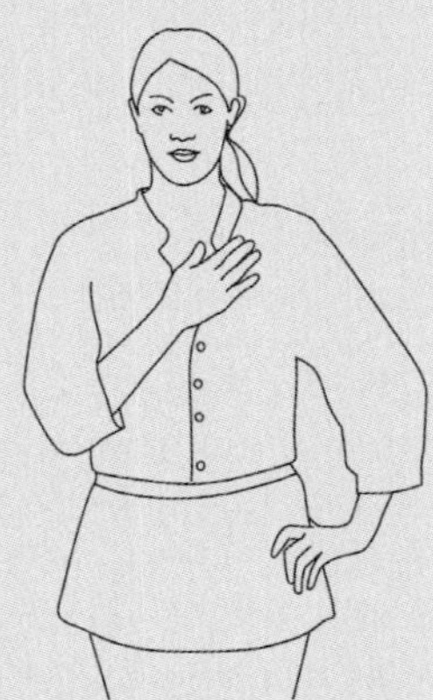

Sprechen Sie sich selbst liebevoll zu. Wenn Sie von starken Gefühlen überwältigt sind, wenn Sie leiden oder sich selbst beschuldigen, ertappen Sie sich vielleicht bei Gedanken wie: „Ich bin ein hoffnungsloser Fall“ oder anderen missbilligenden Kommentaren. Dieses Denken macht die Sache allerdings nur noch schlimmer. Dagegen wirken freundliche Sätze heilend und schmerzlindernd. Bitte Sätze wählen, die zu Ihnen passen, diese auswendig lernen und in Gedanken wiederholen, wann immer Sie Mitgefühl nötig haben.

Das ist ein Augenblick des Leidens. (Achtsamkeit hilft hier anzunehmen was ist.)

- *Leiden ist ein Teil des Lebens.* (Dieser Satz weckt das Gefühl gemeinsamer Menschlichkeit und erinnert daran, dass man beileibe nicht der einzige Mensch ist, der leidet.)

- *Möge ich in dem Augenblick freundlich zu mir sein.* (Mit diesem Satz fällt es leichter, mitfühlend zu sein, statt sich zu tadeln.)

Fühlen Sie sich nach dieser kleinen Auszeit beruhigt und getröstet? Wenn nicht, sollten Sie sich keine Sorgen machen – die Übung fühlt sich anfangs tatsächlich ein wenig seltsam an. Nur Geduld! Es dauert vielleicht eine Weile und braucht etwas Übung, bis man Mitgefühl auch für sich selbst empfinden kann.

Übung

Sich einen mitfühlenden Brief schreiben

Bitte rufen Sie sich ein Thema ins Gedächtnis, das Ihnen unangenehm ist – vielleicht geht es um Ihre äußere Erscheinung oder um einen Fehler, der Ihnen immer noch zu schaffen macht. Stellen Sie sich nun einen Freund oder eine Freundin vor, eine Person, die klug und bedingungslos mitfühlend ist, und versuchen Sie, sich mit deren Augen zu sehen. Malen Sie sich aus, dass dieser befreundete Mensch alle Ihre Stärken und Schwächen kennt, auch alle Dinge, die Sie an sich nicht mögen.

Wie würde der Freund oder die Freundin in dem Moment aus Mitgefühl heraus Ihr Problem kommentieren? Schreiben Sie nun einen Brief an sich selbst, wie ihn die befreundete Person schreiben würde, und stellen Sie dabei das beunruhigende Thema in den Mittelpunkt.

Dann den Brief eine Weile zur Seite legen, ihn später wieder zur Hand nehmen und aufmerksam lesen, damit die Worte tief ins Bewusstsein eindringen.

Tagebuchreflexion

Nehmen Sie sich nach dieser Übung ein wenig Zeit zum Nachdenken.
Wie empfanden Sie die Übung zur Entwicklung von Selbstmitgefühl?
Wie ist es Ihnen ergangen, als Sie von Ihren negativen selbstbeschuldigenden Gedanken abließen und stattdessen freundliche mitfühlenden Worte an sich selbst gerichtet haben?
Haben Sie sich daraufhin beruhigt und getröstet gefühlt?

13.8 Selbstmitgefühl ist gesund!

Die Fähigkeit, Selbstmitgefühl zu empfinden, ist eng mit der Fähigkeit verbunden, anderen Menschen mitfühlend zu begegnen. Professionell Pflegende, die gelernt haben, mitfühlend mit sich selbst umzugehen, können auch besser für ihre Gesundheit sorgen. Die Natur des Pflegeberufs erfordert es, Selbstmitgefühl zu entwickeln, um Mitgefühlserschöpfung vorbeugen und Kranke mitfühlend versorgen zu können.

Selbstmitgefühl ist eine Fähigkeit, die alle lernen können (und sollten!). Praktiziertes Selbstmitgefühl macht emotional belastbarer und resilienter. Es hilft, schmerzliche Erfahrungen hinter sich zu lassen und von Selbstvorwürfen abzusehen. Wer sich selbst mitfühlend begegnet, kann die eigenen Unzulänglichkeiten akzeptieren, kann sich Fehler verzeihen, die nötigen Veränderungen vornehmen und so auf die bestmögliche Art und Weise für sich und andere sorgen.

13.9 Trainingsprogramm

Legen Sie untertags immer wieder kleine Pausen ein, um Selbstmitgefühl zu praktizieren, wenn Ihnen die Dinge über den Kopf zu wachsen drohen. Wem es schwerfällt, täglich zu üben, sollte sich nicht dafür kritisieren, vielmehr freundlich motivieren, am Ball zu bleiben.

Die formellen Übungen täglich durchführen und abwechselnd die Sitzmeditation, achtsame Bewegung und Gehmeditation praktizieren. Die Routinetätigkeiten weiterhin bewusst und achtsam durchführen.

Merkpunkte

- Selbstmitgefühl ist die Fähigkeit, die eigenen schmerzlichen Gedanken und Gefühle zu erkennen und mitfühlend und freundlich mit ihnen umzugehen.
- Ohne Selbstmitgefühl können professionell Pflegende auf Dauer nicht gut für ihre Patienten und Patientinnen sorgen, ohne an Mitgefühlserschöpfung zu leiden.
- Selbstmitgefühl entspricht unserer biologischen Anlage, es aktiviert das Bindungssystem, setzt Oxytocin frei und bewirkt, dass wir uns ruhig, getröstet und sicher fühlen.
- Praktiziertes Selbstmitgefühl verbessert das Wohlbefinden, erhöht die Lebenszufriedenheit, stärkt die zwischenmenschlichen Beziehungen und die persönliche Tatkraft.
- Selbstmitgefühl schützt vor den negativen Folgen von Rumination, Selbstkritik, Scham, Angst und Depression.

14 Mitfühlender werden

Mitgefühl führt keineswegs in die Erschöpfung, wie viele glauben. Im Gegenteil: Es wirkt wahrhaft belebend. Joan Halifax

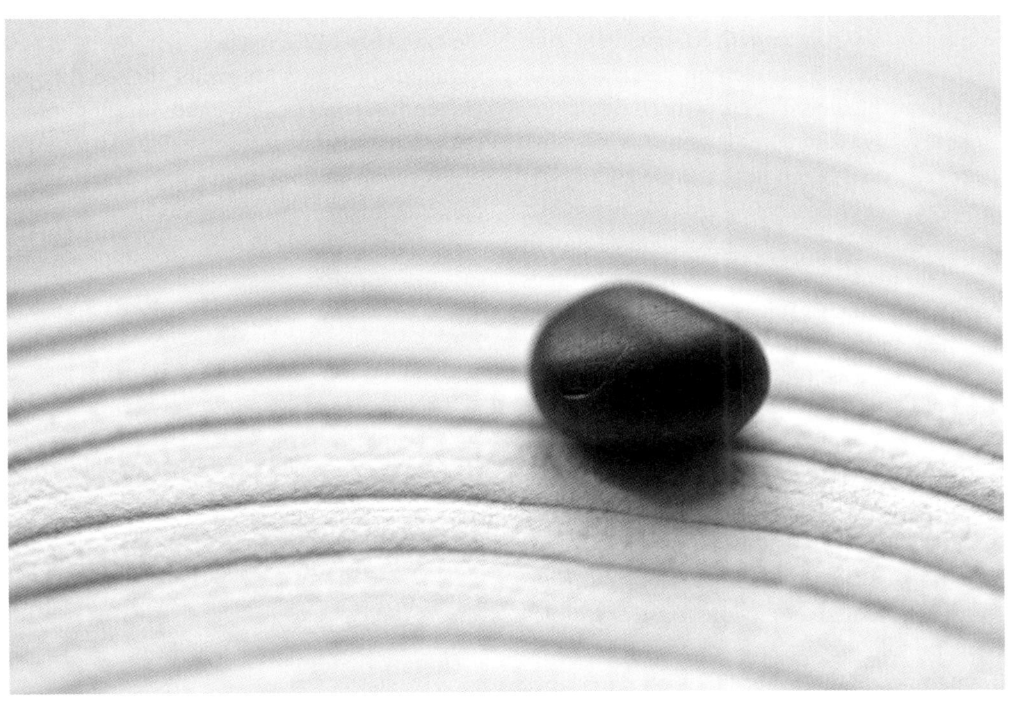

Bitte erinnern Sie sich nun an die Skala zur Einschätzung des Selbstmitgefühls in Kapitel 13. Gehen Sie freundlich und fürsorglich mit sich um? Egal welchen Wert Sie erreicht haben, die Zahl ist lediglich Ihr persönlicher Ausgangspunkt. Mitgefühlslevel sind nie in Stein gemeißelt. Mitgefühl ist nämlich eine Fertigkeit, die trainiert werden kann, genau wie Pflegefachkräfte in ihrer Ausbildung Pflegefertigkeiten trainiert haben. Ihr Mitgefühl zu schulen fällt vielen leicht, leichter als die Pflegeausbildung – und die Praxis fördert und verstärkt diese Fertigkeit.

Mitgefühl ist nicht exklusiv, keine Gabe, die nur bestimmten Menschen vorbehalten ist. Es lässt sich trainieren wie ein schwacher Muskel. Im Prinzip kann jeder Mensch lernen, mit sich und anderen mitfühlender und freundlicher umzugehen.

Das hat auch Melinda festgestellt, die als Pflegefachfrau auf einer Intensivpflege-Überwachungsstation für viele Schwerkranke mit hohem Pflegebedarf zuständig war. Melinda war gestresst und stritt sich regelmäßig mit ihren Kollegen und Kolleginnen, die offenbar nicht bereit waren, ihr zur Hand zu gehen. Wenn sie so von einem Krankenbett zum nächsten eilte, konnte sie ihre Verachtung für alle, die nicht wie sie überdurchschnittlich engagiert waren, kaum verbergen. Als sie eines Tages einen Kollegen bei einer Nachlässigkeit ertappte, kochte sie vor Zorn. Sie beschloss, ihn an seinem Schreibtisch vor dem gesamten Team zur Rede zu stellen – womit sie allerdings nichts erreichte. Es führte lediglich dazu, dass Melinda nun von allen gemieden wurde, was ihren Stress verstärkte.

Melinda hatte eine enge Freundin, ebenfalls Pflegefachfrau, die in einer anderen Abteilung arbeitete, mit der sie sich regelmäßig zum Kaffee traf. Die Freundin hörte sich Melindas endloses Klagelied freundlich an, dann lächelte sie: Das Krankenhaus bot dem gesamten Personal ein neunwöchiges Mitgefühlstraining an. Anfangs lehnte Melinda die Teilnahme rundweg ab, ließ sich dann aber doch überreden, der Sache eine Chance zu geben.

Im Laufe der Schulung stellte Melinda fest, dass viele ihrer schwierigen Gefühle auf mangelhafte Selbstfürsorge schließen ließen. Sie lernte einen freundlicheren Umgang mit sich und ihrer Wut, und bald konnte sie in Teambesprechungen ihre Probleme klar und einfühlsam vorbringen. Offenbar war Selbstmitgefühl die Voraussetzung für einen konstruktiveren Umgang mit ihren negativen Gefühlen. Nachdem sie erkannt hatte, dass alle im gleichen Boot saßen und die Situation für alle schwierig war, konnte sie den Kranken, aber auch den Kolleginnen und Kollegen mehr Mitgefühl entgegenbringen – auch den schwierigen unter ihnen.

Melindas biologisch angelegte Fähigkeit, sich anderen Menschen mitfühlend zuzuwenden, war vielleicht der Grund, weshalb sie sich für den Pflegeberuf entschieden hatte – unter Stress und Zeitdruck war diese natürliche Veranlagung jedoch verkümmert. Davor ist leider niemand gefeit, auch Sie nicht. Um das instinktive Mitgefühl zu aktivieren und zu verstärken, muss es geduldig und wohlwollend kultiviert werden. Wir müssen uns deshalb fest vornehmen, unser Mitgefühl täglich mit gezielten Übungen zu aktivieren. Das gilt besonders für stark beanspruchte Pflegepersonen, die in einem aufreibenden Umfeld arbeiten, in dem zudem die Ressourcen knapp sind.

Überlegungen

Wie oft im Laufe einer Schicht geraten Sie mit Kollegen und Kolleginnen in Streit? Sitzen Sie bei den Mahlzeiten oder in den Pausen oft allein am Tisch? Wie oft sind Sie auf dem Flur einer Person begegnet und haben innerlich böse Kommentare abgegeben, wie: „Fette Schlampe“ oder: „Der ist mal wieder richtig übel gelaunt.“? Wie oft haben Sie sich im Stationszimmer über das Verhalten eines bestimmten Patienten oder einer bestimmten Patientin beklagt?

Die Mitgefühl-Übungen unserer Zeit schöpfen aus einer zweitausendjährigen kontemplativen Meditationstradition und werden inzwischen weltweit gelehrt. Neurowissenschaftliche Studien haben bewiesen, dass das Hirn formbar ist wie ein Muskel. Trainingsprogramme zur Stärkung des Mitgefühls helfen uns, Stress zu bewältigen, präsenter zu werden und im Berufs- und Privatleben mitfühlender zu sein.

14.1 Liebende-Güte-Meditation

Eine der bekanntesten Mitgefühl-Übungen ist die Liebende-Güte-Meditation, um für sich und andere Wohlwollen und Herzensgüte zu entwickeln und sich und den Mitmenschen Gutes und Heilung zu wünschen. Sie hilft, die Aufmerksamkeit von negativen Gedanken weg auf das zu richten, was man für sich und andere am meisten wünscht. Die Liebende-Güte-Meditation öffnet uns für den aufrichtigen Wunsch, alle fühlenden Wesen mögen glücklich sein.

Diese uralte und wunderbare Praxis fördert einen freundlicheren Umgang mit sich und den Mitmenschen. Sie löst belastende Gemütsverfassungen auf und schafft einen Raum, indem wir unser Herz öffnen und Liebe, Empathie und Wohlwollen wachsen können. Mit etwas Übung wird man frei von Abwehr, Neid und Leid und kann für die eigene Person und schließlich für alle Menschen ein Gefühl liebevoller Verbundenheit entwickeln.

Als Lehrerin der Achtsamkeitspraxis, die Fachkräfte in Heil- und Pflegeberufen mit der Liebende-Güte-Meditation vertraut macht, bin ich immer wieder bewegt von den Reaktionen der Leute. Selbst wenn die Übung nur 15 Minuten dauert oder noch kürzer ist, werden die meisten sichtbar entspannter und lockerer. Manchen kommen die Tränen. Nach der Übung fühlen sich die Kursteilnehmer und Kursteilnehmerinnen stets stärker miteinander verbunden.

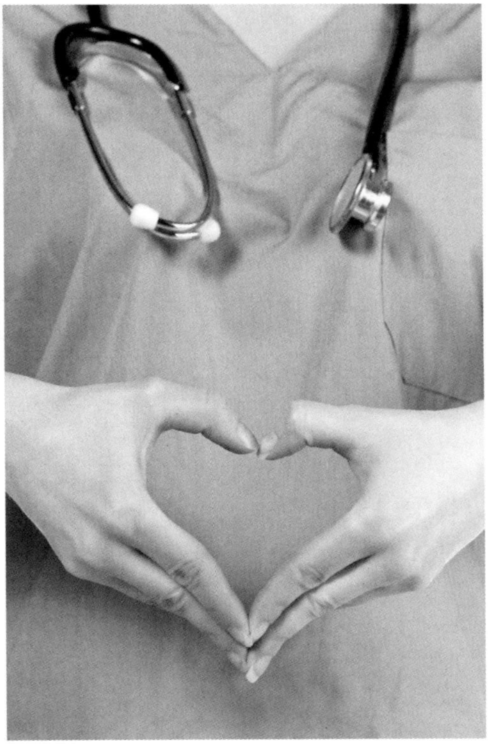

Übung

Liebende-Güte-Meditation

Diese geführte Meditation kann im Sitzen, auf einer Matte oder im Bett liegend durchgeführt werden. Wenn Sie nur kleine Teile der Übung machen können, ist das in Ordnung. Bitte langsam anfangen und das eigene Tempo finden. (Einen Audiokurs dazu bekommt man über www.nursingmindfully.com)

Die Augen sind geschlossen oder halb geöffnet, der Blick ist gesenkt. Jetzt dem Atem nachspüren ... im Bauch, in der Brust oder in der Nase – wo immer er sich am stärksten bemerkbar macht – das Bewusstsein dort eine Weile belassen.

Schließlich die Aufmerksamkeit langsam auf das Herz und die Brust richten ... diesen Bereich ruhig und entspannt werden lassen ... die Anspannung mit jedem Ausatmen loslassen.

Nun die eigene Gestalt visualisieren, sie direkt vor sich sehen ... Herzenswärme spüren und sich Segenswünsche schicken. Man kann sich von ganzem Herzen Gesundheit, Glück und Gelassenheit wünschen. Die Wünsche in Worte fassen und mit folgenden bewährten Sätzen bekräftigen:

Möge ich gesund sein.

Möge ich friedlich und ruhig sein.

Möge ich glücklich sein.

Sich auf den persönlich wichtigsten Satz konzentrieren – jeden Wunsch aufrichtig mehrmals wiederholen – sich selbst mit liebevoller Güte annehmen.

Wenn Sie keine Freundlichkeit verspüren oder die Übung unnatürlich wirkt, ist das kein Grund zur Sorge. Der liebevolle Umgang mit sich selbst fällt vielen Menschen schwer. Bleiben Sie einfach ruhig bei Ihrem Wunsch, selbst wenn sich das liebevolle Gefühl nicht einstellt, und lassen Sie die Sätze mehrmals hintereinander aus dem Herzen kommen.

Dann wird der Kreis Liebender-Güte um eine Person erweitert, die Ihnen geholfen hat oder gut zu Ihnen war – eine Mentorin vielleicht oder ein Lehrer. Visualisieren Sie diesen Menschen und schicken Sie ihm Segenswünsche und freundliche Gedanken:

Mögest du gesund sein.

Mögest du friedlich und ruhig sein.

Mögest du glücklich sein.

Aufsteigende Gedanken werden einfach bemerkt, ohne sie zu werten. Dann mit der Übung fortfahren.

Imaginieren Sie nun einen Menschen, mit dem Sie eng befreundet sind und wünschen Sie ihm mit den gleichen Gedanken und Sätzen Glück und Wohlbefinden.

Stellen Sie sich jetzt eine Person vor, der Sie öfter begegnen, ohne sie näher zu kennen – die Bedienung im Café vielleicht oder den Tankwart. Die „neutrale" Person interessiert Sie nicht sonderlich, vielleicht kennen Sie nicht einmal ihren Namen. Wünschen Sie ihr trotzdem aufrichtig Glück und zwar mit den gleichen Gedanken und Sätzen.

Denken Sie als Nächstes an eine „schwierige" Person, an einen Menschen, mit dem es Konflikte gab. Langsam vorgehen, sich nicht überfordern. Bitte nicht gleich die schwierigste Person in Ihrem Leben auswählen, keine, die starke Gefühle auslöst oder mit der Sie im Streit liegen. Wünschen Sie auch dieser Person Gutes, mit den gleichen Sätzen wie vorher. Wenn die Gedanken abschweifen, werden sie freundlich wieder zurückgebracht. Still für sich einen Satz nach dem anderen wiederholen und an die „schwierige" Person richten.

Nun diese Person aus der Vorstellung verabschieden und alle vier Personen visualisieren ... das Gefühl liebevoller Sorge und Güte an sich selbst und an diese vier Menschen richten.

Versuchen Sie nun, den Kreis der Liebenden-Güte auszudehnen auf Fremde, die ganze Menschheit, auf Tiere und Insekten, Bäume und Pflanzen – Ihre Haltung der Liebenden-Güte kennt keine Grenzen.

Langsam die Aufmerksamkeit wieder auf den Atem richten und vorsichtig die Augen aufschlagen.

Tagebuchreflexion

Was haben Sie bei dieser Übung bemerkt?
Wie war es, Liebende-Güte an eine schwierige Person zu senden?
Wie haben Sie sich nach der Übung gefühlt?

14.2 Liebende-Güte-Meditation für professionell Pflegende

Sharon Salzberg, eine der weltweit bedeutendsten Meditationslehrerinnen und Autorin mehrerer Bücher über Meditation und die Praxis Liebender-Güte hat speziell für Pflegefachpersonen die folgende Übung entwickelt. Die Sätze werden Sie vermutlich ansprechen, weil sie ermöglichen, Freundlichkeit anzubieten, ohne auf das Ergebnis fixiert zu sein, was besonders dann wichtig ist, wenn sich das Ergebnis der eigenen Kontrolle entzieht – im Pflegeberuf kein seltener Fall.

Übung
Liebende-Güte-Meditation für Pflegende

Setzen Sie sich bequem hin und schließen Sie die Augen. Der Rücken ist gerade aufgerichtet, aber nicht steif. Ein paar Mal tief durchatmen und spüren, wie sich der Körper entspannt und die Brust weit wird. Wenn Sie sich bereit fühlen, in der Stille folgende Sätze wiederholen:

Möge ich die innere Kraft finden, anderen geben und selbst empfangen zu können.

Möge ich friedlich und ruhig bleiben und alle Erwartungen loslassen.

Möge ich Liebe schenken, wohl wissend, dass ich den Gang des Lebens, über Leiden und Tod nicht bestimmen kann.

Deine Schmerzen berühren mich, ich weiß jedoch, dass ich keine Macht über sie habe.

Ich wünsche dir Glück und Frieden, kann dir deine Entscheidungen aber nicht abnehmen.

Möge ich meine Grenzen mitfühlend annehmen, wie ich auch die Grenzen anderer annehme.

Wiederholen Sie die Sätze und spüren Sie dabei dem Sinn der Worte nach – sie sollen tief ins Herz einsinken.

Da Mitgefühl am Ende oft das größte Geschenk ist, das die Pflegekraft einem kranken Menschen machen kann, muss Mitgefühl liebevoll gefördert werden, damit es nicht verkümmert.

Compassion Fatigue and Burn-out in Nurses Who Work with Children with Chronic Conditions and Their Families

Jennifer Maytum, Mary Heiman, Ann Garwick

14.3 Selbst Mini-Übungen wirken!

Die Liebende-Güte-Meditation strahlt auf unser Umfeld aus und erfüllt es mit „wohliger Wärme“ – man empfindet den Menschen, dem die Sätze liebender Güte gelten, als vertraut und ähnlich und fühlt sich ihm verbunden. Dank dieser Wärme können wir unser Mitgefühl weiterentwickeln und schließlich auf alle Menschenwesen ausdehnen – schwierige Kollegen und Kolleginnen und herausfordernde Patientinnen und Patienten eingeschlossen.

Die Liebende-Güte-Meditation ist eine zeitsparende Praxis, die zudem nichts kostet. Selbst 10-Minuten-Sitzungen haben sich als nutzbringend erwiesen und geeignet, das Gefühl mitmenschlicher Verbundenheit und Nähe zu verstärken.[50]

Das sind gute Nachrichten für vielbeschäftigte Pflegepersonen unter Zeitdruck.

Brauchen Sie noch einen Anreiz? Die Praxis der Liebende-Güte-Meditation vermag auch den Alterungsprozess zu verzögern. Die Forschung hat nämlich nachgewiesen, dass die Telomere von Frauen, die Liebende-Güte-Meditation praktizieren, etwas länger sind.[51] (Telomere sind die Enden der Chromosomenarme, die unter Stressbelastung kürzer werden.) Vielleicht ist es an der Zeit, sich von teuren Anti-Aging-Produkten zu verabschieden und stattdessen Liebende-Güte zu praktizieren!

14.4 Liebende-Güte-Meditation bei Rückenschmerzen

Wussten Sie, dass die Liebende-Güte-Meditation auch die Schmerzen, den Ärger und das seelische Leid von Menschen mit chronischen Kreuzschmerzen zu lindern vermag?

Larry Wall, der auf der Alzheimer-Station des örtlichen Krankenhauses arbeitete, hat den Nutzen Liebender-Güte am eigenen Leib erfahren. Er war ein engagierter Altenpfleger, der sich nach Kräften um seine Schutzbefohlenen kümmerte, wenngleich es in der Natur seiner Tätigkeit lag, dass er gelegentlich frustriert war. Seine alzheimerkranken Schützlinge waren von Zeit zu Zeit agitiert und aggressiv, gingen ruhelos umher und immer wieder in fremde Zimmer. Larry hatte seine Gefühle jedoch gut unter Kontrolle.

Pearl, einer seiner Lieblingspatientinnen, ging es zunehmend schlechter. Wenn die Dämmerung hereinbrach, wurde sie regelmäßig verwirrt. Sie hielt die Bäume vor dem Fenster für Einbrecher und reagierte dann aggressiv und paranoid. Ihre Wahnvorstellungen verstärkten sich von Tag zu Tag, bis sie schließlich die Pflegehelferin, die sie bei der Körperpflege unterstützte, für eine Angreiferin hielt. Eines Abends stolperte Pearl und stürzte, als sie sich gegen die aufgeschreckte Pflegehelferin zur Wehr setzte, die ihr beim Waschen behilflich sein und ihr das Nachthemd anziehen wollte. Das herbeigerufene Pflegepersonal half Pearl auf die Beine und brachte sie zu Bett. Als Larry versuchte, Pearl hochzuheben, wehrte sie ihn ab und dabei schoss ihm ein scharfer Schmerz ins Kreuz.

Am nächsten Morgen wachte Larry mit völlig verkrampftem Rücken auf. Nach mehreren vergeblichen Besuchen bei verschiedenen Ärzten wandte er sich schließlich an einen Chirurgen, der seinen Bandscheibenvorfall operierte. Leider waren die Schmerzen mit der Operation nicht verschwunden. Larry hatte fast pausenlos Beschwerden beim Gehen und konnte seine Arbeit nicht wie geplant wieder aufnehmen.

Er versuchte es mit Massagen, Chiropraktik und Physiotherapie, die ihm zwar vorübergehend etwas Erleichterung verschafften, längerfristig jedoch keine echte Hilfe waren. Eines Tages lag er mit einer besonders schlimmen Schmerzattacke auf der Couch und sah dabei im Fernsehen einen Bericht über das Liebende-Güte-Meditationsprogramm der Standford University. Da er sich von jeher für Meditation interessiert hatte, machte er sofort Gebrauch davon und schickte sich Sätze Liebender-Güte, während er dalag und sich mit den unangenehmen Empfindungen herumquälte. Statt sich besorgt zu fragen, wie lange der Schmerz wohl anhalten würde, konzentrierte er sich auf diesen Augenblick des Leidens und die Botschaften Liebender-Güte an die eigene Person. Er widmete sich über viele Tage hinweg, manchmal zweimal täglich dieser Praxis, bis er merkte, dass sein Rücken nicht mehr so wehtat. Liebende-Güte wurde zum „Medikament", zum natürlichen täglichen Ritual. Nach sechs Monaten im Krankenstand kehrte er an den Arbeitsplatz zurück, wo er dank des Liebenden-Güte-Praxisprogramms dem anstrengenden Pflegealltag erneut gewachsen war.

Wissenschaftliche Untersuchungen belegen Larrys Erfahrung, dass die Liebende-Güte-Meditation Rückenschmerzen zu lindern vermag. James Carson und sein Team am Duke University Medical Center testete an Personen mit chronischen Kreuzschmerzen ein achtwöchiges Liebende-Güte-Praxisprogramm.[52] Dafür wurden dem Zufallsprinzip folgend zwei Gruppen gebildet: Die eine Gruppe nahm an einem Kurs für Liebende-Güte-Meditation teil, die andere wurde wie üblich behandelt. Die ganzen acht Wochen über wurden alle Teilnehmenden auf Schmerzen, Wut und psychische Belastungen hin untersucht.

In der Liebende-Güte-Meditationsgruppe sanken die Schmerz- und Belastungslevel der Leute – bei der wie üblich behandelten Gruppe nicht. Interessant auch, dass die Heilwirkung der Praxis Liebender-Güte „dosisabhängig" war. Eine Analyse der Tagebücher ergab, dass die Patientinnen und Patienten an Tagen, an denen sie länger meditierten, weniger Schmerzen hatten – und tags darauf weniger wütend waren.[53] Die Personen in der Meditationsgruppe profitierten auch nach Abschluss der Studie weiter von den Vorteilen der Liebende-Güte-Praxis.

Forschungsbefunde zeigen, dass die Liebende-Güte-Meditation vielfältige gesundheitliche Vorteile hat und beispielsweise Migräne, Stress, das Risiko für kardiovaskuläre Erkrankungen, sowie Ängste und negative Emotionen einzudämmen vermag.[54] Das ist aber noch nicht alles: Die Praxis der Liebenden-Güte sorgt für einen stabilen Blutdruck, fördert positive Emotion und verbessert die Hirnfunktionen.

All diese Dinge sind im Alltag von Vorteil, besonders aber im Arbeitsalltag von Pflegepersonen. Der Pflegeberuf ist körperlich und emotional belastend – Stress geradezu vorprogrammiert. Die tägliche Plackerei kann zu Rückenbeschwerden führen, den allgemeinen Gesundheitszustand verschlechtern und emotionale Belastungen verursachen. Wie gut, dass die Liebende-Güte-Meditation all diesen Schwierigkeiten entgegenwirkt.

14.5 Mitgefühl kultivieren

Während man mit Liebender-Güte anderen Glück und Wohlergehen wünscht, empfinden wir Mitgefühl angesichts des Leidens anderer und zugleich den Wunsch zu helfen. Wenn wir einem Menschen Glück wünschen, praktizieren wir Liebende- Güte, wenn wir einen Menschen leiden sehen und den Drang spüren, sein Leid zu lindern, praktizieren wir Mitgefühl. Liebende-Güte und Mitgefühl haben Ähnlichkeiten, wobei Mitgefühl eine größere Herausforderung ist, weil es aufkommt, wenn wir den Schmerz eines anderen Menschen mitansehen und Empathie empfinden.

In nächster Nähe eines Menschen zu sitzen, der Mitgefühl im Herzen trägt – das ist eine ganz wunderbare Sache. Thich Nhat Hanh

14.6 So wie ich

Mitgefühl kann auf verschiedene Art und Weise und in unterschiedlichen Kontexten praktiziert werden. Es hilft besonders in Situationen, wenn man Mühe hat, die Sichtweise anderer zu verstehen und empathisch zu sein. Wer Schwierigkeiten mit einem Kollegen oder einer Kollegin hat, mit einem Patienten oder einer Patientin nicht zurechtkommt oder zu irgendeiner anderen Person keine Verbindung herstellen kann, sollte es mit einer bestimmten Übung versuchen, mit „So wie ich". Wenn wir die Aufmerksamkeit auf Dinge lenken, die wir mit jedem menschlichen Wesen gemeinsam haben, statt die Unterschiede zu betonen, gelingt es eher, freundliche Gefühle für andere zu hegen und freundlicher zu handeln. Wenn Sie Zeit und Mühe darauf verwenden, an Dinge zu denken, die uns als Menschen verbinden, wird diese Denkweise über die Zeit zur Gewohnheit – zum Nutzen Ihrer Beziehungen.

Übung
So wie ich

Eine bequeme Sitzhaltung einnehmen, dabei entspannt und doch wach sein ... die Augen schließen. Ein paar tiefe Atemzüge machen ... möglichst lang und langsam ein- und ausatmen.

Jetzt an die Person denken, mit der es Schwierigkeiten gibt.

Diese Person visualisieren und spüren, was dabei in Körper und Geist vorgeht ... wahrnehmen, was sich verändert ... ob Verspannungen auftreten.

Sich nun ein paar Minuten mit der Tatsache beschäftigen, dass der oder die andere ein menschliches Wesen ist, „so wie ich". Bei dieser inneren Haltung verweilen und langsam für sich folgende Sätze wiederholen:

So wie ich, sucht auch dieser Mensch nach Glück und Zufriedenheit im Leben.

So wie ich, hat auch dieser Mensch Einsamkeit, Traurigkeit und Verwirrung erlebt.

So wie ich, hat auch dieser Mensch Fehler gemacht und Entscheidungen bereut.

So wie ich, möchte auch dieser Mensch Leiden vermeiden.

So wie ich, wünscht sich auch dieser Mensch Liebe und Anerkennung.

Wenn man aufrichtig empathisch ist, wächst die Erkenntnis, dass auch der andere Mensch leidet und sein Schmerz dem eigenen gleicht.

Spüren Sie, wie Sie innerlich sanfter werden, wie sich das Herz öffnet und der Wunsch aufsteigt, den anderen vom Leid zu befreien? Dann bei diesem Gefühl verweilen und beobachten, wie sich der Körper dabei verändert ... dem Gefühl erlauben zu wachsen ... das Herz weiter öffnen.

Jetzt können Sie der Person gute Wünsche schicken:

Möge dieser Mensch frei sein von Leiden.

Möge dieser Mensch lernen, die Schwierigkeiten des Lebens klug zu bewältigen.

Möge dieser Mensch glücklich sein.

Weil er ein menschliches Wesen ist. So wie ich.

Jetzt die Aufmerksamkeit wieder auf den Atem richten, langsam die Augen aufschlagen und die Umgebung wahrnehmen.

Tagebuchreflexion

Nehmen Sie sich nun ein wenig Zeit zu beobachten, ob Sie sich anders fühlen als vor dieser Übung.
Ist Ihnen etwas schwergefallen? Wenn ja, was?
Was haben Sie herausgefunden?

Mitgefühl-Übungen erinnern uns unsere gemeinsame menschliche Natur. Wir alle machen Fehler, jeder und jede von uns. Auch unsere Mitmenschen fühlen Schmerz und Kummer und leiden unter Zurückweisungen. Wer beharrlich übt, bemerkt nach einiger Zeit, wie sich das Mitgefühl auch im Alltag ganz selbstverständlich einstellt und dass es mögliche negative Gedanken und Gefühle tilgt. Der Gedanke an das, was uns als Menschen verbindet, erleichtert das Umdenken und den Perspektivenwechsel. An die Stelle von Ressentiments und Feindseligkeiten treten Gefühle von Verbundenheit und ein wachsendes natürliches Mitgefühl für sich und andere.

Pflegefachmann Phil Peterson arbeitet auf der neurologischen Station des örtlichen Krankenhauses. Er erzählte mir folgende Geschichte: Er respektierte seine vorgesetzte Pflegedienstleiterin zwar, kam jedoch einfach nicht gut mit ihr aus. Sie nörgelte ständig an ihm herum, obwohl Phil hervorragende Arbeit leistete. Oft rief sie ihn in ihr Büro, um ihn wegen seiner Fehler und Schwächen zurechtzuweisen. Angeblich verbringe er zu viel Zeit mit dem Besorgen von Schmerztabletten für die Patientinnen und Patienten, außerdem entsprächen seine Assessments der komplexen neurologischen Krankheitsbilder nicht den geforderten Standards. Sobald Phil ihr auf dem Flur begegnete, stockte ihm der Atem und er bekam starkes Herzklopfen.

Glücklicherweise war Phil mit Meditation vertraut und nahm regelmäßig an Retreats teil. Er wusste, dass er mit seiner überheblichen Vorgesetzten nur mithilfe meditativer Mitgefühl-Übungen besser zurechtkommen würde. Daraufhin praktizierte er täglich und richtete sein Mitgefühl auf die Pflegedienstleiterin. Im Laufe der Zeit wurde ihm bewusst, wie viel Verantwortung auf ihr lastete. Als Leiterin der neurologischen Abteilung mit einer sehr anspruchsvollen Aufgabe betraut, stand sie unter erheblichem Stress. Sie ist „*so wie ich*", dachte Phil. Nach und nach gelang es ihm, sein Herz zu öffnen und ihr Gutes zu wünschen.

Während er dieser Frau zuvor möglichst aus dem Weg gegangen war, konnte er nach einigen Wochen meditativer Mitgefühl-Übungen auf sie zugehen. Wenn sie auf der Station erschien, um seine Arbeitsweise kritisch unter die Lupe zu nehmen, hielt Phil kurz inne, um sich zu erden und die Angst in den Augen seiner Vorgesetzten mitfühlend wahrzunehmen. Nachdem er ihr über die Situation der Patienten und Patientinnen berichtet hatte, atmete er tief durch und fragte: „Wie geht es Ihnen heute? Sie wirken etwas angespannt. Kann ich vielleicht irgendwie behilflich sein?"

Phil hielt den Atem an und erwartete eine brüske Zurückweisung. Sie blickte ihn aber nur aufmerksam an und bemerkte: „Oh, Sie sind der Erste auf dieser Station, der sich je nach meinem Befinden erkundigt und Unterstützung angeboten hat. Vielen Dank dafür."

Die Abteilungsleiterin stand zwar auch weiter erkennbar unter Stress, war auch gelegentlich überkritisch, Phil hatte jedoch viel mehr Verständnis für sie. Er blieb mitfühlend, würdigte ihre Bemühungen und verzieh ihr, dass sie ihren Ärger an ihm ausließ. Er hatte einfach keine Angst mehr vor ihr. Wenn er sah, wie sie kontrollierend von Zimmer zu Zimmer ging, blieb er gelassen und freundlich. „Sie tut ihr Bestes unter schwierigen Bedingungen", ermahnte er sich, *„so wie ich"*.

14.7 Tonglen-vor-Ort

Tonglen ist eine weitere Meditationsübung zur Entwicklung von Mitgefühl. Das Wort kommt aus dem Tibetischen und bedeutet „aufnehmen und aussenden". In der Tonglen-Praxis nimmt man den Schmerz und das Leid seiner Mitmenschen in sich auf (und vergegenwärtigt sich das eigene Leid) und schickt ihnen gedanklich Linderung, Mitgefühl und Glück. Tonglen wirkt der menschlichen Neigung, emotionales Leid zu meiden, entgegen. Statt den Schmerz wegzuschieben, lädt Tonglen uns ein, auf ihn zuzugehen. Das zu tun, mag zwar der eigenen Intuition widersprechen, ist jedoch eine altbewährte Praxis zur Stärkung des Mitgefühls für sich und andere.

Die formelle Tonglen-Praxis kann für Anfänger ziemlich kompliziert und anspruchsvoll sein. Um sich nicht zu überfordern, ist Tonglen-vor-Ort der einfachere Weg. Dabei verbindet man sich beim Einatmen gedanklich mit dem Leid seiner Mitmenschen und sendet ihnen beim Ausatmen gedanklich Linderung, Freundlichkeit und Wohlergehen.

Tonglen-vor-Ort kann jederzeit und überall praktiziert werden. Kein Zweifel: In einem Krankenhaus begegnen wir täglich unzähligen belastenden und schwierigen Situationen. Die folgende Übung ist ein guter Einstieg. Professionell Pflegende sollten im Laufe des Tages, immer wenn sie einem leidenden Menschen begegnen, kurz innehalten und Tonglen praktizieren. Das bedeutet, ihm beim Ausatmen Frieden, Freude und Gelassenheit zu senden.

Übung
Tonglen-vor-Ort

Erinnern Sie sich an eine Person, die körperlich oder seelisch leidet: Atmen Sie langsam ein und aus ... stellen Sie sich vor, ruhig an der Seite dieses Menschen zu verweilen. Dabei seine äußere Erscheinung und sein inneres Wesen klar vor das geistige Auge bringen.

Jetzt gedanklich den Schmerz der Person einatmen ... bis er tief ins eigene Herz gedrungen ist.

Beim Ausatmen das Leid loslassen und der Person von ganzem Herzen alle Ruhe und Zufriedenheit der Welt wünschen.

Tagebuchreflexion

Bitte denken Sie nun über Ihre Tonglen-Praxis nach.
Ist Ihnen die Übung leichtgefallen oder hatten Sie Probleme damit?
Wenn Sie nun an diese Erfahrung zurückdenken, wie fühlen Sie sich dabei?

Wenn man lernt, dem Schmerz entgegenzugehen und dort zu verweilen, wachsen das Mitgefühl und die Fähigkeit, sich mit dem leidenden Wesen zu verbinden, ihr Leid einzuatmen und Glück dorthin auszuatmen. Das ist Tonglen-vor-Ort.

Tonglen ist auch eine bewährte Hilfe in emotional aufgeladenen Situationen am Arbeitsplatz, z.B. bei Stress und Konflikten im Pflegeteam oder mit der Stationsleitung, die zu eskalieren drohen. Dann fallen womöglich böse Worte. Statt automatisch zu reagieren, ist nun der Moment für Tonglen-vor-Ort. Also besser innehalten und in das Zerwürfnis und die belastenden Gefühle hineinatmen. Beim Ausatmen spüren, wie sich Wärme und Erleichterung ausbreiten und alle Beteiligten erfassen.

Will man später den Konflikt direkt ansprechen, hilft Tonglen-vor-Ort, vorab praktiziert, den Dialog klar und sachlicher zu führen.

Wer sein schlafendes Mitgefühl geweckt hat und wahrhaft mitfühlend ist, wird gestärkt und kann sich in Wort und Tat und mit der Kraft des Geistes für das Wohl der Mitmenschen einsetzen. Jamgon Kongtrul

June Boyle ist eine auf ganzheitlicher Betreuung spezialisierte Pflegefachfrau für Menschen mit Krebs. Sie hat selbst eine Krebserkrankung überlebt und meditiert seit vielen Jahren. Um ihre Arbeitskraft zu erhalten, nimmt sie einmal jährlich an einem einwöchigen Retreat teil. Ob auf am Krankenbett oder im Stationszimmer – schwierige Situationen gehören zu ihrem Alltag.

June hält untertags immer wieder kurz inne und praktiziert Tonglen-vor-Ort, wenn sie mit einer Kollegin oder einem Kollegen uneins ist oder einem leidenden Menschen begegnet. Sie atmet dann in den Schmerz dieses Menschen hinein und schickt ihm beim Ausatmen Frieden, Freude und Gelassenheit. Tonglen-vor-Ort ist eine Praxis, die uns jederzeit zur Verfügung steht und die Bewältigung des Pflegealltags erleichtert – June ist ein gutes Beispiel dafür.

14.8 Liebende-Güte-Meditation und Mitgefühl im Alltag

Liebende-Güte-Meditation und Mitgefühl-Übungen sind zwar formelle Praktiken, sollten aber nicht vom Lebensalltag losgelöst sein. Beginnen wir deshalb jeden Tag mit dem aufrichtigen Wunsch, unsere privaten und beruflichen Beziehungen mit Freundlichkeit und Herzensgüte zu erfüllen. Senden wir allen Menschen, denen wir begegnen, liebevolle wohlwollende Gedanken. Die Übung kann Familienangehörigen, befreundeten Menschen und Teammitgliedern gelten, ebenso den Patienten und Patientinnen, die unserer Fürsorge anvertraut sind – auch den schwierigen unter ihnen. Man erfährt dabei, wie gut es sich anfühlt, liebevolle Güte und Mitgefühl auszustrahlen.

Val Heraty, eine in der Notfallambulanz eines großen städtischen Krankenhauses eingesetzte Pflegefachfrau, nimmt sich jeden Morgen vor, ihre Arbeit mitfühlend zu verrichten. Von ihren Eltern hat sie bereits als Jugendliche meditieren gelernt, weshalb sich Val für den Stress, der mit ihren Aufgaben einhergeht, gut gerüstet fühlt. Sie wacht früh auf, um Zeit zum Meditieren zu haben. Ihr erster Gedanke am Morgen ist ein *Gatha*, ein kurzer Vers, der sie auf Mitgefühl einstimmt. Sie wiederholt den *Gatha*-Satz im Rhythmus ihrer Atemzüge und steht erst nach diesem Morgenritual auf. Jetzt kann der Tag beginnen.

Übung
Mitgefühl-Mantra

Wiederholen Sie jeden Morgen nach dem Aufwachen ein *Gatha*, einen schlichten Satz, der Sie auf Ihr Ziel fokussiert, heute mitfühlend zu sein.

Das folgende Mantra stammt vom Zen-Mönch Thich Nhat Hanh[55]; der Dharma-Lehrer Poep Sa Frank Jude Boccio hat es adaptiert.

Wenn Sie sich von diesen Sätzen angesprochen fühlen, sprechen Sie sie nach dem Aufwachen oder formulieren Sie ein eigenes Mantra:

Ich wache auf und lächle.

Ein neuer Tag liegt vor mir.

Ich will jeden Augenblick achtsam leben

und alle Wesen

mit freundlichen und mitfühlenden Augen sehen.

Die nächste Übung hilft, sich die Tonglen-Praxis und andere Übungen, die in diesem Kapitel vorgestellt wurden, zur Gewohnheit zu machen.

Übung
Mitgefühl-Reflexion

Nehmen Sie sich vor dem Schlafengehen ein wenig Zeit darüber nachzudenken, wie mitfühlend Sie heute gewesen sind. Notieren Sie Ihre Gedanken, wenn Schreiben das Nachdenken beflügelt. Sich einfach an die Begegnungen und Ereignisse des Tages erinnern. Dann das eigene Verhalten betrachten, ohne allzu streng mit sich zu sein. Bitte überlegen:

Wie mitfühlend war ich?

Wann habe ich mitfühlend gehandelt?

Was hat mich daran gehindert?

Verstehen Sie nun, weshalb Sie in einer Situation mitfühlend gewesen sind, in einer anderen nicht?

Was hätten Sie besser machen können?

Was haben Sie gelernt?

14.9 Mitfühlend führen und leiten

In diesem Kapitel wurde aufgezeigt, wie man mit formellen Übungen das natürliche Mitgefühl stärken kann – es gibt aber auch noch andere Wege. On-the-Job-Training, Workshops, Kurse und Online-Angebote sind gute Möglichkeiten, sein Mitgefühl zu kultivieren.

The Journal of Nursing Management hat eine Zwölfjahresstudie über Pflegekräfte veröffentlicht, die ein Training für Mitgefühl in der Pflege absolviert haben.[56] In ihrer Ausbildungszeit hatten alle gelernt, mitfühlend zu pflegen. Wenn die Schüler und Schülerinnen jedoch im Laufe ihrer praktischen Ausbildung einer nicht-mitfühlenden Pflegefachkraft zugewiesen wurden, die sie anleiten sollte, setzten sie ihr mitfühlendes Verhalten nicht fort, während andere, die von einer mitfühlenden Pflegefachkraft angeleitet wurden, weiter mitfühlend waren.

Die Schlussfolgerung ist klar: Erfahrene Pflegepersonen in leitenden Positionen spielen eine Schlüsselrolle, wenn es darum geht, aus Schülerinnen und Schülern mitfühlende Pflegefachkräfte zu machen. Bitte nie vergessen: Führungskräfte sind Rollenvorbilder und deshalb verpflichtet, den Pflegeschülerinnen und Pflegeschülern Mitgefühl vorzuleben.

Ob zuhause oder am Arbeitsplatz, die hier beschriebenen Übungen trainieren die „Mitgefühlsmuskulatur" und fördern Liebende-Güte. Wie Achtsamkeit, sind auch Liebende-Güte und Mitgefühl natürliche menschliche Eigenschaften, die geübt und geduldig kultiviert werden müssen.

Menschen, die ihr Mitgefühl weiterentwickeln, werden zunehmend ruhiger, glücklicher und zufriedener mit ihrem Leben, was auf die Menschen in ihrer Umgebung ausstrahlt und auch deren Leben bereichert.

Trainieren Sie Ihr Mitgefühl geduldig, im eigenen Tempo, im Vertrauen auf Ihre Herzensgüte – folgen Sie der Stimme des Herzens.

14.10 Trainingsprogramm

Praktizieren Sie abwechselnd täglich mindestens 15 Minuten die Liebende-Güte-Meditation oder eine Mitgefühl-Übung Ihrer Wahl zusammen mit Atembetrachtung. Erweist sich die formelle Praxis als schwierig, versuchen Sie Liebende-Güte im Alltag zu praktizieren, indem Sie einem Menschen, dem Sie begegnen oder an den Sie sich erinnern, Freundlichkeit entgegenbringen.

Bitte nun die Lektüre dieses Buchs unterbrechen, um die Übungen zu verinnerlichen und sich erst dann den letzten Teil vornehmen.

Bitte Tagebuch führen und über Ihre bis hierher mit den verschiedenen Praktiken gemachten Erfahrungen reflektieren.

Merkpunkte

- Liebende-Güte-Meditation ist die Praxis, mit der man sich und anderen Glück und Wohlergehen wünscht, Mitgefühl ist der Wunsch, das Leiden anderer zu lindern.
- Jede dieser Übungen ist ein Werkzeug, das Sie brauchen, um Resilienz zu erwerben und Mitgefühlserschöpfung zu verhindern oder zu heilen.
- Als leitende Pflegekraft sind Sie ein Rollenmodell und verpflichtet, Pflegeschülerinnen und Pflegeschülern Mitgefühl vorzuleben, damit sie zu mitfühlenden Pflegefachleuten werden.

Teil IV – Mehr Erfolg mit Achtsamkeit

Wer die Welt gewinnen will, sei frei von Geschäftigkeit. Wer viel beschäftigt ist, eignet sich nicht, die Welt zu gewinnen. Durch Nicht-Tun wird die Welt gewonnen. Durch Tun wird die Welt verloren.

Laotse

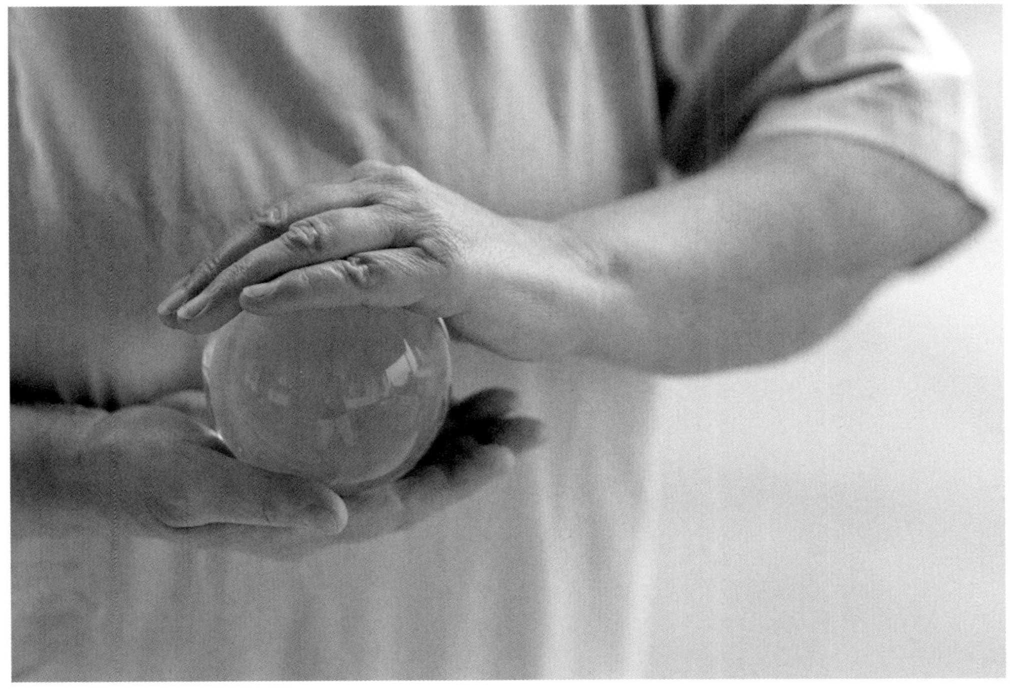

15 Der achtsame Umgang mit Gedanken

Glaube nicht alles, was du denkst. Gedanken sind Gedanken – nichts weiter. Allan Lokos

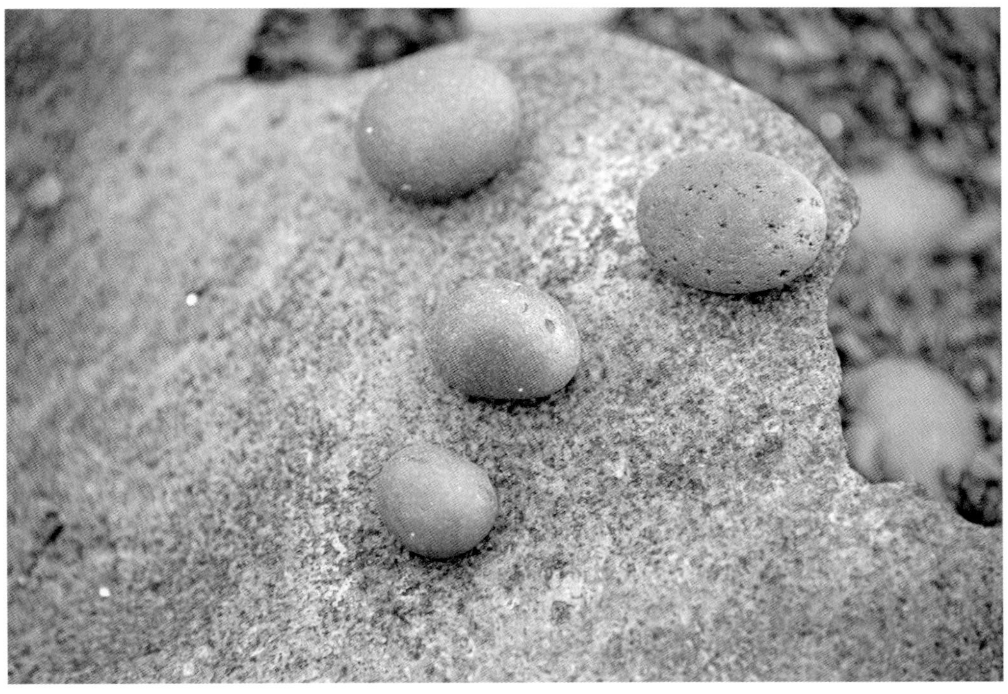

Samantha war eine begeisterte Hebamme, der es Freude machte, Frauen während der Schwangerschaft und bei der Geburt zu betreuen. In Anwesenheit von Ärzten und Ärztinnen oder anderen Betreuungskräften fühlte sich jedoch oft unsicher. Nicht alle im Bereich der Geburtshilfe tätigen Fachleute respektierten ihre Rolle als Hebamme; manche zogen medizinische Fachkräfte vor. Deshalb reagierte sie auf diesen Punkt besonders sensibel. Als sich Samantha eines Nachts um eine Gebärende kümmerte, schlug ihr eine Kollegin vor, Dr. Smith hinzuzuziehen. Samantha wies das Ansinnen vehement zurück – sie brauchte seine Hilfe nicht und konnte die Frau sehr wohl alleine betreuen.

Dennoch liefen ihre Gedanken Amok. Die ganze Zeit, während sie die Frau durch die Entbindung begleitete, ging ihr die Frage der Kollegin nicht aus dem Kopf. War es nicht unverschämt gewesen, ihr Hilfebedarf zu unterstellen? Sie war schließlich genauso gut wie Dr. Smith und brachte zudem eine persönlichere Note in die Versorgung der Frauen. Der Vorschlag war eine Beleidigung gewesen – sie war dieser Geburt leicht gewachsen. Mit zusammengebissenen Zähnen und Wut im Bauch hörte sie nicht auf zu grübeln, bis das Baby geboren war. Normalerweise blieb sie voll auf den Geburtsvorgang konzentriert – diesmal nicht. Sie war zerstreut und beschäftigte sich innerlich mit der Bemerkung der Kollegin und mit der Frage, weshalb jemand auf die Idee kommen konnte, sie hätte Unterstützung nötig.

Wer hat sich nicht schon einmal wie Samantha in zwanghafte Gedanken verstrickt? Wenn wir ein wenig niedergeschlagen oder gestresst sind, nehmen wir uns die Dinge manchmal sehr zu Herzen und kauen in Gedanken immer wieder durch, was jemand gesagt hat oder was passiert ist. Dieser Vorgang heißt Rumination. Wie eine Kuh ihr Futter wiederkäut, kommen die Gedanken immer wieder hoch und werden nochmal durchgekaut. Das funktioniert beim lieben Vieh recht gut, beim Menschen weniger. Wie eine kaputte Schallplatte wiederholen wir im Geist das Szenarium und suchen nach einer Lösung, was das Problem aber lediglich verstärkt, weil sich die unguten Gefühle dabei intensivieren. Negative Gedanken verschlechtern die Stimmung und verspannen den Körper, was unserer privaten und beruflichen Funktionsfähigkeit schadet. Die allzu gründliche Situationsanalyse ist reine Zeitverschwendung.

Denken können ist eine wunderbare Fähigkeit – ohne sie wäre die Lektüre dieses Werks sinnlos und könnten wir weder Pläne schmieden noch Entscheidungen treffen. Wie Samanthas Beispiel zeigt, hat das Denkvermögen auch eine Kehrseite. Unsere Gedanken sind oft negativ und übertrieben selbstkritisch.

Überlegungen

Haben Sie schon einmal voreilig einen Schluss gezogen über eine persönliche Bemerkung oder über Vorgänge, die Sie aus der Ferne beobachtet haben? Empfinden Sie konstruktive Kritik wie einen Schlag ins Gesicht oder einen Dolchstoß in den Rücken? Wenn Ihnen eine Kollegin vorschlägt, bei der Arbeit etwas anders zu machen, haben Sie dann das Gefühl, sie hacke auf Ihnen herum? Wenn Sie beobachten, wie sich ein paar Pflegekräfte unterhalten, glauben Sie dann automatisch, es ginge um Sie?

15.1 Achtsames Denken

Der Hauptgrund für Unglück ist nie die Situation selbst, sondern deine Wahrnehmung der Situation.
Eckhart Tolle

Wer Achtsamkeit praktiziert versucht nicht, das Denken einzustellen. Unsere Gedanken sind nämlich nicht das Problem. Der menschliche Geist produziert ständig Gedanken, sie sind das, was der Geist eben tut. Gedanken sind nur Gedanken, innere Bilder und innere Geräusche, die entstehen und vorüberziehen. Wir können lernen, unsere Gedanken neutral wahrzunehmen, um nicht von ihnen getrieben zu werden und sie nicht automatisch für wahr zu halten – wie Samantha es tat – um dann auf zuträglichere Weise zu antworten. Achtsamkeit verhilft zu einem anderen Umgang mit den Gedanken. Man lernt, sich nicht mit ihnen zu identifizieren, sie einfach da sein zu lassen, sich nicht darin zu verstricken und ihnen nicht unbedingt zu glauben, im Wissen, dass sie uns nicht definieren – vielmehr vorüberziehen und wieder verschwinden. Hätte Samantha diese Grundwahrheit erkannt und verstanden, wie anders wäre die Sache verlaufen!

Welche Gedanken gehen Ihnen genau in diesem Moment im Kopf herum? Wir Menschen denken pro Tag nicht weniger als 70 000 Gedanken, wobei sich viele nicht von denen des Vortags unterscheiden (**Abb. 15-1**).

15.2 Gedankenbeobachtung

Unser Geist ist unruhig und produziert ständig Gedanken, oft in Form innerer Bilder und Geräusche, von Gedankensplittern, Bewertungen oder Erinnerungen. Manchmal ziehen sie vorüber wie Wolken am Himmel. Manchmal identifizieren wir uns mit ihnen und können sie nicht loslassen.

Wie lange noch bis Dienstende? Mal nachrechnen.
Bitte nicht noch eine Neuaufnahme!
Habe ich alle Medikamente richtig verteilt oder habe ich etwas vergessen?
Meine Blase drückt, aber so viele Kranke klingeln nach mir, ich habe einfach keine Zeit für eine Toilettenpause.
Wann ruft mich der Arzt wohl zurück?
Mein Rücken schmerzt – wird schon nichts Schlimmes sein.

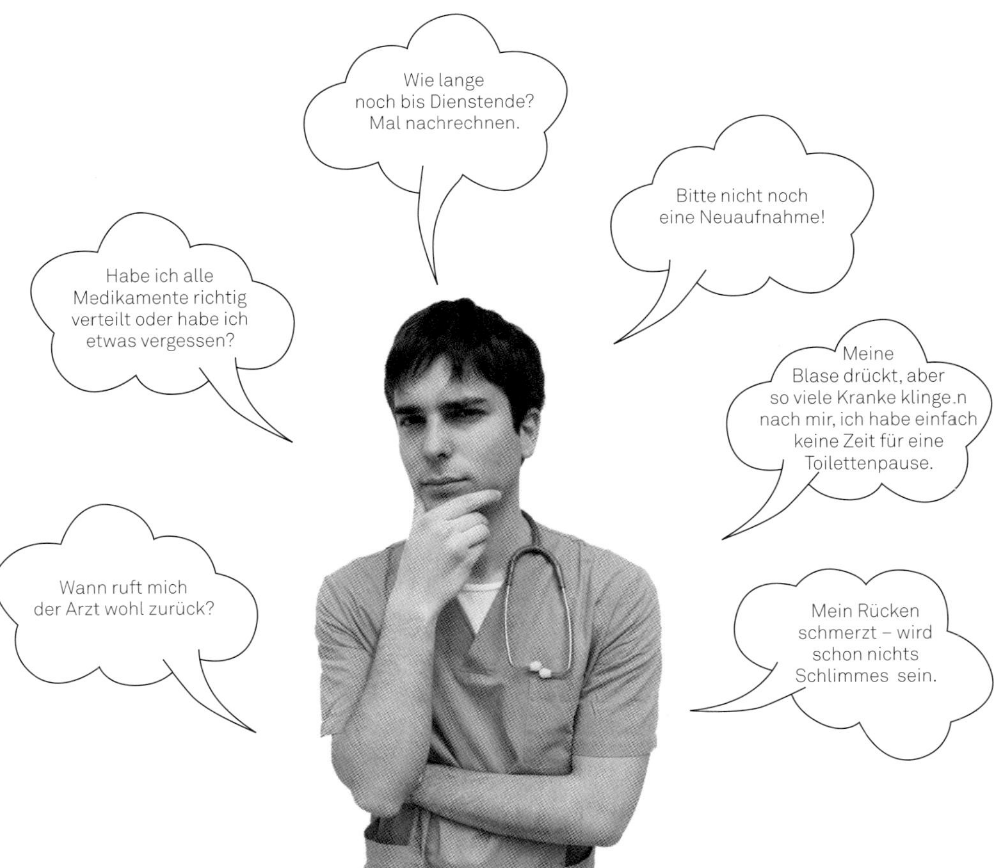

Abbildung 15-1: Gedanken wahrnehmen

Achtsame Menschen merken, wenn sie in diesen Gedankenkreislauf geraten. Sie können sich vom Inhalt ihrer Gedanken lösen, sich auf ihr Tun konzentrieren und auf das, was in der Umgebung vorgeht. Angenommen eine Pflegeperson steht am Bett eines Patienten oder einer Patientin und stellt plötzlich fest, dass sie gedanklich nicht bei dieser Person ist, sondern bereits bei ihren nächsten Aufgaben. Wenn sie Achtsamkeit praktiziert, nimmt sie den Gedanken wahr und lenkt ihre Aufmerksamkeit freundlich wieder zurück auf die Patienteninteraktion. Jede weitere Übung stärkt die „Achtsamkeitsmuskulatur". Bitte nicht vergessen: Nur durch geduldiges Üben lernt man, die eigenen Gedanken achtsam zu beobachten.

Die folgende Übung kann den Einstieg erleichtern.

Übung
Gedanken beobachten

Eine bequeme aufrechte Sitzhaltung einnehmen. Nun die Aufmerksamkeit auf die Atmung lenken, den Rhythmus von Ein- und Ausatmung wahrnehmen.

Nach einiger Zeit werden die Gedanken von der Atmung abschweifen und sich mit anderen Dingen beschäftigen.

Alle Gedanken einfach wahrnehmen, ohne sie zu werten ... Gedanken sind weder gut noch schlecht.

Die Gedanken ziehen wie Wolken über den Himmel, bleiben eine Weile und lösen sich wieder auf. Auf jede einzelne Wolke achten und den Vorgang beobachten.

Vielleicht steigen Gedanken auf wie: „Das ist seltsam. Das gefällt mir nicht" oder: „Sehr interessant." Den Denkvorgängen einen Namen geben, wie: „Ich plane", „Ich erinnere mich" oder: „Ich löse Probleme".

Oft verblasst der Gedanke, sobald er bemerkt wird, dann taucht der nächste auf.

Die Aufmerksamkeit wieder auf den Atem lenken, bis sich ein anderer Gedanke regt.

Was geht dabei im Körper vor? Ist der Nacken steif? Wird die Brust schwer? Sind die Kiefer zusammengepresst?

Den Gefühlen und Empfindungen in einer Haltung der Offenheit und Neugier begegnen. Vielleicht die Hand sanft auf die verspannte Körperstelle legen und, wenn die Empfindung nachlässt, den Fokus freundlich wieder auf die Atmung richten.

Am Ende der Meditation angelangt, im Sitzen verweilen und noch einmal ganz bewusst die Atemzüge und den ganzen Körper wahrnehmen.

Dann langsam die Augen aufschlagen und die Aufmerksamkeit auf die Umgebung richten.

Tagebuchreflexion

Was haben Sie während dieser Übung bemerkt? Sind Ihnen sehr viele Gedanken gekommen oder haben sich nur wenige aufgedrängt?
Hat es lange gebraucht, bis Sie bemerkt haben, dass der Gedankenstrom eingesetzt und Ihre Aufmerksamkeit mitgerissen hat?
Als Sie sich auf die Gedanken konzentriert haben, sind sie dann verschwunden? Wenn ja, ist das keine Überraschung. Viele Menschen machen die Erfahrung, dass sich ihre Gedanken auflösen, nachdem sie bemerkt worden sind.

Manche vergleichen die Gedanken, die ihr Geist erzeugt, mit einem Wasserfall. Wenn wir uns in Gedankenbeobachtung üben, treten wir einen Schritt zurück vom wild schäumenden Wasser und betrachten die Gedanken innerhalb des Wasserfalls aus der Distanz. Diese Übung hat große Ähnlichkeit mit der im Kapitel 6 vorgestellten Übung zur achtsamen Beobachtung von Geräuschen. Wie Geräusche kommen und gehen, kommen und gehen auch Gedanken – beide lösen starke Emotionen aus und bemächtigen sich spielend unserer Aufmerksamkeit.

Im Alltag neigen wir dazu, unsere Gedanken wie Tatsachen zu behandeln, weil sie sich real anfühlen. Gedanken sind aber nicht die Realität. Achtsamkeit lehrt uns, dass Gedanken nur Gedanken sind – etwas, was der Geist erzeugt – und nicht die Wahrheit. Mögen wir auch von Zeit zu Zeit vom Wasserfall erfasst werden, sobald wir den Vorgang bemerken, können wir uns erneut konzentrieren, einen Schritt zurücktreten, unsere Gedanken aus der Distanz beobachten und wieder in die Gegenwart kommen. Irgendwann werden wir uns befreit haben und als von den eigenen Gedanken getrennte Wesen wahrnehmen.

Wer verstanden hat, wie sich Gedanken des Geistes bemächtigen, wird freier. Je mehr wir üben, desto besser sind wir den Stürmen des Lebens gewachsen und werden dann nicht mehr so leicht in jedes Szenarium hineingezogen, das sich im Geist entfaltet.

Wenn es uns gelingt, unsere Gedanken als das zu betrachten, was sie sind, nämlich nur Gedanken, wirkt das unglaublich befreiend – sie sind weder unser „Ich" noch die „Realität".

Jon Kabat-Zinn

Marie arbeitete als Krankenpflegehelferin in einem kleinen Pflegeheim in ihrer Nachbarschaft. Als alleinlebende Witwe mit erwachsenen Kindern war sie meist allein mit ihren Gedanken. Sie hielt sich zwar beschäftigt, war aber oft so in sorgenvolle Gedanken vertieft, dass sie keine echten Kontakte herstellen konnte, weder zu ihren Kolleginnen und Kollegen noch zu ihren pflegebedürftigen Schützlingen.

Maries Sorgenliste war schier endlos: „Wird sich mein Gesundheitszustand verschlechtern? Wenn ja, wie werde ich dann zurechtkommen? Weshalb habe ich die Krankheitssymptome meines Mannes nicht früher bemerkt? Werde ich eines Tages auch in so einem Pflegeheim landen? Wie werden die Kinder ohne mich zurechtkommen? Werde ich noch meine Enkelkinder aufwachsen sehen? Was, wenn ich anfange bei der Arbeit Fehler zu machen und gekündigt werde?" Ihr Geist war eine regelrechte Sorgenmaschine, die ihre Tage vernebelte.

Als sie von ihrer Tochter zu Weihnachten einen Achtsamkeitskurs geschenkt bekam, meldete sie sich nur widerwillig an. Während der ersten paar Sitzungen fiel ihr bereits das Stillsitzen sehr schwer. Im Alltag war Marie immer in Bewegung und vielbeschäftigt, in den Sitzungen gab es keine Ablenkung.

In der ersten Zeit der Beobachtungsübungen liefen ihre Gedanken Amok. Sie hatte Gedanken, und wie: „Das kann ich nicht. Das ist nichts für mich. Wäre ich doch gar nicht erst hergekommen. Ich kann meinen Atem nicht spüren. Das Ganze wird mir nicht helfen." Ihr Gedankenkarussell kam nicht zum Stillstand und Marie verlor fast die Beherrschung.

Sie hielt jedoch durch und übte auch zuhause weiter. Langsam spürte sie eine Veränderung und ihre Konzentrationsfähigkeit verbesserte sich. Die erste Veränderung, die ihr auffiel, war, dass sie mehrere Minuten lang stillsitzen und auf ihren Atem achten konnte. Als sie sich dabei sicherer fühlte, gelang es ihr, die Aufmerksamkeit gezielt auf ihre Gedanken zu lenken.

Bald konnte sie die aufsteigenden Gedanken wie Wolken am Himmel vorüberziehen lassen, ohne sie groß zu beachten. Manche Gedanken waren übermächtig und ergriffen schnell Besitz von ihr. Dann lenkte sie die Aufmerksamkeit freundlich wieder auf den Körper. Sie gab ihren Gefühlen Namen: Angst, Traurigkeit usw., atmete in die Gefühle hinein und beobachtete wieder ihre Gedanken. Zum ersten Mal in ihrem Leben konnte Marie ruhig dasitzen und ihre Gedanken mit freundlicher Aufmerksamkeit beobachten, ohne völlig vereinnahmt zu werden. Sie fühlte sich zutiefst befreit. Es gab zwar noch immer Zeiten, in denen sie vom „Wasserfall" erfasst wurde, dennoch war ihr ein Stein vom Herzen gefallen. Sie fühlte sich unbeschwerter und sehr viel wohler in ihrer Haut.

15.3 Maladaptive Denkstile

Ein kranker Gedanke vermag den Körper mehr zu schädigen als Fieber oder die Schwindsucht.
Guy de Maupassant

Im normalen Arbeitsalltag nimmt man den unablässigen Gedankenstrom meist gar nicht wahr. Wenn bestimmte unzuträgliche Gedankenmuster überwiegen, spricht man von *dysfunktionalem Denken.* Maladaptive Denkstile sind uns in der Regel nicht bewusst, vielmehr zu eingefahrenen Gewohnheiten geworden. Weil verzerrtes Denken die Gefühle und körperlichen Empfindungen beeinflusst, verspannt sich plötzlich der Körper und werden wir scheinbar grundlos ängstlich oder wütend. Wer die typischen gedanklichen Fallstricke kennt, wird sich des eigenen maladaptiven Denkstils bewusst. Welche der unten beschriebenen Denkmuster haben Sie sich angewöhnt? Welche stehen auf Ihrer persönlichen „Hitliste"?

Schlussfolgerungen vorwegnehmen
- Wer Gedankenlesen praktiziert, interpretiert Aussagen oder Handlungen anderer als auf sich bezogen, ohne eindeutige Beweise dafür zu haben. Beispiele:
  - Der diensthabende Arzt hat heute Morgen gegähnt, als ich mit ihm redete. Bestimmt hält er mich für eine Langweilerin.
  - Die Patientin war sehr reserviert, als ich ihr das Bett frisch bezogen habe. Was habe ich wohl falsch gemacht?

Vergrößerung und Verkleinerung
- Wer vergrößert, übertreibt die Bedeutung einer negativen Sache, wer verkleinert, redet etwas Positives klein. Beispiele:
  - Was, wenn ich diesem Patienten das falsche Medikament verabreiche und meine Berufserlaubnis verliere?
  - Weshalb sollte mir jemand zu meiner Auszeichnung für herausragende Arbeitsleistungen gratulieren, wo doch bekannt ist, dass lediglich die Beliebtheit zählt?

Perfektionismus
- Sich unrealistische Standards setzen und selbst beschimpfen, wenn man ihnen nicht genügen kann. Beispiele:
  - Ich weiß, dass ich mich nicht beklagen sollte, schließlich sollte ich den ganzen Stress inzwischen gewohnt sein.
  - Ich sollte zur Arbeit gehen, auch wenn ich krank bin, um das Pflegeteam nicht im Stich zu lassen.

Alles-oder-nichts-Denken
- Die Neigung, alles in Schwarz-Weiß zu sehen und keine Grautöne wahrzunehmen. Beispiele:
  - Ich komme auf dieser Station nicht zurecht. Ich sollte kündigen, ich schaffe es einfach nicht.
  - Ich habe einen Medikationsfehler gemacht. Zeit, den Pflegeberuf an den Nagel zu hängen.

Mentale Filter
- Einen Tunnelblick haben, nur die negativen Aspekte einer Situation oder der eigenen Person in den Fokus rücken, die positiven dagegen ignorieren. Beispiele:
  - Heute haben wir wirklich gut zusammengearbeitet, was aber nichts an der Tatsache ändert, dass die anderen unzuverlässig sind und bleiben werden.
  - Ich habe die Patientin zwar richtig versorgt, allerdings die kleine Veränderung ihrer Vitalzeichen übersehen und deshalb beruflich versagt.

Persönlich nehmen
- Sich selbst die Schuld geben oder die Verantwortung übernehmen für alles was

schief geht (oder schief gehen könnte), obwohl kein Anlass dafür besteht. Beispiele:
- Ich habe heute nicht alle Arbeiten geschafft, weil drei Kolleginnen krank waren. Ich sollte aber trotzdem sämtliche Aufgaben erledigen können.
- Alle unangenehmen Dinge passieren, wenn ich Dienst habe. Ich finde, die anderen kommen viel leichter davon.

Katastrophisieren
- Die Bedeutung bestimmter Dinge übertreiben oder davon ausgehen, dass etwas Schreckliches passiert. Beispiele:
  - Der Sturz dieses Patienten bedeutet die Kündigung. Sie haben keine Nachsicht mit Pflegekräften, in deren Dienstzeit es zu Stürzen kommt. Ich weiß, dass sie mich hart angehen werden.
  - Ich habe heute Nacht vergessen, ein Medikament zu verabreichen! Jetzt muss der Patient leiden und ich bin schuld. Mein Ruf ist ruiniert.

Übergeneralisieren
- Einen negativen Aspekt in der Vergangenheit oder Gegenwart zur Rechtfertigung negativer Schlüsse über aktuelle oder künftige Szenarien verwenden. Beispiele:
  - Diese Einrichtung ist schrecklich, weil die Pflegedienstleiterin immer nur auf ihrem Hintern im Stationszimmer herumsitzt.
  - Sie ist eine miserable Pflegekraft. Wenn die Kranken nach ihr klingeln, ist sie immer weit weg.

Labeling
- Sich selbst oder andere mit einem negativen Etikett versehen. Beispiele:
  - Er ist unzuverlässig, würde sich wegen jedem Wehwehchen krankmelden und uns seine Arbeit machen lassen.
  - Sie hält sich für eine Expertin und glaubt, alles über Medizin zu wissen. Man muss ihr mal sagen, dass sie auch nicht gescheiter ist als wir.

Emotionales Argumentieren
- Eine Meinung über sich oder eine Situation auf Gefühle anstatt auf Fakten gründen.
  - Ich bin müde und frustriert. Krankenpflege ist einfach nicht mein Ding.
  - Was die Patientenversorgung angeht, fühle ich mich immer noch als Versager, deshalb bin ich wohl einer.

Tagebuchreflexion

Bitte überlegen Sie nun, welche Denkstile und Denkmuster Sie am häufigsten wählen.
Wie wirkt sich diese Art zu denken auf Ihre Gefühle aus?
Wie wirken sich diese Gefühle auf Ihre körperlichen Empfindungen aus? (Pressen Sie die Kiefer zusammen, werden Sie verspannt, erstarren oder zittern Sie?)
Wie wirkt sich dieses Denkmuster auf Ihre Pflegetätigkeit aus?

15.4 Gedanken sind nur Gedanken

Wenn Sie einige oder alle dieser dysfunktionalen Denkmuster auch bei sich feststellen, bitte nicht verzweifeln! Wir alle haben hin und wieder maladaptive Gedanken. Achtsamkeit kann helfen, negative Denkgewohnheiten zu erkennen, die sich über Jahre hinweg im Hirn eingenistet haben und nie hinterfragt worden sind. Die Muster identifizieren – das ist der erste Schritt, um ihren Würgegriff zu lockern. Wie oft ertappen Sie sich bei diesen automatischen negativen Gedanken? Bitte nicht vergessen: Gedanken sind nur Gedanken – keine Tatsachen. Hier einige Fragen, mit denen Denkverzerrungen aufgespürt werden:

Welche Beweise habe ich, die diesen Gedanken rechtfertigen?

Gebe ich mir die Schuld für eine Sache, die nicht völlig unter meiner Kontrolle stand?

Mache ich aus einer Mücke einen Elefanten?

Ignoriere ich meine Stärken und hebe ich meine Schwächen hervor?

Was würde ich zu einer Person sagen, die mir das erzählt?

Was würde ein Freund, eine Freundin oder ein nahestehender Mensch zu dieser Angelegenheit sagen?

Es empfiehlt sich, die eigenen Gedanken zu hinterfragen, weil dann die Sorgen über künftige Missgeschicke oder zwanghafte Erinnerungen an begangene Fehler in den Hintergrund treten. Wir müssen nicht die Gefangenen unserer Gedanken sein! Achtsamkeit öffnet das Gefängnistor. Die achtsame Wahrnehmung unserer Gedanken beruhigt den Geist, bis wir schließlich nach einiger Zeit des Übens feststellen, dass wir nicht auf jeden flüchtigen Gedanken reagieren müssen. Wir können uns entscheiden, unzuträgliche Gedanken loszulassen, die z. B. auf eine aufgeschnappte Bemerkung hin plötzlich im Kopf auftauchen. Achtsamkeit ermöglicht es, den Fokus unserer Aufmerksamkeit selbst zu wählen. Einer Pflegekraft, die gedanklich weniger in Sorgen und Probleme verstrickt ist, steht mehr Energie für ihre Tätigkeit zur Verfügung. Auch ihr Seelenfriede profitiert – was sich wiederum positiv auf die Qualität ihrer Pflegearbeit auswirkt!

15.5 Trainingsprogramm

Bitte in dieser Woche immer wieder achtsames Denken praktizieren und in den Alltag integrieren. Nehmen Sie sich vor, täglich 15 Minuten mit Liebende-Güte-Meditation zu verbringen. Routinearbeiten weiterhin bewusst und achtsam durchführen. Fallen Ihnen die täglichen Achtsamkeitsübungen inzwischen leichter? Machen Sie Fortschritte?

Merkpunkte

- Vielleicht haben Sie die Neigung, sich mit Ihren Gedanken zu identifizieren und sich von ihnen definieren zu lassen.
- Achtsamkeit hilft, sich vom Stress des Grübelns zu befreien.
- Wer die eigenen Denkgewohnheiten kennt, reagiert nicht mehr so automatisch und kann klügere Entscheidungen treffen.
- Wenn Sie feststellen, dass Sie in eine Denkfalle getappt sind, bringt Sie die Konzentration auf die Atmung oder auf irgendein starkes Gefühl wieder in die Gegenwart zurück.
- Gedanken sind nur Gedanken und spiegeln nicht unbedingt die Realität. Sie sind Vorgänge des Geistes und werden von unserer Stimmung beeinflusst, wie auch die Stimmung unsere Gedanken beeinflusst.

16 Achtsame Teamarbeit

Wer frisch und vergnügt und im Frieden mit sich zur Arbeit kommt, strahlt diesen Zustand auf die Kollegen und Kolleginnen aus. Wenn du mit der Absicht zur Arbeit gehst, Friede, Harmonie und Wohlbefinden ins Team und ins ganze Unternehmen zu bringen, sorgst du für Arbeitszufriedenheit und eine harmonische Arbeitsatmosphäre.

Thich Nhat Hanh

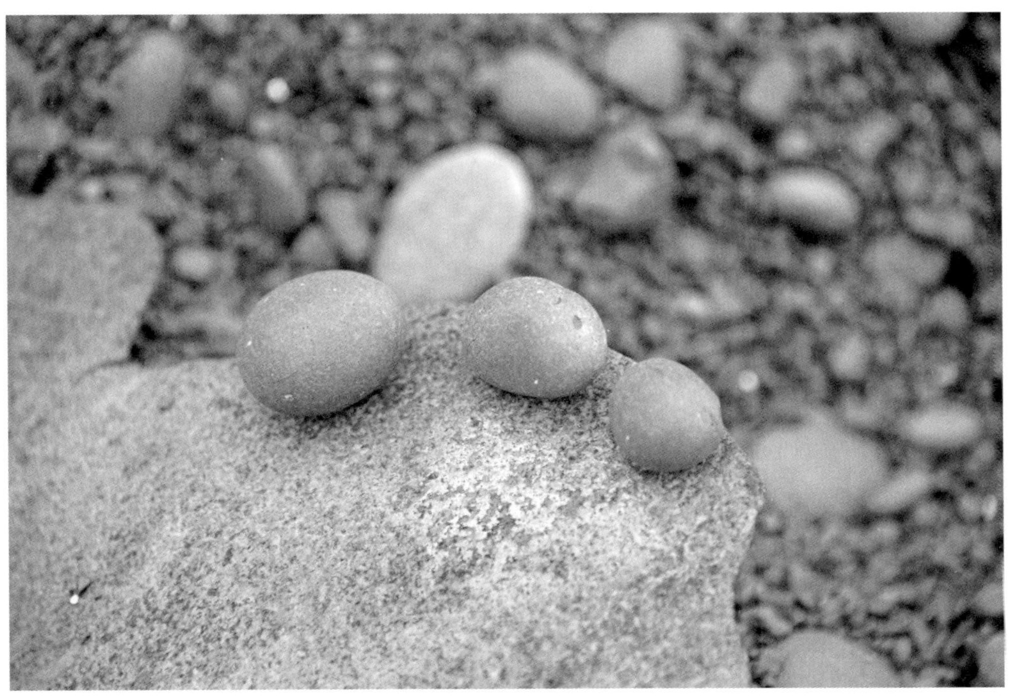

Zu den schönsten Seiten des Pflegeberufs gehört, dass man dabei anderen Menschen nahekommt. Vielleicht zählen diese besonderen Begegnungen zwischen Ihnen und einem kranken Menschen oder einer anderen Pflegeperson, in denen beide Seiten die Freude und Verbundenheit guter Zusammenarbeit gespürt haben, zu den kostbarsten Momenten Ihres Berufslebens.

Synergie ist der Flow und die Zufriedenheit, die bei guter Kooperation entstehen. Ein eingespieltes Team arbeitet besser als ein Team, dessen Mitglieder zerstritten oder einander gleichgültig sind. Zweifellos ist eine Gruppe, die fähig und dynamisch genug ist, um *als Einheit* dem Druck der Arbeitsbedingungen zu begegnen, auch produktiver und effizienter. Ein starkes Pflegeteam gleicht der Crew eines gut geführten Schiffs oder einer erfolgreiche Sportmannschaft: Ein Team ist mehr als die Summe seiner Teile.

Pflegefachmann Colin Costello, der erst kürzlich die Ausbildung abgeschlossen hatte, lernte den hohen Stellenwert von Teamarbeit gleich in seiner ersten Arbeitswoche auf der Intensivpflegestation kennen. Colin war erschüttert von den schweren Krankheitsbildern der Patienten und Patientinnen und beobachtete, in welcher Reihenfolge seine Kollegin, die ihn einarbeiten sollte, die verschiedenen Aufgaben erledigte. Dann wurde während der Spätschicht ein neuer Traumapatient mit einer Fülle ärztlicher Anordnungen eingeliefert.

Alle Pflegekräfte versammelten sich am Bett des Neuzugangs, jede kannte ihren Platz, war Experte oder Expertin auf einem Gebiet und wusste geanu, was zu tun war. Colin merkte, dass er in seiner neuen Position auf die Hilfe des Pflegeteams zählen konnte und war erleichtert.

Eine Kollegin überwachte die Vitalzeichen des Patienten, eine andere nahm ihm Blut ab, das für die üblichen Untersuchungen sofort ins Labor geschickt wurde, Colin war für die verordnete Infusionspumpe zuständig. Während er den Venenzugang legte, schloss der Beatmungsexperte das Beatmungsgerät an. Jeder und jede übernahm eine bestimmte Aufgabe, und so war der Patient in kürzester Zeit notversorgt und für spezifischere Maßnahmen bereit. Das Pflegeteam wandte sich erst nachdem alle ärztlichen Anordnungen abgearbeitet waren, wieder anderen Dingen zu. Colin war beeindruckt von der Zusammenarbeit, dank derer der Schwerstkranke weitgehend stabilisiert werden konnte und die Stationsleiterin frei war, sich den Aufnahmeformalitäten und der Dokumentation zu widmen.

Wie im Fall von Colin werden sich in jedem Team, wenn es harmonisch zusammenarbeitet, tragfähige soziale Beziehungen entwickeln, was bedeutet, dass in schwierigen Situationen kein Mitglied auf sich allein gestellt bleibt. Die zwangsläufig mit dem Klinikalltag verbundenen Probleme und Belastungen sind mit hilfreichen Kollegen und Kolleginnen gemeinsam leichter zu bewältigen. Aber auch die Kranken profitieren von einem aufmerksamen und harmonischen Team. Jedes Teammitglied hat die Gewissheit, auch unter Stress und Anspannung in eine tragfähige, unterstützende und fürsorgliche Gruppe eingebunden zu sein – ein beruhigendes Gefühl.

16.1 Achtsame Teamplayer

Wenn Pflegekräfte Teile einer Einheit sind und als Team arbeiten, wird der Beruf an sich leichter und die Arbeit effizienter. Mehr noch: Die allgemeine Pflegequalität steigt. Jennifer Ward

Wie jede Kette nur so stark ist wie ihr schwächstes Glied, ist auch jede Gruppe nur so stark wie ihr schwächstes Mitglied. Wer sich in einer Gruppensituation präsent zeigt, verändert die Dynamik und fördert die achtsame Präsenz innerhalb der Gruppe. Menschen, die sich zusammentun und gemeinsam auf ein bestimmtes Ziel hinarbeiten, bringen mehr zustande, als irgendein Gruppenmitglied alleine.

Erfolgreiche Teamarbeit ist das Ergebnis einer Kombination aus Selbstwahrnehmung, Wahrnehmung der anderen Teammitglieder und achtsamer Wahrnehmung der Interaktionen beider Dynamiken.

Überlegungen

Haben Sie das Gefühl, alleine zu arbeiten, obwohl fünf weitere Pflegekräfte auf der Station eingesetzt sind? Wenn Sie unsicher sind oder Schwierigkeiten mit einer bestimmten Aufgabe haben, zögern Sie oder haben Sie Angst, eine Kollegin oder einen Kollegen um Unterstützung zu bitten? Sind Sie eine Klatschbase oder ein ewiger Nörgler?

Eine Gruppe, die wirklich achtsam zusammenarbeitet, kann besser auf den einzelnen kranken Menschen eingehen und ihn gezielter versorgen. Wenn alle Teammitglieder gut mit den pflegerischen Herausforderungen und Schwierigkeiten zurechtkommen, bieten sie ihren Schutzbefohlenen etwas ganz Besonderes. Achtsamkeit vermag die Präsenz und Resilienz, die Gelassenheit und den Einfallsreichtum eines Individuums und einer Gruppe gleichermaßen zu verstärken. Sind sich alle Mitglieder ihrer inneren Vorgänge bewusst und achten sie auf die ihrer Kollegen und Kolleginnen, gibt es weniger Kommunikationspannen. Es fällt leichter, sich für mitfühlendere Verhaltensweisen zu entscheiden, wenn im gesamten Team eine Atmosphäre der Achtsamkeit herrscht. Das Schöne daran: Die durch Achtsamkeit eingesparte Energie steht dann für den einzelnen pflegebedürftigen Menschen zur Verfügung.

Vielleicht kennen Sie Leute, die ihre Aufgaben - ob banale Routinearbeiten oder lebensrettende Maßnahmen - stets gelassen und mit ausgeprägtem Verantwortungsbewusstsein erledigen. Sie behalten einen kühlen Kopf, wenn alle anderen den Kopf verlieren. Solche Menschen erwerben sich nicht nur Respekt und Bewunderung, sie wecken bei anderen auch den

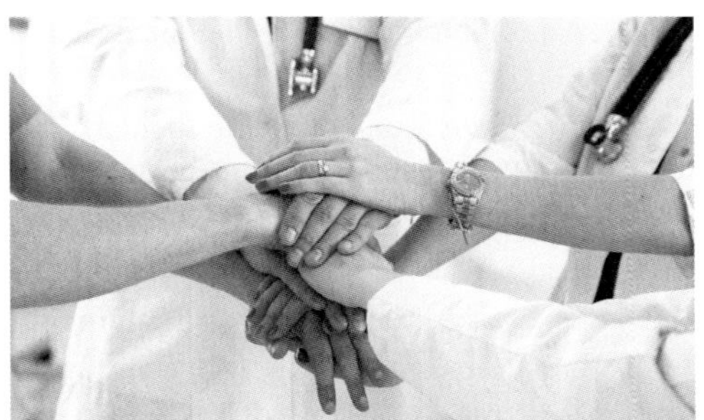

Wunsch, es ihnen nachzutun. Eine Pflegekraft, die sich Achtsamkeit zur Gewohnheit gemacht hat, wird zum Rollenmodell. Wenn andere die positiven Veränderungen bemerken, die sie der Achtsamkeitspraxis verdankt, sind sie womöglich eher bereit, in ihre Fußstapfen zu treten.

Alleine können wir so wenig erreichen, gemeinsam so viel. Helen Keller

16.2 Teamkonflikte

Haben Sie schon einmal mit einer Person einen Streit gehabt und dabei überrascht festgestellt, dass sich deren Version der Ereignisse von der Ihren komplett unterscheidet? Beide haben das Gleiche erlebt und doch hat jede Seite etwas anderes daraus mitgenommen. Viele Konflikte entstehen, wenn man vermeintliche Selbstverständlichkeiten nicht hinterfragt und Mitmenschen voreingenommen begegnet. Nicht selten entzündet sich der Konflikt an einer Fehlinterpretation oder einer regelrechten Kommunikationspanne.

Marty, die an einem meiner Achtsamkeitskurse teilgenommen hatte, erzählte mir von ihren bitteren Erfahrungen. Sie arbeitete in einem stark frequentieren ambulanten Operationszentrum. In ihrer Rolle aus leitende Pflegefachkraft musste sie Anordnungen treffen, Patienten und Patientinnen aufnehmen und, während der Arzt im OP war, regelmäßig nach den Kranken sehen. Sie kam in der Regel mit allen gut aus, hatte aber den Eindruck, von einer der anderen leitenden Pflegefachkräfte nicht gemocht zu werden.

Marty war die Ranghöhere der beiden. Obwohl die Kollegin nur ein Jahr Erfahrung hatte, spielte sie sich als allwissend auf und das ärgerte Marty. „Was glaubt sie wohl, wer sie ist? Hat sie nicht begriffen, dass ich die Erfahrenere bin?“ Solche Gedanken gingen ihr ständig im Kopf herum.

Eines Tages hatte sie es satt; sie wollte die Kollegin zur Rede stellen. Sie trafen sich in einem freien Krankenzimmer und Marty sprach die Animositäten zwischen ihnen an. Die unerfahrenere Pflegekraft sah Marty bestürzt und mit großen Augen an. Sie mache nur ihre Arbeit und zwar so gut wie möglich, sagte sie, und hege keine feindseligen Gefühle gegen niemanden. Weil ihr die Führungsrolle aber relativ neu sei, wolle sie sich beweisen und so ihre mangelnde Selbstsicherheit kompensieren. Nach und nach dämmerte es Marty: Die Kollegin war im Recht, sie selbst die Überhebliche! Am Ende der Aussprache hatte sie begriffen, dass nicht die andere das Problem war, vielmehr ihr eigenes Denken.

Eine achtsame Pflegeperson verortet sich in der Gegenwart und prüft regelmäßig ihren Realitätsbezug. Das verringert die Gefahr, von den persönlichen *Wahrnehmungen* und vom eigenen psychischen Ballast irregeleitet zu werden. Bedauerlicherweise hat Marty viel Zeit bis zum Realitätscheck verstreichen lassen; ihre Vermutungen und Fehlinterpretationen hatten zum Konflikt geführt – zumindest in ihrem Kopf.

In den meisten Fällen eines potenziellen Konflikts ist Vorbeugen besser als Heilen. Achtsam sein bedeutet, aufkommende Schwierigkeiten wahrzunehmen und kluge, mitfühlende Entscheidungen zu treffen, lange bevor die Situation zum Konfliktherd wird.

Der geschickte Umgang mit Konflikten gehört zu den zentral wichtigen Fertigkeiten einer jeden Pflegeperson. Gute Konfliktlösung gelingt am ehesten mit Achtsamkeit – sie ist das beste Instrument. Mit ihrer Hilfe erkennt man, wann es angezeigt ist, einen Irrtum einzugestehen, wann sorgfältiges Zuhören gefragt ist und wie man einer Lösung und den gemeinsamen Zielen näherkommt. Wer offen und aufmerksam ist, spürt, wenn sich ein Konflikt zusammenbraut und ist klug genug, um frühzeitig einzuschreiten.

Andernfalls kann sich die Lage zuspitzen und können heftige Auseinandersetzungen mit Kollegen und Kolleginnen zur Verschwendung psychischer Ressourcen führen. Mobbing, Streit und Desorganisation im Team gehen letztlich auf Kosten der Patientenversorgung. Pflegekräfte haben aber stets genug tun – schwelende Konflikte sollten sie nicht von der Arbeit ablenken.

Auch wer selbst keinen Konflikt auslöst und nicht im Zentrum einer Streitigkeit steht, ist Teil eines Gruppenkonflikts und wird vermutlich darunter leiden. Die Arbeitsabläufe holpern, alle sind unzufriedener und manchmal steht sogar die Patientensicherheit auf dem Spiel. Zerstreute oder unglückliche Pflegekräfte übertragen ihren Zustand auf die Kranken. Statt Gelassenheit und Mitgefühl zu vermitteln, strahlen sie Stress und Gereiztheit aus.

16.3 Die eigene Rolle im Team

Bitte denken Sie an Ihr Arbeitsumfeld und Ihr Pflegeteam. Wer fördert den Gruppenzusammenhalt, gute Kommunikation, gegenseitige Unterstützung und zielorientiertes Verhalten? Rufen Sie sich insbesondere Menschen ins Gedächtnis, die Sie inspiriert und zu besseren Leistungen angespornt haben. Erinnern Sie sich an eine Situation, in der Sie voll Stolz auf Ihren Beitrag zur Gemeinschaftsleistung geblickt haben und fragen Sie sich, weshalb die Sache damals so gut funktioniert hat. Was könnten Sie tun, um diesen Geist wiederzubeleben?

Welche Rolle spielen Sie im Team? Die eines Cheerleaders, die der Klatschbase, des Eigenbrötlers oder des Mitglieds, das sich gern an Regeln reibt und sich über Autoritätsfiguren ärgert? Bitte nicht vergessen: Ihre Beziehungen zu den anderen Pflegekräften bestimmen den Ton innerhalb der Gruppe. Wen haben Sie inspiriert? Wen im Stich gelassen? Gab es Zeiten, in denen Sie die eigenen Beschwerden und Kümmernisse über das Wohlbefinden der Patienten und Patientinnen gestellt haben?

16.4 Gerüchte und Gerede

Wenn du dich dabei ertappst, wie du ein Gerücht über eine Person verbreitest, sagt das viel aus über dich. Bitte die Sache nicht beschönigen und als reine Wissbegier bezeichnen. Dein Verhalten verweist auf Unruhe, Oberflächlichkeit und einen Mangel an echtem, tief empfundenem Interesse an anderen Menschen.

Jiddu Krishnamurti

An welchen Gesprächen beteiligen Sie sich? Reden Sie beispielsweise hinter dem Rücken anderer Leute? Sind Sie eine Person, die gern Klatsch verbreitet, missbilligt und sich über andere empört oder beklagt? Wenn ja, sollten Sie darauf achten, wie Sie sich dabei und hinterher fühlen. Wie wirkt sich das Gerede auf Ihre psychische Verfassung aus?

Trudy arbeitete in einem ländlichen Krankenhaus, in dem sich alle untereinander kannten. Sie lebte in der Stadt und pendelte zur Arbeit, was sie in dieser sehr abgeschotteten Gemeinschaft zur Außenseiterin machte. Es wurde still im Pausenraum, wenn sie hereinkam. Oft fand eine Kollegin eine Ausrede, um ihr nicht helfen zu müssen. Schließlich merkte Trudy, dass einige Pflegekräfte über sie tratschten und behaupteten, sie zweige von den Schmerzmitteln der Kranken etwas für sich ab. Manche fragten sogar, ob sie denn überhaupt arbeitete, weil sie immer im Rückstand war. Ein Kollege streute das Gerücht, sie flirte im Nachtdienst schamlos mit dem diensthabenden Arzt. Weil Trudy stets mit Arbeit überlastet war, kam sie regelmäßig verspätet aus dem Haus. Sie spürte die Feindseligkeiten und ein Gespräch mit dem Pflegedienstleiter bestätigte ihre Wahrnehmung. Bei einem Vier-Augen-Gespräch wollte der Vorgesetzte wissen, was an den beleidigenden Gerüchten dran war. Trudy versicherte ihm, dass keines der Gerüchte zutraf, was ihn beruhigte. Den Kollegen und Kolleginnen konnte sie aber offenbar nicht trauen. Ihr Verhalten war für Trudy eine ständige Belastung.

Klatsch ist toxisch. Falls Gerüchte und Gerede am Arbeitsplatz ein anhaltendes Problem sind, bitte daran denken: Ihre Worte haben die Macht, das Geschwätz zu unterbinden. Schreiten Sie sofort ein, wenn in Pausengesprächen hässliche Gerüchte gestreut werden und seien Sie selbst die Stimme der Güte und Vernunft.

Wer sich an unnützem Gerede, an der Verbreitung von Halbwahrheiten oder an böswilligen Angriffen beteiligt, entzieht den Patienten und Patientinnen Zuwendung und Energie. Achtsame Wortwahl bedeutet, bewusst auf eine verletzende Redeweise zu verzichten. Um festzustellen, ob die eigenen Worte den Tatbe-

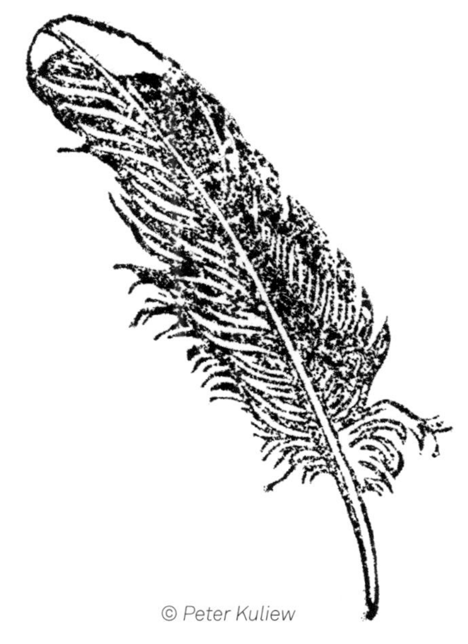

stand der verletzenden Rede erfüllen, stelle man sich vor, sie der betreffenden Person ins Gesicht zu sagen. Wenn das undenkbar ist, sollten die Worte wohl auch nicht vor anderen geäußert werden.

Wir sollten uns eine Sprache angewöhnen, die das Gegenüber aufbaut und nicht niederdrückt. Halten Sie sich an die Tatsachen und ziehen Sie sich zurück, wenn die Unterhaltung eine unschöne Wendung nimmt. Vor allem aber: Bitte freundlich sein. Wer harmonische und ermutigende Interaktionen mit den Kolleginnen und Kollegen kultiviert, sorgt für eine angenehme Arbeitsatmosphäre und erzeugt Synergieeffekte.

Übung
Achtsam sprechen

Bitte fragen Sie sich:

Stehen meine Worte und Taten im Einklang mit meinen höheren Werten?

Wen bewundere ich und wie kann ich dieser Person ähnlicher werden?

Wie wirkt sich meine innere Haltung auf die Menschen in meiner Umgebung aus?

Wer auf die eigenen Sprechgewohnheiten achtet, kann eher mit offenem Herzen und offenem Geist auf andere reagieren. Als Menschen – und als freiwillige, verantwortungsbewusste und achtsame Mitglieder jeder beliebigen Gruppe – haben wir immer Raum für Entwicklungen. Der achtsame Umgang mit anderen Fachkräften kann Ihren Arbeitsplatz zum Positiven hin verändern, womit letztlich allen gedient ist – auch Ihnen.

16.5 Trainingsprogramm

Bitte beobachten Sie in dieser Woche Ihre Interaktionen am Arbeitsplatz. Wo liegen Ihre Stärken? Woran fehlt es Ihnen? Achten Sie auf Ihre Beurteilungen bestimmter Leute und auf jeden möglichen Drang zu klatschen oder zu kritisieren. Wie fühlt es sich an, dem Drang zu widerstehen und nichts zu sagen? Wenn Konflikte auftreten, bitte Tonglen-vor-Ort üben oder die Übung „So wie ich“ machen. Mit den bis hierher gelernten formellen Übungen fortfahren, die Übungen abwechseln oder beliebig kombinieren.

Merkpunkte

- Ein achtsames Team ist mehr als die Summe seiner Teile und deshalb für die Patientinnen und Patienten sowie alle Teammitglieder höchst nützlich.
- Achtsame Teammitglieder helfen der Gruppe, gemeinsam auf ein bestimmtes Ziel hinzuarbeiten.
- Achtsamkeit im Teamzusammenhang ist die Kombination von Selbstwahrnehmung, Wahrnehmung der anderen Teammitglieder und achtsamer Wahrnehmung der Interaktionen beider Dynamiken.
- Als achtsame Pflegekraft können Sie zum Rollenmodell werden und andere Teammitglieder inspirieren, zusammen auf ein gemeinsames Ziel hinzuarbeiten.
- Achtsame Teammitglieder fördern die Zusammenarbeit und sorgen für gegenseitige Unterstützung. Sie bieten eine sichere Umgebung, in der Konflikte gelöst werden können.

17 Achtsame Kommunikation

Ich gelobe, liebevoll zu sprechen und wirklich zuzuhören, um Freude und Glück ins Leben meiner Mitmenschen zu bringen und ihr Leiden zu lindern. Thich Nhat Hanh

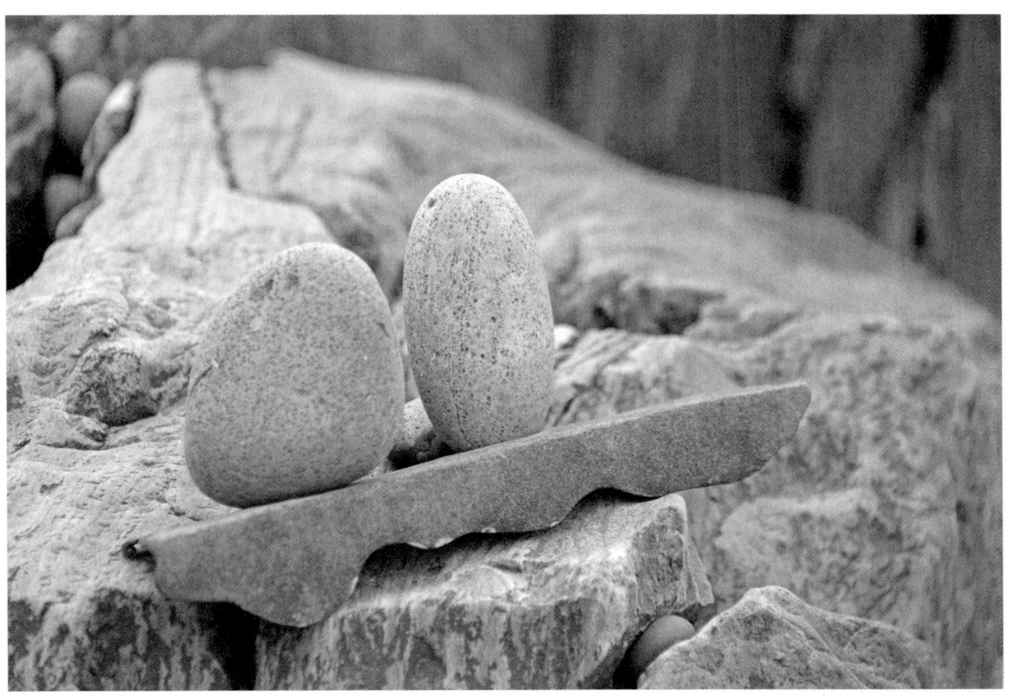

Julie Carroll, Fachfrau für psychiatrische Pflege, war neu auf der Station. Sie unterhielt sich zwar gern mit den Patienten und Patientinnen und wollte sie näher kennenlernen, empfand den Kontakt mit den schwierigeren unter ihnen aber als mühsam und verunsichernd. Ihr Kollege Ger dagegen schien auf seine besondere Art selbst mit den erregtesten Kranken reden zu können.

Als eine Patientin im Werkraum randalierte, wollte ihr Julie ein Beruhigungsmittel verabreichen. Ger erhob jedoch Einspruch und bestand auf einem Gespräch mit der Frau. Er hörte ihr zu, fragte nach, erfuhr, was sie so wütend gemacht hatte und allmählich beruhigte sie sich wieder. Die Patientin hatte sich gehört gefühlt, das Medikament erübrigte sich.

Natürlich wollte Julie wissen, wie Ger das gemacht hatte. Er erklärte ihr, es komme bei Interaktionen, besonders mit verstörten Menschen, vor allem auf vollkommene Präsenz an. In schwierigen Situationen hört Ger zuerst in sich hinein – er hält inne, atmet ein paarmal tief durch, um sich zu zentrieren und nicht automatisch zu reagieren. Wenn seine Gedanken abschweifen, bringt er die Aufmerksamkeit wieder auf die aktuelle Situation zurück.

Im vorliegenden Fall hatte er sich zu der Patientin gesetzt und ihr die Gelegenheit gegeben, offen über ihre Gefühle und Kümmernisse zu sprechen. Ganz wichtig dabei: Er enthielt sich jeder Wertung ihres zerstörerischen Verhaltens und unterhielt sich mit ihr so, dass sie sich öffnen und ihre Frustration äußern konnte. Ger war ganz ruhig geblieben und hatte der Patientin die Führung überlassen. Genauso kommuniziert er auch mit den Kollegen und Kolleginnen. Statt in hitzigen Diskussionen gekränkt zu reagieren, fragt er nach dem Auslöser der Differenzen, bis sich alle Beteiligten verständigt haben.

Julies Interesse war geweckt. Sie begriff, dass Ger achtsame Kommunikation praktizierte, wenn er mit seinen Mitmenschen interagierte, und auch sie einen achtsameren Umgang mit den Patienten und Patientinnen pflegen sollte. Mit Ger als Mentor lernte Julie, achtsam zu kommunizieren, um einen besseren Zugang zu den Kranken zu bekommen und Probleme auf der Station auf die richtige Art ansprechen zu können.

Überlegungen

Gehen Sie Gesprächen mit bestimmten Kranken und Fachleuten auf der Station bewusst aus dem Weg? Schrecken Sie vor Konfliktsituationen zurück? Sind Sie sofort beleidigt, wenn Sie mit lauter Stimme oder im Befehlston angesprochen werden? Fühlen Sie sich unbehaglich, wenn geschwiegen wird? Haben Sie schon mal über eine Patientenbemerkung oder die Frage einer Mitarbeiterin oder eines Mitarbeiters unpassend gelacht?

Eine achtsam kommunizierende Person ist sich ihrer Kommunikationsform bewusst. Sie weiß um die Botschaften, die sie vermittelt und um die Wirkung ihrer Worte und Handlungen. Gers konfliktvermeidende Art zu kommunizieren erleichtert es dem Gegenüber, sich zu öffnen. Jede Pflegekraft kann lernen, Achtlosigkeit durch Achtsamkeit zu ersetzen und tiefer Verbundenheit den Weg zu bereiten. Wer jede Gelegenheit zum echten Austausch ergreift, wird sich den Mitmenschen näher fühlen und empathischer sein.

Stärkere Präsenz geht mit Freundlichkeit und Mitgefühl einher – beides unverwechselbare Kennzeichen jeder Pflegeperson. Körperhaltung, Tonfall und Wortwahl teilen anderen mit, wer wir sind und was wir von unserem Gegenüber halten. Auch ganz ohne Worte kommunizieren wir durch Berührungen, Körpersprache und Mienenspiel.

Und wie praktizieren Sie achtsame Kommunikation? Thich Nhat Hanh hat es perfekt formuliert: „Hören Sie dem kranken Menschen zu mit dem einzigen Ziel: Er soll Gelegenheit haben, sein Herz auszuschütten und sein Leiden zu lindern. Sie sind vielleicht der erste Mensch, der ihm jemals achtsam und aufmerksam zugehört hat.“[57]

17.1 Mitfühlende Kommunikation in der Pflege

Pflege ist ein synergistischer Beruf. Das heißt, dass professionell Pflegende eine Verbindung zu ihren Schutzbefohlenen herstellen müssen, wie Ger es tat, weil sie andernfalls nicht verstehen, was sie brauchen. Diese authentische Verbindung vermittelt den Patienten und Patientinnen das beruhigende Gefühl, fürsorglich und gut betreut zu werden.

Hier ein Beispiel für diese Synergie: Joe ist ein typischer Patient, der sich bei der Einlieferung ins Krankenhaus vor Schmerzen krümmt und vollkommen hilflos ist. Sein körperlicher Zustand macht ihm entsetzliche Angst, er ist ganz verwirrt und fühlt sich beschämt. Er weiß nicht wie ihm geschieht und fürchtet, weil er alle Entscheidungen in die Hände der Fachleute legen muss, einen Kontrollverlust. Wenn er in dieser Situation auf distanzierte Ärzte, Ärztinnen oder Pflegepersonen trifft, die ihn womöglich missverstehen, wird er sich noch viel schlechter fühlen.

Um Heilung den Weg zu bereiten, muss man sich in Joe einfühlen – er darf nicht nur mechanisch versorgt werden. Seine Befindlichkeit wird sich nicht bessern, wenn er nur medikamentös behandelt wird – er muss sich auch verstanden fühlen. Wichtiger als alles andere ist die achtsame Präsenz einer Pflegekraft, die Joes Bedürfnisse erkennt und erfüllt.

Achtsames Zuhören hilft, den Patienten und Patientinnen empathisch zu begegnen und Verbundenheit herzustellen. Indem Sie Joes Aussagen umformulieren und mit eigenen Worten ausdrücken, sein Verhalten spiegeln und ihm aufmunternde Stichworte geben, erleichtern Sie ihm die Situation. Wenn er von seiner Angst spricht, können Sie ihm versichern, dass Sie großes Verständnis dafür haben. Bitte Gesprächspausen zulassen und aufmerksam bleiben, damit er sich weiter öffnen kann. Während des Gesprächs Blickkontakt halten, freundlich sein und eine offene Körperhaltung einnehmen.

Achten Sie dabei auf Ihr Bauchgefühl. In der Regel wird über die Hälfte der Informationen körpersprachlich und nicht etwa verbal übermittelt. Wenn Sie zerstreut sind und Joe nicht volle Aufmerksamkeit schenken, gehen potenziell wichtige Informationen womöglich unter. Ihre achtsame Präsenz ist entscheidend; sie hilft Joe, sich offen und ehrlich mitzuteilen.

Wer eine Krankheit behandelt gewinnt oder verliert.
Wer einen Menschen behandelt, gewinnt garantiert – egal was später geschieht.

Patch Adams

17.2 Achtsam zuhören

Wann haben Sie sich zum letzten Mal der heilsamen und bindungsfördernden Macht der Kommunikation bedient? Die moderne Welt ist schnelllebig und total vernetzt. Sie vermittelt uns das Gefühl, jederzeit etwas sagen zu müssen. Die Gesellschaft ermutigt uns, Twitter zu benutzen, an einem Blog zu schreiben und pausenlos vernetzt zu sein – ob wir etwas zu sagen haben oder nicht. Das Leben in einer interaktiven Welt macht es schwer, vor dem Sprechen innezuhalten und nachzudenken.

17.3 Achtsames Zuhören hat viele Vorzüge

Hier eine Auswahl der Pluspunkte:

- Fokus. Wie oft haben Sie die letzten Worte eines Gesprächs schon nicht mehr gehört, weil Sie in Gedanken bereits woanders waren? Vielleicht fällt es Ihnen schwer, sich auf die aktuellen Belange der Pflegebedürftigen zu konzentrieren, weil sie gedanklich mit Ihrer To-do-Liste beschäftigt sind.

- Informationssammlung. Patienten und Patientinnen, die sich gehört fühlen, sind eher bereit, Informationen weiterzugeben, die zum Verständnis ihrer Symptome beitragen. Wer ganz präsent ist, stellt vermutlich auch die besseren Fragen. Wie oft waren Sie schockiert, weil eine Person ein wichtiges Detail ihrer Erkrankung nicht erwähnt hat? Wie oft haben Sie sich dann nach dem Grund erkundigt und zu hören bekommen: „Nun, Sie haben mich nicht danach gefragt.“?
- Ein vollständigeres Bild. Wer dem kranken Menschen achtsam zuhört, ist besser auf die Person eingestimmt und wird deshalb ungewöhnliche Symptome oder Nebenwirkungen eher bemerken.

Der einfachste und wirksamste Weg, sich mit einem anderen Menschen zu verbinden, besteht im Zuhören. Einfach aufmerksam zuhören. Wir können einander wohl nicht Wichtigeres schenken als unsere Aufmerksamkeit.

Rachel Naomi Remen

Üben Sie sich beim nächsten Gespräch mit einem kranken Menschen, mit einer Kollegin, einem Kollegen oder mit Angehörigen im achtsamen Zuhören. Sie werden dabei nicht nur zur besseren Zuhörerin oder zum besseren Zuhörer, Sie bekommen auch eine klarere Vorstellung von den eigenen geistigen Vorgängen.

Übung

Achtsam zuhören

Praktizieren Sie achtsames Zuhören, wenn Sie sich mit jemandem unterhalten. Bestimmen Sie das Zuhören zur Anker-Aktivität für die Aufmerksamkeit, wie Sie bei der Sitzmeditation den Atem zum Anker gemacht haben.

Bitte nicht vorschnell annehmen, bereits zu wissen, was der oder die andere sagen wird. Öffnen Sie einen inneren Raum, in dem echtes Zuhören stattfinden kann.

Mögliche körperliche oder psychische Anspannungen wahrnehmen sowie jeden Impuls, das Gegenüber mit überflüssigen Fragen oder Kommentaren zu unterbrechen.

Wenn Sie feststellen, dass Sie das Gesagte bewerten – einfach wieder zuhören.

Hören, was *unausgesprochen* bleibt – was die Person nonverbal mitteilt. Wenn sich irgendwelche Gedanken oder Gefühle bemerkbar machen, die Aufmerksamkeit freundlich wieder auf das Gespräch richten und bis zum Schluss aufmerksam bleiben.

Verändert sich die Qualität der Interaktion, wenn Sie sich achtsam beteiligen?

Tagebuchreflexion

Nachdem Sie wie oben beschrieben achtsames Zuhören praktiziert haben, bitte über folgende Fragen nachdenken:

Wie ist es Ihnen beim Zuhören ergangen? Was ist Ihnen dabei aufgefallen?

Was ist Ihnen an der anderen Person aufgefallen?

War es leicht oder schwierig, auf diese Art zuzuhören?

War dieses Zuhören anders als Ihre übliche Art des Zuhörens? Inwiefern?

An früherer Stelle haben Sie Atembetrachtung und Body Scan kennengelernt und erfahren, wie Geräusche und Gedanken achtsam beobachtet werden. Sie verfügen nun über eine gute Grundlage für die folgende formelle Sitzmeditation.

Die Sitzmeditation beginnt mit achtsamem Atmen. Dann dehnt sich die Aufmerksamkeit langsam auf den ganzen Körper aus, auf die Geräusche, Gedanken und Gefühle – bis schließlich ein Zustand offenen Gewahrseins erreicht ist. Man spricht auch von *erweitertem Bewusstsein* oder *bedingungsloser Achtsamkeit,* weil man dabei offen bleibt und alle im Moment aufsteigenden Empfindungen aufmerksam wahrnimmt.

Am Ende, wenn Sie gelernt haben, Ihr Inneres weit zu öffnen, werden Sie im umfassenden Gewahrsein ruhen. Versuchen Sie es und bleiben Sie geduldig dabei. (Für diese Übung ist auch der Audiokurs von www.nursingmindfully.com geeignet.)

Übung

Offenes-Gewahrsein-Meditation

Finden Sie eine bequeme Sitzposition – der Rücken ist aufrecht, das Kinn leicht gesenkt. Die Aufmerksamkeit behutsam auf den Atem lenken ... die körperlichen Empfindungen im Bauch wahrnehmen ... das Heben und Senken der Bauchdecke bei jedem Atemzug. Der Atem darf Ihr Anker werden, zu dem Sie, wenn die Gedanken wandern, immer wieder zurückkehren – dabei eine freundliche und geduldige Haltung einnehmen.

Nach und nach die Aufmerksamkeit auf alle Empfindungen richten, die beim Atmen im Körper entstehen. Spüren, wie der ganze Körper atmet.

Nun auch die Geräusche aufmerksam wahrnehmen – sich nicht zwingen, etwas zu hören, einfach nur offen sein für die Umgebungsgeräusche, für die leisen und die lauten ... sich für die Geräuschkulisse öffnen, für die aufdringlichen und ganz feinen Geräusche ... auch völlige Stille wahrnehmen.

Die Geräusche annehmen wie sie sind, als Empfindungen, die nicht interpretiert werden – nicht nach der Geräuschquelle fragen. Wenn Gedanken nach der Bedeutung der Laute auftauchen, den Fokus freundlich wieder auf ihre sensorischen Qualitäten richten: Ist das Geräusch laut? Leise? Tief? Schrill? Einfach das Kommen und Gehen der Geräusche wahrnehmen.

Wenn Sie merken, dass die Gedanken abschweifen, innerlich einen Schritt zurücktreten, in der Gewissheit, dass sie von selbst wieder verschwinden. Man kann den Gedanken Namen geben, wie: „Ich plane", „Ich mache mir Sorgen" oder „Ich löse Probleme", was auch immer.

Wenn ein Gedanke oder eine Vorstellung starke Emotionen auslöst, angenehme oder unangenehme – sie einfach wahrnehmen, ihre Intensität spüren – und wieder gehen lassen. Falls es Ihnen schwerfällt oder Ihr Geist allzu unruhig ist, die Aufmerksamkeit freundlich wieder auf den Atem und den Körper richten ... er ist der Anker Ihrer Aufmerksamkeit.

Wenn Sie bereit sind, können Sie die Gedanken, Geräusche und Emotionen loslassen und das Feld des Bewusstseins für die Gesamtheit der Erfahrungen in diesem Augenblick öffnen. Im Zustand offenen Gewahrseins verweilen ... das Bewusstsein weit werden lassen, wie der endlose blaue Himmel ... einfach wahrnehmen, was in diesem weiten Raum vorgeht. Vielleicht machen sich Geräusche bemerkbar ... vielleicht Gedanken, Emotionen oder körperliche Empfindungen – sie dürfen die Aufmerksamkeit eine Weile in Anspruch nehmen ... kommen und gehen, wie Wolken über den Himmel ziehen. Bleiben Sie sitzen und beobachten Sie, wie sie entstehen, verweilen und sich auflösen. In der unermesslichen Weite des Gewahrseins verweilen. Den Veränderungen in Geist und Körper nachspüren – von Augenblick zu Augenblick.

Sobald die Gedanken abschweifen oder unruhig werden oder die Aufmerksamkeit kein Ziel findet, nur immer wieder auf die Atmung achten, ruhig werden und weitermachen.

Zum Abschluss der Meditation die Aufmerksamkeit freundlich wieder auf den Atem richten, die Bewegungen von Brustkorb und Bauch wahrnehmen. Sich innerlich auf die Schulter klopfen, dass es Ihnen gelungen ist, den Trubel des Alltags eine Weile hinter sich zu lassen und Raum für Wohlbefinden zu schaffen. Vielleicht sich vornehmen, das offene Gewahrsein, das Sie hiermit geübt haben, in den Alltag mitzunehmen.

17.4 Fragen, ohne zu urteilen

Pflegekräfte haben täglich mit kranken Menschen zu tun, manchmal auch mit recht schwierigen. Selbst wenn sie sich große Mühe geben, ihre Gereiztheit zu verbergen – viele Kranke spüren ihre innere Verfassung auch ohne Worte.

Eine wirklich präsente Pflegeperson – die nicht mit ihren Gefühlen oder Beurteilungen beschäftigt ist – wird klarere Fragen stellen und die Antworten klarer hören. Sie wird damit das Vertrauen und die Kooperation der Patienten und Patientinnen gewinnen, was wiederum ihrer Versorgung zugutekommt und die Arbeitsatmosphäre insgesamt verbessert.

Das kann besonders wichtig sein im Falle eines Problems, das der Person peinlich ist und das sie deshalb lieber für sich behalten möchte. Eine Erektionsstörung beispielsweise kann ein Zeichen für andere Probleme sein, etwa für eine Herzerkrankung. Solche Informationen sind also wichtig, werden allerdings nur mitgeteilt, wenn Fragen zu intimen Details der Gesundheit und des Lebensstils auf einfühlsame Weise gestellt werden. Bitte nicht vergessen: Einer freundlichen und aufgeschlossenen Pflegekraft offenbart sich der kranke Mensch viel eher.

Manchmal ist es allerdings wirklich schwer, neutral zu bleiben, besonders wenn Dinge zur Sprache kommen, die Sie als anstößig empfinden. Wenn Sie sich deshalb distanzieren oder in irgendeiner Form zeigen, dass Sie missbilligen, was Ihnen die Person anvertraut hat, wird sie das spüren und verstummen. Das birgt die Gefahr, dass der kranke Mensch genau die Information zurückhält, die Sie für seine bestmögliche Versorgung benötigen.

Andrea, eine Pflegefachfrau, musste viel Lehrgeld zahlen, um das zu begreifen. Sie arbeitete in einer Fachklinik für Suchtkranke und empfand es als befriedigende Aufgabe, den Patienten und Patientinnen beim Entzug zur Seite zu stehen. In der Rehabilitation waren viele bereit, über ihre Vorgeschichte zu sprechen. Ein Patient jedoch war sehr zugeknöpft, weshalb Andrea beschloss, ihm mehr Zeit zu widmen und sich mit ihm unter vier Augen zu unterhalten. Im Laufe des Gesprächs erfuhr sie, dass der Mann wegen sexuellen Kindesmissbrauchs verurteilt worden war. Andrea erstarrte und verstummte. „Ich hab‘ Mist gebaut“, sagte der Patient und fügte hinzu: „Das hab‘ ich tausendmal bereut.“ In dem Moment fehlten Andrea die Worte; sie ging aus dem Zimmer. Später, als sie sich wieder unter Kontrolle hatte, unternahm sie einen neuen Gesprächsversuch. Doch da hatte sich der Mann bereits völlig zurückgezogen und wollte mit niemandem reden. Es kam aber noch schlimmer: Er verlangte Andreas Versetzung. Die Rehabilitation des Patienten verzögerte sich – er verweigerte die Medikamente, lehnte Gespräche mit seinem Therapeuten ab und entzog sich auch der Gruppentherapie. Andreas Reaktion hatte ihn auf dem Weg zur Heilung um einige Schritte zurückgeworfen.

Achtsame Kommunikation bedeutet, nicht zu urteilen – was Andrea im ersten Moment nicht gelungen war. Dass achtsame Kommunikation immer leicht sei, hat allerdings auch niemand behauptet.

Es ist generell schwierig, die richtigen Worte zu finden, ganz besonders aber in der Pflege. Weshalb? Weil Pflegekräfte in belastenden Situationen arbeiten, mit Menschen umgehen, die verängstigt sind und sich ihren Schmerzen und ihrer Krankheit hilflos ausgeliefert fühlen, begegnen sie explosiven Stimmungen und angespannten Reaktionen. Die Pflegebedürftigen und ihre Familienangehörigen sind verzweifelt, besorgt und ängstlich – dann ist die Pflegekraft ein willkommenes Ventil für ihren Stress. Bestimmt sind Sie schon unzähligen verärgerten Angehörigen begegnet oder Kranken, die auf Ihre Bemühungen, ihnen zu helfen, ruppig oder sarkastisch reagiert haben. Es ist nicht einfach, aber genau in diesen schwierigen Momenten sind achtsames Verhalten und eine achtsame Wortwahl besonders wichtig.

Achtsame Kommunikation ist ein starkes Werkzeug, das Pflegekräften in solchen Situationen geschickte Antworten ermöglicht. Achtsames, freundliches und nicht wertendes Kommunizieren – das Herzstück guter Pflegepraxis – hilft, zu allen Menschen, denen wir im Krankenhaus begegnen, tragfähige Verbindungen herzustellen.

17.5 Trainingsprogramm

Bitte praktizieren Sie in dieser Woche beim Umgang mit Patienten und Patientinnen, Kolleginnen und Kollegen achtsames Zuhören. Widerstehen Sie den Drang, zu werten oder zu beurteilen.

Fahren Sie fort, sich in Liebender-Güte und Mitgefühl zu üben, um Wohlwollen für sich und andere zu kultivieren.

Die anderen formellen Übungen nicht vernachlässigen, täglich abwechselnd im Sitzen oder Gehen meditieren und achtsame Bewegung praktizieren.

Merkpunkte

- Eine achtsam kommunizierende Pflegekraft ist sich ihres Kommunikationsstils bewusst und weiß um die Botschaften, die ihr Stil vermittelt.
- Achtsame Kommunikation hilft, dem Autcpilot-Modus zu entkommen und die eigenen Beziehungsmuster zu erkennen.
- Achtsames Zuhören hilft, sich von den eigenen Gedanken und Wertungen zu lösen und einfach zuzuhören.
- Wer achtsamer kommuniziert, stellt Verbundenheit her und wird zur besseren Pflegekraft.

18 Ablenkungen und Fehler vermeiden

Über 400 000 vermeidbare Todesfälle jährlich gehen auf medizinische Behandlungsfehler zurück. Das ist, als lösche man in diesem Jahr die ganze Bevölkerung von Miami/Florida aus, im nächsten die von Sacramento/Kalifornien.

Dr. Tom Muha

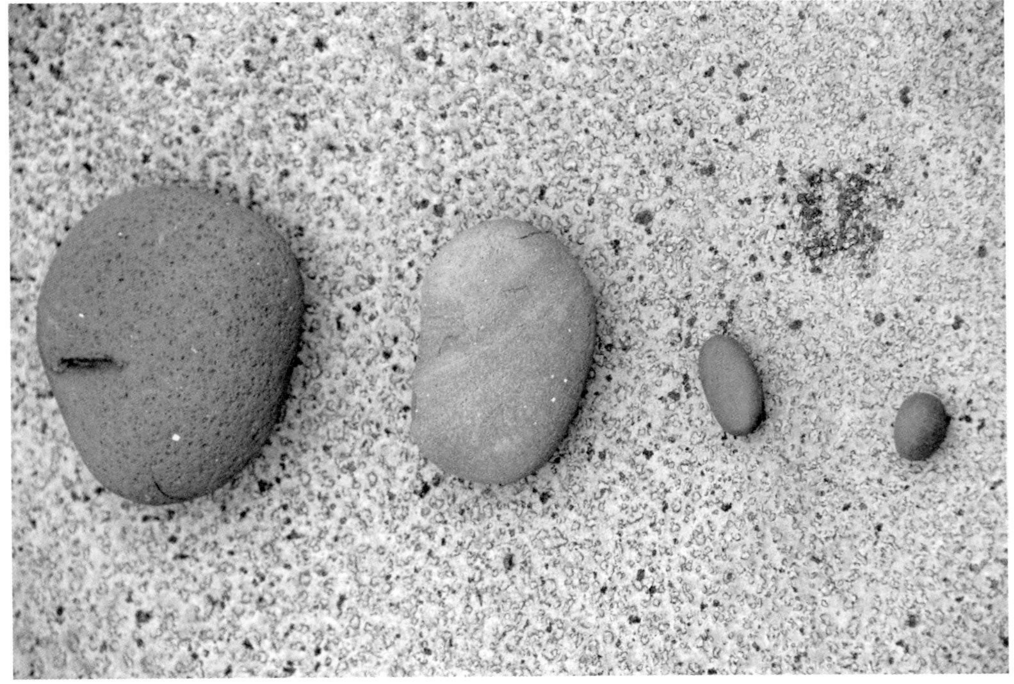

Pflegefachfrau Emma arbeitete in einem Schwerpunktkrankenhaus mit der einzigen pädiatrischen Abteilung im weiten Umkreis. Auf ihrer Station lagen schwerstkranke Kinder, was Emma sehr belastete. Die komplexen Krankheitsbilder und die Personalknappheit machten allen an der Versorgung der Kinder Beteiligten zunehmend zu schaffen. Emma ließ sich jedoch nicht unterkriegen, sie lächelte sich durch den Stress und machte weiter.

Sie war bereits für zwei intensivpflegebedürftige Kinder zuständig als sie erfuhr, dass ein schwerstverletztes Kleinkind unterwegs auf die Station war. Sie beeilte sich, das erforderliche Pflegematerial und die Medikamente für den Neuzugang vorzubereiten. Emma wusste, dass sie die Medikamentendosen anhand des voraussichtlichen Körpergewichts genau berechnen musste. Während sie die Vorbereitungen traf, hielt sie immer wieder Ausschau nach der neuen kleinen Traumapatientin. Weil sie nicht richtig aufpasste, verrechnete sie sich und verabreichte dem Kind dann die doppelte Dosis des verordneten Medikaments.

Emma bemerkte ihren Irrtum erst, als das Kind Atemprobleme bekam. Es war ihre Schuld: Sie war abgelenkt gewesen und hatte die Dosis falsch berechnet. Hätte sie besser aufgepasst, wären der Kleinen quälende Atembeschwerden erspart geblieben.

Irren ist menschlich. Die meisten Pflegekräfte wissen zwar, dass Fehler wie der von Emma nur allzu häufig vorkommen, die aktuellen Statistiken der vermeidbaren Todesfälle durch Behandlungsfehler werden jedoch die wenigsten kennen. Dem National Research Council zufolge hat im Jahr 2000 das US Institute of Medicine ermittelt, dass jährlich zwischen 44 000 und 98 000 hospitalisierte Menschen durch medizinische Behandlungsfehler sterben.[58] Bei fast 17 % der in Krankenhäusern behandelten Patienten und Patientinnen kommt es zu mindestens einem Behandlungsfehler, wovon über die Hälfte leicht vermeidbar gewesen wäre.[59] Einem Bericht des UK Department of Health ist zu entnehmen, dass in Großbritannien bei 10 % der Krankenhausbehandlungen aufgrund ärztlicher Behandlungsfehler unerwünschte Nebenwirkungen auftreten, Menschen behindert werden oder sterben.[60]

Überlegungen

Ist Ihnen schon einmal ein Medikationsfehler unterlaufen? Haben Sie den Fehler dokumentiert oder zu verheimlichen versucht? Haben Sie deshalb heute noch Schuldgefühle? Haben Sie schon mal versäumt, sich die gemessenen Vitalzeichenwerte zu notieren und dann einfach eine improvisierte Zahl eingetragen, anstatt die Messungen zu wiederholen? Haben Sie einem kranken Menschen, der kein Identifikationsband trug, schon mal ein Medikament verabreicht, weil Sie ihn „ja kennen" und in Eile waren?

In der Gesundheitsversorgung können Fehler – auch scheinbar unbedeutende – böse Folgen haben. Durch Irrtümer können Menschen zu Schaden kommen oder gar sterben.

Menschliches Handeln ist grundsätzlich nie völlig frei von Fehlern; wir können aber aus Fehlern lernen und uns bemühen, sie künftig zu vermeiden. Die Hauptursachen für Pflegefehler sind Ablenkung und Stress. Einer Gallup-Umfrage zufolge arbeitet etwa 50 % des Krankenhauspersonals unkonzentriert, agiert also im Autopilot-Modus.[61] Wer bei der Arbeit im Autopilot-Modus denkt, unter Stress steht oder ständig unterbrochen wird, ist unkonzentriert und deshalb fehleranfällig.

Ist der Stresslevel niedrig und sind Ablenkungen selten, nimmt die Fehlerwahrscheinlichkeit ab. Es gibt zwar keine Welt ohne Ablenkungen und Stressoren, aber Möglichkeiten, die Situation durch Achtsamkeit zu verbessern – und die Fehlerquote zu senken.

Einer Person, die im Zustand der Achtlosigkeit handelt, entgeht vermutlich, was sich in ihrem Körper und in ihrem Geist abspielt (Autopilot-Modus) und wird in einem bereits komplexen Setting vermutlich gefährdend agieren.

Is Mindful Reflective Practice the Way Forward to Reduce Medication Errors?
Cinzia Pezzolesi, Maisoon Ghaleb, Andrzey Kostrzewski, Soraya Dhillon

18.1 Im Autopilot-Modus gefangen

Wer abgelenkt und zerstreut ist oder zu viel zu tun hat, rutscht oft unversehens in den Autopilot-Modus. Dann arbeitet man mechanisch, denkt weniger klar und unterschätzt die Tragweite vorhandener Probleme. Einer Pflegeperson im Autopilot-Modus kann es passieren, dass sie auf einen Monitor-Alarm nicht reagiert, Vitalzeichenmesswerte fehlinterpretiert oder ein falsches Arzneimittel verabreicht.

Um ein Abgleiten in diesen Zustand zu vermeiden, kann man sich regelmäßig vom Telefonwecker erinnern lassen, in die Gegenwart zurückzukommen und, immer wenn der Wecker ertönt, tief durchatmen und sich auf die aktuelle Tätigkeit konzentrieren.

Besonders gefährlich ist der Autopilot-Modus, wenn sich der Zustand eines Patienten oder einer Patientin akut verschlechtert. Dann heißt es innehalten, nachdenken und die nächsten Schritte sorgfältig planen.

Übung
Achtsam reflektieren

Ein paar einfache Fragen helfen, achtsam zu reflektieren:

Ist das, was ich mache, tatsächlich das, was der Patient/die Patientin braucht?

Muss ich in dieser Situation intervenieren, etwa einen Arzt/eine Ärztin hinzuziehen oder einen Notfallalarm auslösen?

Bin ich bei der Versorgung dieses Patienten/dieser Patientin vollkommen präsent oder haste ich durch die Maßnahme, um möglichst schnell die nächste Aufgabe angehen zu können?

Meine ich vorab zu wissen, was mit dem Patienten/der Patientin los ist oder habe ich zunächst die Anzeichen und Beweise geprüft?

Tagebuchreflexion

Bitte denken Sie darüber nach, welche Fehler Ihnen im Laufe Ihrer Pflegetätigkeit unterlaufen sind.
Worauf führen Sie die Fehler zurück?
Was können Sie ab heute tun, um Fehler dieser Art künftig zu vermeiden?

Zerstreutheit vergeudet deine Energie. Konzentration erneuert sie. Sharon Salzberg

18.2 Konzentration bei der Medikation

Medikationsfehler sind die in der professionellen Pflege häufigsten Zwischenfälle. Das ist beunruhigend, gehört doch das Herrichten, Verteilen und Verabreichen von Medikamenten zu den Aufgaben jeder Pflegekraft.

Jill Kremer, eine in der Kardiologie eingesetzte Pflegefachfrau, hat folgende Beobachtung gemacht: „Wir Pflegenden haben oft das

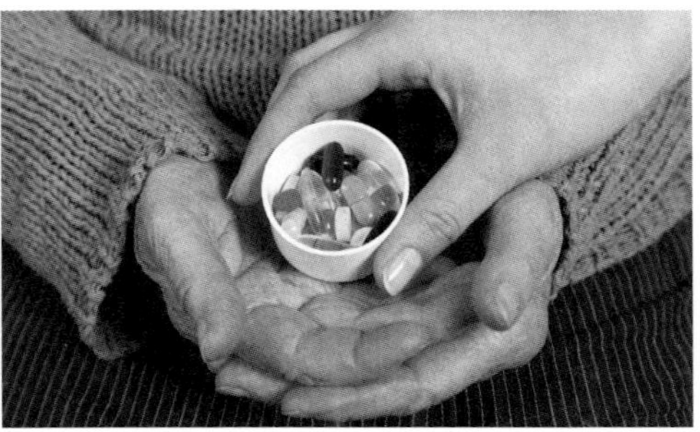

Gefühl, erfolglos zu sein, wenn wir jedoch einen Fehler machen ... zumal wenn es sich um einen Medikationsfehler handelt, empfinden wir unsere Niederlage am stärksten. Selbst wenn wir den Irrtum noch rechtzeitig bemerken – vor allem aber, wenn er einem Patienten oder einer Patientin geschadet hat – kann er das Selbstwertgefühl einer Pflegekraft in den Grundfesten erschüttern. Wir haben gelernt, nicht zu schaden, und das gelingt uns auch in den allermeisten Fällen. Wir schaden nie jemandem absichtlich. Und doch sind wir nicht über jeden Irrtum erhaben. Pflegekräfte wissen um die möglichen weitreichenden Folgen ihres Handelns. Das macht es so tragisch, wenn wir jemandem versehentlich schaden."

Mehrere Umstände können die Fehlerwahrscheinlichkeit erhöhen: Ablenkungen durch die Patientinnen und Patienten, durch Angehörige oder anderes Klinikpersonal, der Autopilot-Modus und ein hoher Stresslevel. Um sich trotz allem nicht zu irren, ist die 5R-Regel eine gute Hilfe: richtiger Patient, richtiges Arzneimittel, richtige Dosierung, richtige Applikationsart/Verabreichungsart, richtiger Zeitpunkt.

Diese Regel wird bereits in der Pflegeausbildung gelehrt. Fehler bei der Medikamentengabe sind meist auf einen Verstoß gegen eine dieser Regeln zurückzuführen. Egal wie oft die Pflegekraft einem Patienten oder einer Patientin das Medikament bereits verabreicht hat, die 5R-Regel ist stets einzuhalten. Es kann eine Achtsamkeitsübung sein, bei jedwedem Umgang mit Medikamenten die Regeln still für sich zu memorieren.

Übung

Achtsamkeit bei der Medikamentengabe

Bitte halten Sie kurz inne und zentrieren Sie sich, bevor Sie von einem Krankenbett zum nächsten gehen.

Konzentrieren Sie sich ein paar Sekunden auf den Atem.

Die Füße im Kontakt mit dem Boden spüren.

Sich die 5R-Regel ins Gedächtnis rufen.

Am Krankenbett angekommen, fragen Sie sich: Ist es die richtige Person, das richtige Arzneimittel, die richtige Dosierung, die richtige Applikationsart, der richtige Zeitpunkt?

Die Gedanken zu ordnen beansprucht eine Sekunde, doch diese Sekunde ist entscheidend – mit Achtsamkeit können schwerwiegende Medikationsfehler vermieden werden.

Im Klinikalltag konkurrieren viele Dinge um die Aufmerksamkeit der Pflegekräfte. Das kann belastend, ja überfordernd sein. Eine Pflegekraft unter Stress absolviert die Medikamentengabe womöglich in aller Eile und geht ohne sorgfältige Prüfung einfach davon aus, dass alle fünf Regeln eingehalten sind.

Am Ende kann und wird ihr wahrscheinlich ein Fehler unterlaufen. Wer achtsam atmet, kann sich wieder konzentrieren, in den *Sein*-Modus wechseln und Kurs halten.

Achtsamkeit beim Verteilen und Verabreichen von Medikamenten vermag den Stresszyklus zu durchbrechen. Von belastenden Gedanken und körperlichen Anspannungen befreit, ist die Pflegekraft dann fähig, vollkommen präsent zu sein und in aller Ruhe zu prüfen, ob die 5 Richtigen tatsächlich richtig sind.

18.3 Wichtige Punkte

Die 5R-Regel ist eine Merkhilfe zur Vermeidung von Fehlern. Dabei sind folgende Punkte zu beachten:

- *Patientenidentifikation.* Mit Computersystemen und Barcodes ist es nicht schwer, das Identifikationsarmband zu scannen und die Information zu bestätigen. ID-Armbänder können allerdings beschädigt, falsch sein oder fehlen. Um eine Person sicher zu identifizieren, sollte man sie nach ihrem Ge-

burtsdatum fragen und den Namen des zu verabreichenden Medikaments verifizieren. Das verhindert Verwechslungen und stärkt zugleich die zwischenmenschliche Beziehung.
- *Medikamenteninformation.* Um die nächsten vier Regeln einzuhalten, vergewissert man sich, dass das richtige Medikament in der richtigen Dosierung auf die richtige Art und zum richtigen Zeitpunkt verabreicht wird.

Da Arzneimittel leicht zu verwechseln sind, besonders wenn die Namen ähnlich klingen oder ihre Etiketten einander ähneln, muss das Etikett stets kurz überprüft werden. Falsch gekennzeichnete Medikamente können schwere Fehler verursachen. Deshalb muss sich die Pflegekraft, bevor sie ein Medikament verabreicht, stets vergewissern, dass das Arznei-Etikett stimmt und sie der Person das richtige Medikament, in der richtigen Konzentration, der richtigen Dosis und auf die richtige Art verabreicht. Diese eine Sekunde der Achtsamkeit ist entscheidend: Sie kann verhindern, dass der Patient oder die Patientin versehentlich das falsche Medikament bekommt.

Werden Medikamente mit technischen Geräten verabreicht, ist besondere Vorsicht geboten. Infusionen mit mehreren Schläuchen und patientenkontrollierte Infusionspumpen kommen häufig zum Einsatz und sind zusätzliche Fehlerquellen. Wichtig ist, bei der Arbeit mit Infusionen und Arzneimitteln die Handgriffe stets in der gleichen Reihenfolge zu machen, damit nicht versehentlich zu viel Flüssigkeit oder Luft oder zu viel des Medikaments auf einmal ins System gerät. Achtsames Arbeiten verhindert Fehler und erhöht die Patientensicherheit.

Von Pflegekräften wird erwartet, dass sie die Übersicht behalten, was auf einer chronisch hektischen Station allerdings kein leichtes Unterfangen ist. In kleinen, unaufgeräumten spärlich beleuchteten Räumen fällt der angemessene Umgang mit Arzneimitteln schwer. Deshalb soll jede Pflegekraft alles in ihrer Macht Stehende tun, damit in den Arbeitsbereichen und Krankenzimmern Sauberkeit und Ordnung herrschen. Ein übersichtliches Arbeitsumfeld ist ein Beitrag zur Fehlervermeidung.

Auch Patientenedukation kann Medikationsfehler verhindern helfen. Pflegekräfte sollen die Kranken über die Medikamente, die sie ihnen verabreichen, informieren. Wenn sie wissen, welches Medikament sie weshalb erhalten und wie es aussieht, sind sie in die Fehlervermeidungsstrategie eingebunden. Die Patienten und Patientinnen sollen bei jeder Medikamentengabe erfahren, worum es sich bei dieser Tablette oder dieser Infusion handelt und über die Abläufe informiert werden – dann sind sie der letzte Sicherheitscheck.

18.4 Ablenkungen meistern

Das Herrichten, Verteilen und Verabreichen von Arzneimitteln soll in einer möglichst störungsfreien Umgebung erfolgen – was unter hektischen oder chaotischen Arbeitsbedingungen schwierig sein kann.

Sehr oft sind es die Kranken selbst, die die Pflegekraft bei der Medikamentengabe ablenken. Gut möglich, dass sie sich auf die 5R-Regel konzentrieren will, während ihr Gegenüber von seinen Beschwerden berichten möchte, etwa von den Schmerzen in der Brust oder dem Hustenanfall. Wie soll sich die Pflegeperson dabei auf die Medikamente konzentrieren?

Übung

Achtsam interagieren

Wenn Sie die Medikamente verteilen und den kranken Menschen begrüßen, schenken Sie ihm bitte einen Moment Ihre ungeteilte Aufmerksamkeit. Bitte zuhören und versichern, dass Sie sich um seine Belange kümmern werden.

Bitten Sie die Patientin oder den Patienten dann, Ihnen einen Augenblick Zeit zu geben, damit Sie sich konzentrieren und die Medikation korrekt vornehmen können. Wenn das erledigt ist, kann das Gespräch fortgesetzt werden.

Manchmal wird die Pflegekraft bei der Medikamentengabe von anderen Kranken oder von Angehörigen abgelenkt. Falls es sich um einen medizinischen Notfall handelt, muss sie ihre Arbeit sofort unterbrechen und sich um dem Notfall kümmern. Danach soll sie ihre Aufmerksamkeit wieder auf die erste Patientin oder den ersten Patienten lenken, die Interaktion wieder von vorn beginnen und die Sache ruhig und achtsam abschließen.

Wir alle lassen uns leicht ablenken, was immer wir gerade tun. Andere Pflegepersonen, Hilfskräfte, Ärzte und Ärztinnen können kurz stören und für einen Moment der Unaufmerksamkeit sorgen – der leider böse Folgen haben kann.

Luke Carlson, Pflegefachmann in der Orthopädie, ist ein Beispiel dafür. Er stand vor dem Betäubungsmitteldispenser und zählte die verbliebenen Tabletten, als eine Pflegehelferin seinen Namen rief: Ein Arzt sei am Telefon und wolle ihn sprechen. Luke mochte ihn nicht warten lassen, schob die Tabletten zurück in den Dispenser und lief zu Telefon.

Erst als er einem Patienten seine Schmerzmittel verabreichen wollte, zeigte das System den Fehler an. Die Zahl stimmte nicht – das Schmerzmittel des Patienten war in Lukes Kitteltasche gelandet! Sein Magen verkrampfte sich. Der Schweiß trat ihm auf die Stirn. Mit zitternden Händen wählte er die Nummer der Apotheke und erklärte den Zwischenfall. Wäre er nicht unterbrochen worden, hätte er sich nicht verzählt.

Lukes Erlebnis ist leider kein Einzelfall. Pflegekräfte werden bei der Medikamentengabe sehr häufig unterbrochen. Genauer gesagt: Sie werden innerhalb von zwei Minuten einmal unterbrochen und abgelenkt.[62] Ist das nicht erschreckend? Es kommt aber noch schlimmer: Mit jeder Unterbrechung steigt die Gefahr eines Medikationsfehlers signifikant (um 12,7 %) an, und wenn die Pflegekraft sechsmal unterbrochen wird, verdreifacht sich die Fehlerquote.[63]

Um Ablenkungen zu reduzieren, hilft manchmal ein „Bitte-nicht-stören"-Schild am Arbeitsplatz. Es soll verhindern, dass die Person angesprochen wird, während sie Arzneimittel herrichtet oder verteilt. Sie kann ihren Kollegen und Kolleginnen auch höflich sagen, dass sie im Moment beschäftigt ist und sich melden wird, sobald sie fertig ist. Manche Unterbrechungen sind unvermeidlich, etwa ein medizinischer Notfall oder ein dringender Anruf. Wichtig ist vor allem die Erkenntnis, dass sich die Zahl der vermeidbaren Unterbrechungen tatsächlich eindämmen lässt.

Versuchen Sie es beim nächsten Mal, wenn Sie beim Umgang mit Medikamenten unterbrochen werden, bevor Sie fortfahren, mit der STOP-Übung:

S.T.O.P

Stop – innehalten

Take a breath – tief durchatmen

Observe – beobachten

Proceede – fortfahren

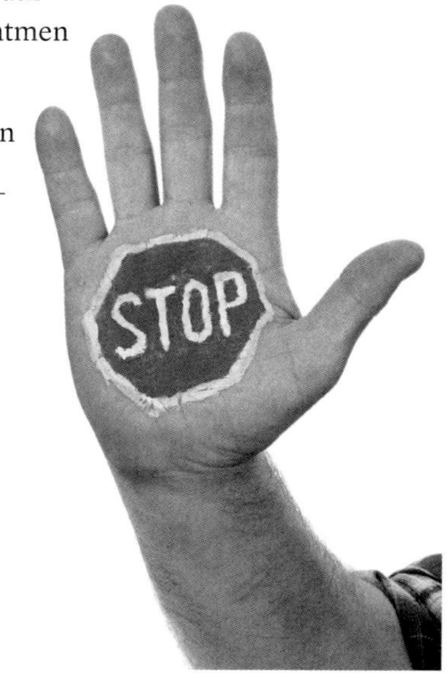

Übung
STOP-Übung

Stop – innehalten und die Tätigkeit unterbrechen

Take a breath – tief durchatmen und spüren, wie die Luft durch die Nase ein- und ausströmt

Observe – die körperlichen Empfindungen beobachten, die Gedanken und Gefühle. Gibt es irgendwelche Anspannungen oder Verspannungen? Einige achtsame Atemzüge machen.

Proceed – wenn man sich ruhiger und zentrierter fühlt, die Tätigkeit wieder aufnehmen. Sich die 5R-Regel vor Augen halten und der Reihe nach jeder einzelnen Regel Aufmerksamkeit schenken.

Der Vorschlag, bei jeder Unterbrechung die STOP-Übung zu machen, mag illusorisch wirken, ist jedoch mit etwas Erfahrung durchaus realisierbar. Wer ein wenig übt, wird bald innehalten, sich in Sekundenschnelle neuorientieren und im Kopf die 5R-Regel abspielen können.

18.5 Pflegedokumentation

Wie beim Herrichten, Verteilen und Verabreichen von Arzneimitteln werden Pflegekräfte auch bei der Pflegedokumentation häufig unterbrochen. Die Anzahl der Unterbrechungen hängt davon ab, wo und wie dokumentiert wird und wer dabei anwesend ist. Das Arbeitsgebiet spielt natürlich auch eine Rolle.

In bestimmten Abteilungen – etwa im Operationssaal, in der Pädiatrie, auf chirurgischen Stationen und in Notfallambulanzen – passieren besonders viele Fehler durch Ablenkungen und Unterbrechungen. Eine in der Notfallambulanz arbeitende Pflegekraft wird pro Stunde etwa zehnmal unterbrochen.[64]

Doch nicht nur das: Volle 90 % der Unterbrechungen geschuldeten Fehler waren auf mangelhafte Konzentration der Pflegekräfte zurückzuführen und haben zu Behandlungsverzögerungen geführt.[65] Zu den meisten Irrtümern kam es bei Pflegemaßnahmen, bei der Medikamentengabe und bei der Dokumentation.

Diese Erfahrung hat auch Pflegefachfrau Joan Gardner gemacht, als sie auf der Stroke-Unit arbeitete. Joan schob die Pflegedokumentation gern bis ans Ende ihrer Schicht auf, wohl wissend, dass sie Einzelheiten, damit sie nicht vergessen werden, sofort dokumentieren sollte. Es war aber nicht leicht, während der Dienstzeit ein paar ruhige Minuten für eine sitzende Tätigkeit wie die Dokumentation zu erübrigen.

Eines Tages war der Blutdruck eines Patienten deutlich erhöht. Sie verständigte zwar die Ärztin und bekam die Situation unter Kontrolle, vergaß allerdings am Ende ihrer Schicht, den Vorfall zu dokumentieren. Die hypertensive Krise kam in ihrem Bericht nicht vor. Dann stieg der Blutdruck des Patienten erneut an – Joan war da aber bereits nachhause gegangen.

Die diensthabende Pflegekraft rief Joans Bericht am Computer auf, fand aber keinen Eintrag über die hypertensive Krise des Patienten, während die Pflegehelferinnen die Entgleisung des Blutdrucks, die vor einigen Stunden aufgetreten war, in ihren Notizen eindeutig vermerkt hatten. Sie versuchte, sich den Widerspruch zu erklären und fand heraus, dass der Patient tatsächlich eine hypertensive Krise gehabt und Joan auch angemessen reagiert hatte. Dann versäumte sie allerdings, das Ereignis in der Krankenakte ordnungsgemäß zu dokumentieren.

Am Ende wurde Joan von der Pflegedienstleiterin zur Rede gestellt und aufgefordert, die hypertensive Krise des Patienten und ihren Umgang mit der Situation nachträglich zu dokumentieren. Sie bekam zwar keine formelle Abmahnung, trotzdem war die Sache ernst. Die strenge Reaktion der Pflegedienstleiterin ertrug Joan leichter als das Wissen, dass sie zerstreut gewesen war und ihre Pflicht vernachlässigt hatte.

Dokumentationsfehler, wie Joan einer unterlaufen ist, können Kranke in die Krise führen. Eine Pflegekraft, die Veränderungen der Vitalzeichen nicht dokumentiert, weil sie unkonzentriert ist, gefährdet die Patienten und Patientinnen. Sie muss dann nicht nur mit deren Krise zurechtkommen, sondern auch mit ihrem eigenen emotionalen Trauma. Das wünscht sich mit Sicherheit niemand.

Wo auch immer die Pflegedokumentation stattfindet, Ablenkungen sind überall wahrscheinlich. Vielleicht möchte sich der kranke Mensch ein wenig mit der Pflegekraft unterhalten, vielleicht haben Angehörige Fragen, vielleicht ergreifen andere Bedienstete, Besucherinnen oder Besucher die Gelegenheit, sich nach dem Weg zu erkundigen, im Glauben, sie sei gerade frei und ansprechbar.

Deshalb der Rat: Suchen Sie für die Pflegedokumentation einen ruhigen Ort auf und konzentrieren Sie sich ganz auf Ihre Aufgabe. Nehmen Sie sich vorher einen Augenblick Zeit, sich zu zentrieren. Sollten Sie die Arbeit unterbrechen müssen, ein paarmal tief durchatmen und dann die Aufgabe zu Ende führen.

Bitte nicht vergessen: Die STOP-Übung, mit der man sich erdet, nimmt nur eine Minute in Anspruch.

18.6 Stress lenkt ab

Auch ein hoher Stresslevel lenkt ab und schadet der Konzentration. Pflegekräfte sind chronisch in Zeitnot und deshalb geneigt, die Pflegedokumentation aufzuschieben oder möglichst schnell hinter sich zu bringen. Sie dokumentieren deshalb oft erst in letzter Minute vor Dienstende, was der pflegebedürftigen Person entgegenkommen mag, aber für die Pflegkraft dagegen ausgesprochen ungünstig ist.

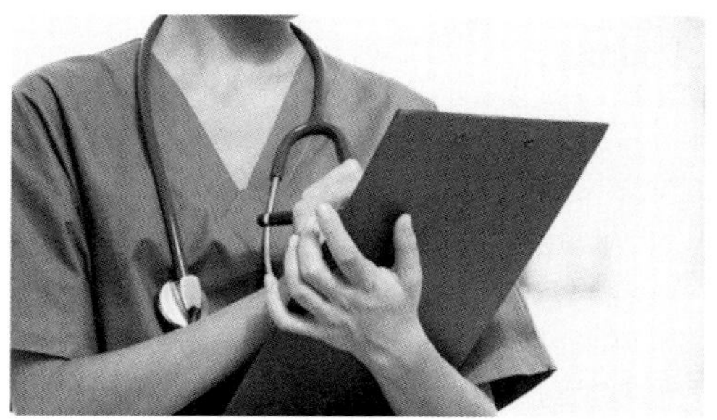

Wenn viel los war auf der Station, kann sich die Dokumentation bis lange nach Dienstschluss hinziehen. Eine müde und gestresste Pflegeperson, die möglichst schnell nach Hause will, wird sich bei der Dokumentation beeilen – und unter Stress vermutlich Fehler machen oder Details vergessen.

Wer wie Joan die Pflegedokumentation bis zum Dienstende aufschiebt, wird sich kaum an sämtliche Vorkommnisse des Tages erinnern. Auch wer sich zwischendurch Notizen macht, wird sich an manche Dinge, die vor zwölf, zehn oder auch vor nur sechs Stunden stattgefunden haben, einfach nicht mehr erinnern. Die Pflegekraft wird dann nicht mehr wissen, was genau sie sich gedacht oder wie ein Patient oder eine Patientin ausgesehen hat. Folglich soll die Pflegedokumentation möglichst zeitnah und fortlaufend und nicht erst gegen Dienstschluss erfolgen. Dann sinkt auch die Fehlerquote.

18.7 In Notfallsituationen konzentriert bleiben

In Notfallsituationen sind Ablenkungen besonders gefährlich, weil sich die Lage im Bruchteil einer Sekunde völlig verändern kann. Wie leicht lässt sich eine Pflegekraft beispielsweise von einem Herzmonitor ablenken, wenn der plötzlich einen anderen Rhythmus anzeigt oder falsche Informationen liefert oder wenn sie auf den Rhythmus fixiert bleibt und nicht nach den Ursachen sucht. Einmal aus dem Konzept gebracht ist es schwer, wieder in die richtige Spur zu kommen. Chaos macht alles noch schlimmer, der Stresslevel steigt und mit ihm die Wahrscheinlichkeit, dass der Patient oder die Patientin zu Schaden kommt.

Manche Fachkräfte in der Gesundheitsversorgung sind der Hektik und den Anforderungen von Notfallsituationen nicht gewachsen, lenken deshalb andere ab und bringen sie aus dem Gleichgewicht. Dann helfen ein paar achtsame Atemzüge, um sich fassen und wieder dem Notfall widmen zu können. Wird ein Herzalarm ausgelöst, ist jedes Teammitglied für eine bestimmte Tätigkeit zuständig. Der gute Rat lautet: Konzentrieren Sie sich auf Ihre Aufgabe – bitte kein Multitasking – sie ist es, die Ihre ganze Aufmerksamkeit braucht.

Zuweilen tragen auch die Patienten und Patientinnen zur Ablenkung bei. Sie haben vielleicht Angst oder ihr Zustand verschlechtert sich so schnell, dass sich die Pflegekraft nicht mehr an die Behandlungsanweisungen hält. Wenn Sie feststellen, dass Sie einzelne Schritte des Behandlungsprotokolls überspringen, bitte kurz innehalten, tief durchatmen und nachdenken. Dann wieder an die Arbeit gehen und sich Schritt für Schritt an das Protokoll halten.

Von professionell Pflegenden werden kritisches Denken und Reaktionsvermögen erwartet, weshalb sie auch in Krisensituationen achtsam bleiben müssen. Ein Beispiel: Falls ein Patient über vernichtende Brustschmerzen klagt, müssen sie Sauerstoff, Nitroglyzerin, Aspirin und Morphium verabreichen, dann ein EKG schreiben und auswerten. Sie müssen in allen Phasen der Verbesserung oder Verschlechterung seines Zustands auf den Pflegeprozess fokussiert bleiben, d.h. die Situation einschätzen, das Problem erkennen, die Pflege planen, die Pflege durchführen und evaluieren.[66]

Sich auf das schnell wechselnde Befinden eines Patienten oder einer Patientin einstellen zu müssen, kann schwierig, ja sogar verwirrend sein – eine Situation, in der es leicht zu Fehlern kommt. Eine Pflegekraft, die mit den laufenden Veränderungen angemessen umzugehen versucht und möglichst flink arbeitet, übersieht vielleicht entscheidende Veränderungen des Patientenzustands oder des EKGs oder eine unerwartete Reaktion auf das verabreichte Medikament.

In Notsituationen kommen in schneller Abfolge körperliche Prozesse in Gang: Die Atmung beschleunigt sich und wird flacher, das Herz rast und der Geist sucht verzweifelt nach einem Ausweg. Die Pflegekraft will sich konzentrieren, um auf den rasch wechselnden Zustand des Patienten oder der Patientin reagieren zu können. Die Stressreaktionen schaden jedoch ihrer Effektivität.

Wenn man sich unversehens im Panikmodus wiederfindet, ist Achtsamkeit in zweierlei Hinsicht hilfreich: Sie reduziert die Stresssymptome und klärt die Gedanken – wozu allerdings erst eine kurze Pause nötig ist.

Eine Pause von einer oder zwei Sekunden genügt. Diese Sekunden, gut genutzt, bringen den Geist wieder zur Ruhe und können über auf den weiteren Verlauf bestimmen. In dieser kurzen Zeit kann man sich zentrieren und stabilisieren und dann, statt automatisch zu reagieren, besonnen auf die Situation antworten.

Die folgende Übung nimmt nur wenige Sekunden in Anspruch, ist aber, wenn Panik droht, eine echte Hilfe.

Übung

Zwei Füße, ein Atemzug

Richten Sie die Aufmerksamkeit auf die Füße – spüren, wie sie mit dem Boden in Kontakt sind. Dabei verlangsamen sich die Denkvorgänge und beruhigt sich der ängstliche Geist.

Einen tiefen Atemzug machen, langsam durch die Nase ein- und ausatmen.

Wenn der Geist ruhiger und fokussierter geworden ist, mit der Tätigkeit protokollgemäß fortfahren.

Wer diese Übung gewohnheitsmäßig in weniger stressigen Situationen praktiziert, kann sie dann auch unter chaotischen Umständen durchführen, wenn sie am meisten gebraucht wird, und in Sekundenschnelle wieder geerdet sein.

Ablenkungen, Stress und Missgeschicke gehören zum Arbeitsalltag jeder Pflegeperson und lassen sich nie ganz vermeiden. Ist sie unkonzentriert oder lässt sie sich von den schwierigen Umständen unter Druck setzen, kann sie nicht mehr klar denken, was bedeutet, dass sie Fehler macht und jeden Fehler als persönliches Versagen empfindet. Das Gegenmittel heißt Achtsamkeit.

Wer Achtsamkeit im Alltag nicht nur gelegentlich, sondern beharrlich übt, bleibt in medizinischen oder anderen Notfallsituationen eher zentriert. Die innere Stabilität nimmt zu und der Wechsel in den Achtsamkeitsmodus fällt leichter; man wird auch unter schwierigen Umständen ruhig bleiben und planvoll vorgehen können.

Die Achtsamkeitspraxis kann zwar nicht alle Fehler verhindern, aber die im Autopilot-Modus verbrachte Zeit verkürzen. Folglich wird die Pflegekraft ihre Umgebung aufmerksamer wahrnehmen und konzentrierter sein, was wiederum die Qualität ihrer Arbeit verbessert.

18.8 Trainingsprogramm

Achten Sie in dieser Woche besonders auf Ihren Umgang mit Ablenkungen und Unterbrechungen im Arbeitsumfeld. Bleiben Sie achtsam und machen Sie nach jeder Unterbrechung die STOP-Übung. Bitte täglich mindestens 30 Minuten mit formellen Übungen zubringen und die Übungen nach Wahl kombinieren oder abwechseln. Welche Erfahrungen haben Sie bisher mit der formellen Praxis gemacht?

Merkpunkte

- In Stresssituationen kommt es häufig zu Behandlungsfehlern, auch Ablenkungen und Unterbrechungen gefährden die Patientensicherheit.
- Achtsamkeit hilft, ruhiger zu werden, jeden Patienten und jede Patientin aufmerksam wahrzunehmen, Anzeichen einer Verschlechterung zu bemerken und dann angemessen zu handeln.
- Achtsamkeit hilft, in Stresssituationen gelassen zu bleiben und den allgemeinen Stresslevel auf der Station zu reduzieren.
- Wenn Sie weniger Zeit im Autopilot-Modus zubringen, verhindern Sie von Zerstreutheit verursachte Fehler.

19 Achtsame Dienstübergabe

Eine fehlende Information bei der Dienstübergabe kann den Tod eines Menschen bedeuten.

Mary Jane Wilson

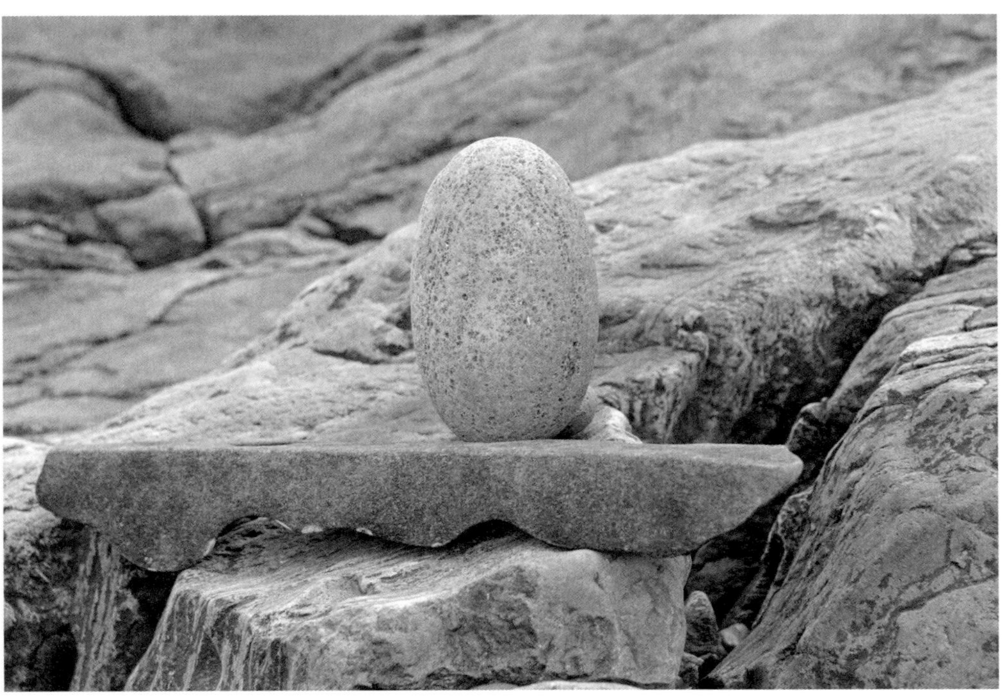

Am Ende einer langen Schicht angekommen, wollen sich die meisten Pflegekräfte nur noch irgendwo hinsetzen, damit ihre Gedanken zur Ruhe kommen und der müde Körper entspannen kann. Doch bevor die ersehnte Ablösung kommt und sie in die Freiheit entlässt, ist eine letzte Hürde zu nehmen: die Dienstübergabe bzw. der Übergabebericht.

Für manche ist der Übergabebericht lediglich das Anhängsel einer langen Liste bereits erledigter Aufgaben. Bei genauerer Betrachtung stellt sich jedoch heraus, dass etwa 80 % der schweren medizinischen Fehler auf Kommunikationspannen bei der Dienstübergabe zurückzuführen sind.[67]

Deirde Gilbert, Pflegefachfrau im ersten Berufsjahr und seit einigen Monaten auf der Station tätig, ist ein Beispiel dafür. Der Kollege, den sie ablösen sollte, wollte schnell nachhause und keine Überstunden machen, weshalb er die Dienstübergabe in Windeseile hinter sich brachte. Er teilte Deirde mit, dass Frau R. in Zimmer 10 über Schmerzen in der Wade geklagt und er ihr das verordnete Schmerzmittel verabreicht hatte. Dabei vergaß er zu erwähnen, dass die Patientin mit Marcumar behandelt wurde und ihre Wade gerötet und leicht geschwollen war.

Im Laufe der nächsten Stunden schwoll die Wade von Frau R. weiter an und die Rötung nahm zu. Sie konnte den Fuß kaum noch bewegen, bald darauf bekam sie Atemnot. Deirde verständigte den Arzt, der einen Ultraschall anordnete. Die Untersuchung ergab eine tiefe Beinvenenthrombose. Bei der anschließenden Computertomographie wurde ein Blutgerinnsel in der Lunge festgestellt.

Hätte der Pfleger den Zustand der Patientin richtig wahrgenommen und Deirde bei der Übergabe besser informiert, wäre das Problem lösbar gewesen, bevor sich eine lebensbedrohliche Lungenembolie entwickelte. Dieser Fall verdeutlicht, dass die Übergabe eine für die Patientensicherheit hoch riskante Situation ist. Weil die Symptome der Patientin und ihre Medikation nicht vollständig kommuniziert wurden, kam es zu gefährlichen Komplikationen.

Fehler aufgrund ineffektiver Dienstübergaben haben schon viele Diagnosen und Behandlungen verzögert, zu überflüssigen Untersuchungen und Behandlungen und zu falschen Therapien geführt, haben Krankenhausaufenthalte verlängert sowie Patientenbeschwerden und Gerichtsverfahren wegen Verletzung der beruflichen Sorgfaltspflicht ausgelöst. Hätten alle Beteiligten effektiv kommuniziert, wären die meisten Fehler leicht vermeidbar gewesen.

Überlegungen

Waren Sie am Ende einer Schicht schon einmal so müde, dass Sie bei der Dienstübergabe Informationen absichtlich unterschlagen und gehofft haben, die Pflegekraft in der nächsten Schicht werde schon selber dahinterkommen? Hat ein Patient oder eine Patientin schon einmal eine unerwünschte Nebenwirkung oder ein neues Gesundheitsproblem entwickelt, weil Sie schnell nach Hause wollten und deshalb wichtige Informationen oder Beobachtungen nicht weitergegeben haben? Waren Sie schon einmal mit einer Krise konfrontiert, weil ein Kollege oder eine Kollegin beim Dienstwechsel vergessen hatte, Sie über den Zustand eines Patienten oder einer Patientin angemessen zu informieren?

Pflegekräfte stehen an vorderster Front des Versorgungsprozesses und sind für eine gleichbleibend hohe Pflegequalität verantwortlich. Der Übergabebericht spielt dabei zweifellos eine zentrale Rolle, da er zur Sicherheit der ihnen anvertrauten Menschen beiträgt, die sie beim Schichtwechsel wiederum ihren Kolleginnen und Kollegen anvertrauen. Eine effektive und vollständige Dienstübergabe sichert aber auch die Pflegenden ab. Hier laufen die Fäden zusammen und werden wichtige Aufgaben an die richtigen Personen delegiert, damit sie korrekt und rechtzeitig erledigt werden – das ist der Hauptzweck eines Übergabeberichts.

Für die Pflegekraft, die ihren Dienst beendet, ist die Übergabe eine Gelegenheit, „reinen Tisch" zu machen. Wie oft sind Sie mit dem unguten Gefühl nach Hause gegangen, nicht alles erledigt zu haben? In einem Bereich, in dem Fehler das Wohlbefinden und die Sicherheit beeinträchtigen können, vermittelt Ihnen ein ausführlicher Übergabebericht das beruhigende Gefühl, die Dinge abgeschlossen zu haben. Wenn das geschafft ist, kann man die Freizeit unbeschwerter genießen.

Für die Pflegekraft, die den Dienst antritt, ist der Übergabebericht eine wesentliche Informationsquelle, die ihr einen guten Start ermöglicht, die Arbeit erleichtert und sie vor folgenschweren Fehlern bewahrt.

Sorgen Sie dafür, dass die Dienstübergabe an einem ruhigen Ort und ohne Zeitdruck stattfindet, um den Pflegekräften einen Raum zu geben, in dem sie reflektieren und ihre Arbeit nachbesprechen können. Das verschafft ihnen die Möglichkeit, von den Kommentaren Außenstehender ungestört, mit ihren Aufgaben abzuschließen. Sharyn Wallis

19.1 Achtsam kommunizieren

Dass der Übergabebericht der Patientensicherheit und Versorgungskontinuität dient, ist allgemein bekannt. Deshalb verwundert es, dass er in den meisten Ausbildungsprogrammen keine große Rolle spielt und effektive Berichterstattung nicht gelehrt wird. Die Joint Commission International, die als Akkreditierungsbehörde der globalen Gesundheitsversorgung den Goldstandard vorgibt, hat erst in jüngster Zeit die Kommunikation bei der Dienstübergabe als einen für die Patientensicherheit entscheidenden Faktor anerkannt.[69] Auch wenn der hohe Stellenwert achtsamer Kommunikation bei der Dienstübergabe bislang von offizieller Seite nicht ausreichend gewürdigt wird, ist es sinnvoll und befriedigend, diese Fertigkeit zu kultivieren.

Das College of Nurses von Ontario definiert die Dienstübergabe in der Pflege – auch Patientenübergabe genannt – als „interaktiven Prozess zum Transfer patientenspezifischer Informationen von einer Pflegeperson zur anderen oder von einem Pflegeteam zu anderen, mit dem Ziel, die Kontinuität und Sicherheit der Patientenversorgung zu gewährleisten."[70] Hauptzweck ist der Transfer sämtlicher Informationen, die eine Pflegekraft oder ein Pflegeteam braucht, um die Patientenversorgung übernehmen zu können. Dennoch sind die Berichterstattung und die Entgegennahme eines Übergabeberichts sehr viel mehr als ein rein mechanischer Informationstransfer.

Das Schlüsselwort dabei ist *interaktiv*, also nicht das Herunterrasseln einer Liste von Dingen, die in der nächsten Schicht getan oder nicht getan werden sollen. Der Übergabebericht sollte mehr sein, nämlich ein Gemeinschaftswerk. Hier kommt Achtsamkeit ins Spiel. Eine achtsame Pflegeperson denkt kritisch, hat das große Ganze im Blick und eine klare Vorstellung von der eigenen Rolle im pflegerischen und medizinischen Versorgungsteam. Mehr als jedes andere Teammitglied, kommt sie mit den verschiedenen Dimensionen der Krankenversorgung in Berührung – nicht nur mit den medizinischen As-

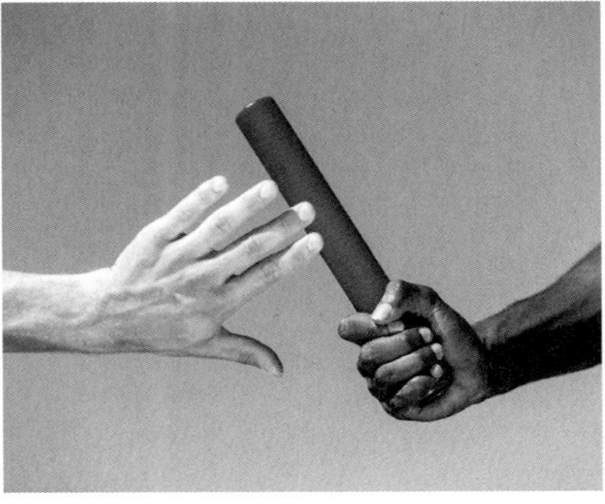

pekten, sondern auch mit den emotionalen und körperlichen Dimensionen. Sie kann also auf der interaktiven Ebene einen großen Beitrag leisten.

Pflegefachfrau Denise Douglas beispielsweise, die im Aufwachraum arbeitet und ihren Beruf liebt, überprüft bei Dienstantritt zunächst alle ärztlichen Anordnungen und die Blutwerte der Patienten und Patientinnen. Um sich ein genaues Bild machen zu können, stellt sie der Pflegekraft, die ihre Schicht beendet, präzise Fragen nach den Vitalzeichen jeder einzelnen Person, ob sie noch Sauerstoff benötigt oder normal atmet und ob ihre Operationsstelle Anzeichen einer Infektion aufweist. Sie hat Kollegen und Kolleginnen, die bei der Dienstübergabe recht oberflächlich berichten, was Denise aber nicht davon abhält nachzufragen und sich eingehend über den Zustand und die Bedürfnisse der Kranken zu informieren. Inzwischen schätzen viele der erfahrenen Pflegekräfte ihre gründliche Arbeitsweise und die unerfahreneren eifern Denise nach.

Achtsame Kommunikation bei der Dienstübergabe sorgt für einen effizienten Verlauf. Bitte nehmen Sie sich vor der Übergabe ein wenig Zeit, um über die unmittelbaren Details der Patientenversorgung hinaus das große Ganze zu sehen.

Übung
Gedanken bei der Dienstübergabe

Bitte stellen Sie sich bei der Übergabe der Patientinnen und Patienten folgende Fragen:

Wer ist der Patient/die Patientin?

Wie ist sein/ihr Zustand und seine/ihre Krankengeschichte?

Was muss meine Kollegin/mein Kollege wissen (oder was muss ich wissen) um die bestmögliche Betreuung anbieten zu können?

19.2 Richtlinien für den Übergabebericht

Um eine effiziente Dienstübergabe zu gewährleisten, sind folgende Punkte zu berücksichtigen:

Kommunizieren – nicht einfach mechanisch vortragen. Da die berichtende Fachkraft am meisten redet, bestimmt sie die Gesprächsatmosphäre. Bitte das Gegenüber nicht nur anstarren und die Liste der Faken und Zahlen teilnahmslos herunterleiern, vielmehr ein richtiges Gespräch führen. Wer selbst achtsam interagiert, ermuntert die andere Seite, eine engagiertere Unterhaltung zu führen und gegebenenfalls Fragen zu stellen.

Die nonverbalen Signale der angesprochenen Person zeigen, wie sie das Gesagte verarbeitet. Wenn sie z.B. die Informationen in höchster Geschwindigkeit notiert, sollte man ein wenig langsamer sprechen und ihr das Mitschreiben erleichtern. Hat die andere Pflegekraft die Bedeutung einer Information, die man selbst für wichtig hält, offensichtlich nicht ganz erfasst, wird die Mitteilung durch Wiederholen betont. Bitte nachprüfen, ob sie all die wichtigen Informationen tatsächlich versteht.

Sich vorab überlegen, was mitgeteilt werden muss. Genau wie niemand einen Arzt oder eine Ärztin zur Konsultation hinzuziehen würde, ohne vorher alle relevanten Daten bereitgelegt zu haben, so muss man sich auch auf die Dienstübergabe vorbereiten. Bitte nicht vergessen: Im Übergabebericht sollen die Fäden zusammenlaufen und alle Vorkommnisse in der Vorgängerschicht zur Sprache kommen. Bedeutsame Themen sind vor allem Zustandsveränderungen der Kranken, Änderungen der Medikation und Vorbereitungen auf medizinische Eingriffe. Um sich an alle Themenbereiche zu erinnern, führt man am besten eine mentale Checkliste oder hält einen Notizzettel bereit. Wer stets die gleiche schriftliche Checkliste verwendet, ist sehr viel weniger gefährdet, etwas Wesentliches auszulassen.

Das Wichtigste zuerst! Wenn die wichtigsten Informationen zuerst geliefert werden, sind die Pflegekräfte der nachfolgenden Schicht besser auf die Patientenbedürfnisse vorbereitet und können Prioritäten setzen. Meist stehen die Hauptbeschwerden der Kranken, ihre Symptome und Laborwerte, die überwacht werden müssen, sowie Medikamentenumstellungen im Vordergrund. Auch Informationen über geplante kritische Interventionen und anstehende OP-Vorbereitungen zählen zu den bedeutsamen Informationen. Bitte einfach alles erwähnen, was relevant erscheint.

Dinge erläutern und Rückfragen begrüßen. Am Ende des Dienstübergabe angekommen, wird die andere Pflegeperson gefragt, ob sie noch weiteren Informationsbedarf hat. Das gibt ihr die Gelegenheit, um Wiederholung einer bestimmten Information zu bitten oder sich nach einem unerwähnt gebliebenen Sachverhalt zu erkundigen. Wer um Feedback bittet, zeigt sich offen für Rückfragen und signalisiert die Bereitschaft, bestimmte Dinge näher zu erläutern.

Sie wären vermutlich überrascht zu erfahren, wie oft sich Pflegepersonen Fragen verkneifen, weil sie wissen, dass die berichterstattende Kollegin oder der Kollege möglichst schnell Feierabend machen möchte. Das trifft besonders auf jüngere Pflegekräfte zu, die ältere nicht mit Nachfragen aufhalten wollen.

Kontinuität im Fokus. Die Dienstzeiten mögen exakt festgelegt sein und jeweils eine bestimmte Stundenzahl betragen, die Ereignisse auf der Station und die Pflegeaufgaben sind sehr viel weniger planbar. Oft bleiben in einer Schicht Dinge liegen, die dann in der nächsten erledigt werden müssen. Sichere und wirksame Patientenversorgung ist Teamarbeit. Deshalb ist bei der Dienstübergabe über Aufgaben und Ereignisse in der vorangehenden Schicht genauso zu berichten, wie über alles, was in der folgenden Schicht zu erledigen ist (oder erledigt werden sollte).

Den Übergabebericht entgegenzunehmen ist Ihre erste Aufgabe nach Betreten der Station; er bestimmt den Verlauf der kommenden Arbeitsstunden. Am Ende Ihrer Dienstzeit angekommen, ist der peinlich genaue Übergabebericht Ihre letzte Aufgabe, die Sie dann beruhig in die Freizeit entlässt, weil Sie wissen, dass die Patienten und Patientinnen gut versorgt werden. Der Übergabebericht bei Dienstantritt und Dienstschluss ist zwar Routine, braucht aber Ihre volle Konzentration – schließlich werden dabei innerhalb kürzester Zeit lebenswichtige Informationen vermittelt.

Tagebuchreflexion

Nehmen Sie sich nun ein wenig Zeit darüber nachzudenken, wie viel Einsatz Sie bei der Dienstübergabe zeigen. Wie präsent fühlen Sie sich normalerweise während des Berichts? Sind Sie dabei oft zerstreut und eilen Ihre Gedanken manchmal schon voraus zum nächsten Schritt? Schwankt Ihre Konzentration von Tag zu Tag?

19.3 Überlegungen beim Erhalt des Übergabeberichts

Die Pflegekräfte wollen sich bei Dienstantritt von jedem Patienten und jeder Patientin ein möglichst genaues Bild machen, um alle optimal versorgen zu können. Folgende Punkte sind beim Erhalt des Übergabeberichts zu beachten:

Fokus. Dienstübergaben können anstrengend sein, wenn man dafür nur ein paar Minuten erübrigen kann und viele andere Aufgaben warten. Je hektischer es auf der Station zugeht, desto wichtiger ist ein gründlicher Übergabebericht. Bevor Sie sich in die Arbeit stürzen, müssen Sie alle Informationen haben, die Sie für fundierte Entscheidungen brauchen. Jede mit der Dienstübergabe verbrachte Minute ist gut investiert! Bitte aufpassen und gut zuhören, sich auf die Berichterstatterin oder den Berichterstatter konzentrieren und andere Themen solange ruhen lassen. Sobald Sie merken, dass die Aufmerksamkeit nachlässt und die Gedanken abschweifen, langsam und tief durchatmen, wieder Blickkontakt aufnehmen und sich erneut ins Hier und Jetzt bringen.

Den Mund aufmachen. Die Dienstübergabe ist ein dynamischer Kommunikationsprozess zwischen allen an der pflegerischen Versorgung beteiligten Fachkräften. Es ist Ihre Aufgabe, eine umfassende Information sicherzustellen. Bitte scheuen Sie sich nicht, Fragen zu stellen und Bedenken zu äußern, auch wenn Sie unerfahrener oder jünger sind als die berichterstattende Person. Atmen Sie einmal tief und achtsam durch und konzentrieren Sie sich auf die notwendige Frage – schließlich geht es um die Patientensicherheit.

Offene und antizipatorische Fragen stellen. Beispiele: „Was macht Ihnen Sorgen?“, „Was könnte dabei schiefgehen?“ Die Dinge offen anzusprechen ist im Sinne der Sicherheit und des Wohlergehens der Patientinnen und Patienten. Als Pflegekraft sind Sie verpflichtet, ihre Interessen zu vertreten.

Eine Checkliste bereithalten. Da bei der Dienstübergabe eine Fülle an Informationen vermittelt wird, kann leicht etwas Wichtiges übersehen werden – achtsame Präsenz hilft, diesen Fehler zu vermeiden. Am besten nehmen Sie sich vor dem Übergabebericht einen Augenblick Zeit, überlegen sich die benötigten Auskünfte und erstellen eine Checkliste, damit nichts vergessen wird.

Die Checkliste muss nicht ausführlich und perfekt formuliert sein – ein paar Stichworte genügen. Man kann sie sich als Gedächtnisstütze auf eine kleine Karte schreiben und in die Kitteltasche stecken.

Medikamenteninformationen haben Vorrang. Pflegepersonen müssen mit den verordneten Arzneimitteln vertraut sein und deren Kontraindikation, Interaktionen und mögliche Nebenwirkungen kennen. Aus der Medikation kann man auf den Krankheitsverlauf des Patienten oder der Patientin schließen.

Dienstübergabe am Krankenbett ermöglichen. Diese Form der Übergabe, auch Pflegevisite genannt, lässt sich zwar nicht in allen Settings bewerkstelligen, ist aber eine gute Möglichkeit, Verwechslungen und Fehlinformationen zu verhindern und Zeit zu sparen. Als Pflegekraft, die ihren Dienst antritt, können Sie sich dabei einen ersten Eindruck von den Kranken verschaffen und Sicherheitschecks durchführen, z. B. die Identifikationsbänder und Infusionen überprüfen. Die Patienten und Patientinnen sowie die anwesenden Angehörigen können auf mögliche Unstimmigkeiten im Bericht hinweisen. Diese direkte Kontaktaufnahme gleich bei Dienstantritt ist ein weiterer Vorteil der Übergabe am Patientenbett.

> *Die Dienstübergabe am Patientenbett hat sich bewährt. Bei dieser Form der Übergabe werden die Patientinnen und Patienten aktiv einbezogen und sind deshalb zufriedener, außerdem arbeiten die Pflegekräfte dann besser zusammen, was ihre Verantwortlichkeit stärkt und die Kommunikation untereinander effektiver macht.*
>
> Nurse Shift Report
> Cherri D. Anderson, Ruthie R. Mangino

Der Übergabebericht ist leider das am meisten unterschätzte Instrument zum Schutz der Patientensicherheit. Er gilt zwar als Routineangelegenheit – angesichts der zahlreichen elektronischen Kommunikationsmittel vielleicht sogar als überflüssig – hat aber eine Funktion, die weit über das hinausgeht, was andere Dokumentationsformen zu leisten vermögen, nämlich die intelligente Interaktion zwischen zwei Fachkräften in der Gesundheitsversorgung.

Entscheidend bei der Dienstübergabe ist die achtsame Kommunikation aller Beteiligten, indem sie die Fehlerwahrscheinlichkeit und die Gefahr von Zwischenfällen während der aktuellen Schicht und den nächsten Schichten signifikant reduziert.

19.4 Trainingsprogramm

Bitte machen Sie sich die 3-Minuten-Atemraum-Übung zur Gewohnheit, bevor Sie den Übergabebericht erstatten oder entgegennehmen, und beobachten Sie den Grad Ihrer Aufmerksamkeit dabei. Bitte in dieser Woche mit den formellen Übungen fortfahren und die bis jetzt gelernten Übungen mischen oder abwechseln. Wie ergeht es Ihnen mit diesen Praktiken? Welche Hindernisse und Herausforderungen treten dabei auf und welche Möglichkeiten gibt es, sie zu bewältigen?

Merkpunkte

- Etwa 80% aller schweren medizinischen Fehler sind auf Kommunikationsmängel bei der Dienstübergabe zurückzuführen.
- Achtsame Kommunikation bei der Dienstübergabe vermag die Gefahr von Fehlern und Zwischenfällen signifikant zu reduzieren.
- Verwenden Sie bei der Dienstübergabe eine Checkliste und überlegen Sie sich vorab, was zu berichten ist. Die wichtigste Information zuerst geben.
- Bei der Entgegennahme des Übergabeberichts konzentriert sein und sich möglichst wenig ablenken lassen, um alle benötigten Informationen zu erhalten.

20 Der technische Fortschritt als Herausforderung

Bewusst und achtsam eingesetzt, wird die Technologie vom Feind zum Freund. Kenley Neufeld

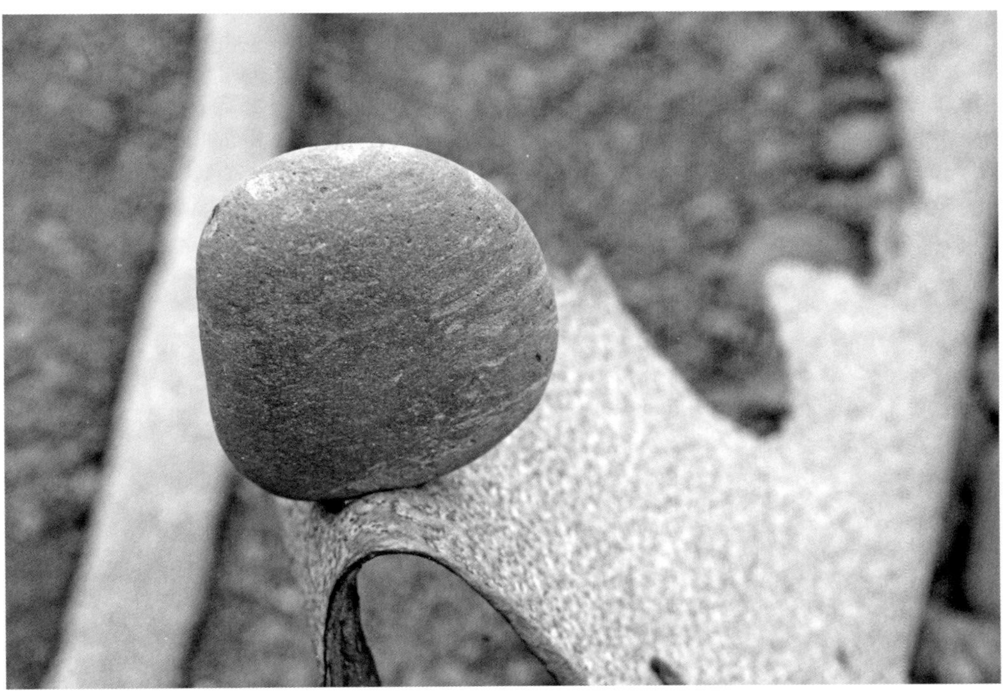

Martha Nichols arbeitete seit 30 Jahren in der Krankenpflege und hat in diesen Jahrzehnten einige Veränderungen erlebt. Sie war die ganze Zeit über auf einer internistisch-chirurgischen Station tätig gewesen, empfand insbesondere die Begegnungen mit den Patienten und Patientinnen als erfüllend und war weder an einem Abteilungswechsel noch an Fortbildungen interessiert.

Seit den Tagen ihrer Ausbildung hat sich in der Pflege natürlich viel getan. Die technischen Neuerungen haben den Pflegealltag verändert und ließen Martha weniger Zeit für den direkten Kontakt mit den Kranken. Inzwischen erledigte sie die gesamte Dokumentation am Computer, d.h. sie setzte Häkchen in Kästchen. Am Anfang ihres Berufslebens dokumentierte sie handschriftlich. Heute muss sie bei jeder Medikamentengabe zuerst das Medikament, dann das Identifikationsband der Person scannen. Das System war zwar geeignet, die Fehlerquote zu reduzieren und der 5R-Regel Geltung zu verschaffen, Martha war jedoch oft mehr mit dem Computer und dem Handscanner beschäftigt als mit den Patientinnen und Patienten.

Martha hielt sich für eine intelligente, gut ausgebildete und erfahrene Pflegefachfrau. Sie hatte den Umgang mit Computern nie formal gelernt, sich aber durch Versuch und Irrtum und Ausprobieren einige Kenntnisse angeeignet. Dennoch musste sie unzählige Male den technischen Dienst anrufen und um Unterstützung bitten.

Als die technischen Anforderungen stiegen, konnte Martha diesem Aspekt ihrer Tätigkeit immer weniger abgewinnen. Anstatt sich überwiegend der direkten Krankenpflege zu widmen, verbrachte sie die Zeit am Bildschirm und war sich zudem oft nicht einmal sicher, alles richtig zu machen. Am Ende hasste Martha die ganze moderne Technologie – sie hatte den Eindruck, sie erschwere ihr die eh schon stressige Arbeit und stehle ihr wertvolle Zeit, die sie besser am Krankenbett verbracht hätte. Sie wünschte die Zeit zurück, als sie sich noch frei vom Druck der Technologie in Ruhe den Patienten und Patientinnen widmen konnte.

Martha war keineswegs so festgefahren in ihren Gewohnheiten, als dass sie keine Veränderungen akzeptiert hätte. Das Problem war, dass sie sich zwar Mühe gab, von den sich ständig wandelnden Anforderungen der neuen Technologien jedoch überfordert war und nicht angemessen unterstützt wurde. Am Rande eines Burn-outs angekommen, fürchtete Martha bereits, vorzeitig in Ruhestand gehen zu müssen, wenn sich nicht bald etwas änderte.

Marthas Situation ist kein Sonderfall. Tatsächlich hat der Pflegeberuf zunehmend mehr technische Aspekte. Die Kranken sind an Maschinen angeschlossen: Infusionspumpen, Herzmonitore und Vitalzeichenüberwachungsgeräte. Wer in der Intensivpflege arbeitet, muss sich mit einer Fülle von komplexen Gerätschaften gelieferten Informationen beschäftigen. Dazu kommt, dass bei der Medikamentengabe oft Scanner eingesetzt werden und nicht wenige Gesundheitseinrichtungen dem Pflegepersonal vorschreiben, ständig per Handy erreichbar zu sein.

Die neuen Technologien sind zweifellos hilfreich und haben den Pflegeberuf, verglichen mit der Zeit vor 20 Jahren, in mancherlei Hinsicht erleichtert – leider ist dabei der kranke Mensch manchmal aus dem Blick geraten. Wenn Apparate um die Aufmerksamkeit der Pflegekraft konkurrieren, kann ihr die Technik professionelles Pflegehandeln erschweren, statt es zu erleichtern.

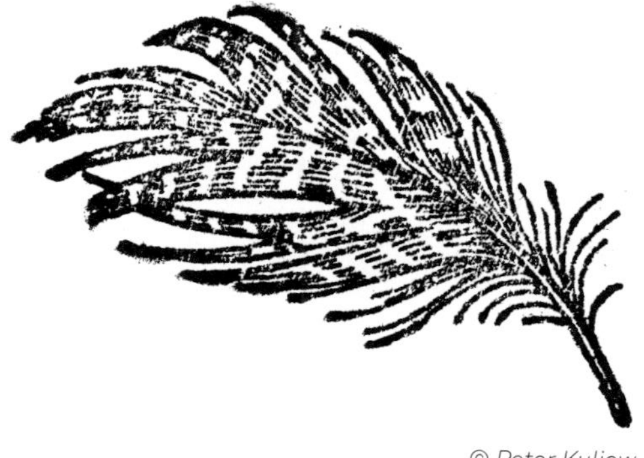

© Peter Kuliew

Überlegungen

Haben Sie schon einmal bestimmte Dinge nicht dokumentiert, weil Ihnen die Eingabe am Computer schwerfällt? Haben Sie schon einmal versäumt, eine wichtige Information über einen Patienten oder eine Patientin einzugeben, weil sie in der Checkliste nicht vorgesehen war und weil Sie meinten, nun sei es zu spät oder zu zeitaufwändig, nochmal zurückzugehen und den Eintrag nachzuholen? Haben Sie schon einmal die Klage einer Patientin oder eines Patienten ignoriert, weil das Überwachungsgerät normale Werte angezeigt hat?

Achtsamkeit beim Umgang mit technischen Geräten ist die Lösung. Und wie soll das gehen? Indem man beschließt, der Interaktion mit dem kranken Menschen und nicht der Interaktion mit Apparaten den Vorrang zu geben – das ist der erste Schritt.

In Plum Village, Frankreich, wo der vietnamesische Mönch Thich Nhat Hanh gelebt hat, ertönt in unregelmäßigen Abständen eine Achtsamkeitsglocke. Wenn die Mönche die Glocke hören, unterbrechen sie ihre Tätigkeit und machen einen achtsamen Atemzug. Der Glockenton ist ihr Weckruf, der sie erinnert, wieder im Augenblick präsent zu sein.

Für Pflegekräfte kann jede Begegnung mit der Technik zur persönlichen Achtsamkeitsglocke werden – das Telefonklingeln, das Piepen eines Monitors oder das Summen des Bildschirms. Wenn Sie diese Töne hören, bitte aufmerksam werden und sich kurz besinnen. Wie reagiert der Körper (Anspannung im Bauch, pochende Schläfen)? Entsteht der Drang, den Ton zu überhören oder ihm zu widerstehen? Beim Ausatmen darf jede Reaktivität wegfallen – sich erneut ins Hier und Jetzt bringen.

Meditation ist das ultimative netzunabhängige Gerät, das uns überall und jederzeit unauffällig zur Verfügung steht. Sharon Salzberg

20.1 Patientenzentriert dokumentieren

An allen Interaktionen mit den Patienten und Patientinnen ist heute die Technik beteiligt. Theoretisch soll sie Zeit sparen, die dann den Kranken zugutekommt. Praktisch kann sie unversehens zur Barriere zwischen pflegender und gepflegter Person werden, die es erschwert, die für ihr Wohlbefinden und ihre Betreuung notwendige Verbindung herzustellen und zu erhalten.

Die Dokumentationen bei der Aufnahme beispielsweise werden heute mithilfe einer Checkliste mit etwas Übung in kürzester Zeit absolviert. Leidet die Person an Diabetes? Ja oder Nein ankreuzen. Hat die Person Schmerzen? Wenn ja, wie stark? Wieviel Aufmerksamkeit widmen Sie den Äußerungen des kranken Menschen, während Sie die Antworten eintippen? Schrecken Sie z.B. auf, wenn er auf der 10er-Skala der Schmerzstärke eine 8 angibt, oder notieren Sie den Wert geistesabwesend und in Eile, weil schon die nächste Aufgabe wartet?

Wer den Fakten, die der Patient oder die Patientin präsentiert, nicht die gebührende Aufmerksamkeit widmet, läuft Gefahr, etwas Wesentliches zu verpassen. Wenn eine hohe Schmerzstärke angegeben wird, muss nach der Schmerzursache gesucht werden. Das Eintippen allein stellt nicht sicher, dass die Person angemessen versorgt wird.

Es ist nicht einfach, auf das Gegenüber fokussiert zu bleiben, wenn man große Datenmengen ins Computersystem eingeben muss. Schlimmer noch: Wenn sich die Pflegekraft ganz auf den Bildschirm konzentriert, fühlt sich der kranke Mensch womöglich vernachlässigt und ausgeschlossen.

Um dieser Gefahr zu begegnen, muss die Pflegekraft ihre Aufmerksamkeit ganz bewusst wieder auf den Patienten oder die Patientin richten. Dann bemerkt sie auch Kleinigkeiten, wie die Hautfärbung, und kann daraus auf das Befinden schließen. Ist die Person z. B. blasser als sonst, hat sie vielleicht Schmerzen, während blaue Lippen auf Atembeschwerden hinweisen. Wer die Patientenbegegnung möglichst schnell absolviert, kann entscheidend wichtige Dinge übersehen.

Wenn Sie jetzt seufzen und denken, es fehle Ihnen einfach die Zeit für diese intensive Aufmerksamkeit, bedenken Sie bitte: Es geht nur um Sekunden. Eine Frage ist schnell gestellt. Die meisten Kranken spüren intuitiv, dass die Pflegeperson überlastet ist oder zu beschäftigt, um richtig zuzuhören. Dann beantworten sie ihre Fragen eventuell nicht wahrheitsgemäß oder nur teilweise. Wenn Sie einen zerstreuten, gleichgültigen oder gehetzten Eindruck machen, werden sich die Patienten und Patientinnen nicht öffnen, vielleicht sogar wichtige Informationen unterschlagen.

Übung

Achtsame Begegnung

Bevor Sie die Informationen einer Patientin oder eines Patienten ins Gerät tippen, nehmen Sie sich bitte einen Augenblick Zeit sich zu sammeln.

Legen Sie den Scanner, das Tablet, die Maus oder das Smartphone aus der Hand.

Schauen Sie die Person an, als gehöre sie zur Familie und erkundigen Sie sich nach ihrem Befinden.

20.2 Die Patienten in die Versorgung einbinden

Viele Pflegekräfte der alten Schule, wie Martha am Kapitelbeginn, empfinden den Einsatz technischer Geräte eher als störend, weil sie lieber mit den Kranken sprechen anstatt Geräte zu bedienen, während sich die jungen vielleicht allzu sehr und allzu gern auf die Technologie verlassen.

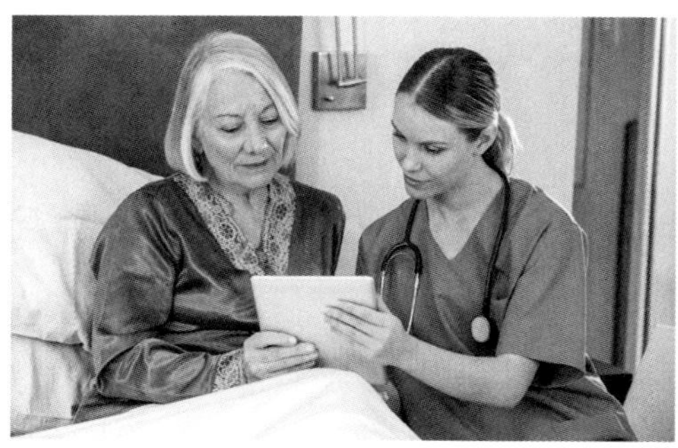

Man kann jedoch beide Ansätze integrieren und so die Krankenpflege effizienter machen. Das gelingt, indem man die Person in die technischen Abläufe einbindet, das Gerät als Informationsmittel einsetzt und den Bildschirm so dreht, dass sie ihre Dokumentation sehen kann. Ist z. B. der Cholesterinwert hoch, deutet man auf die Zahl, vergleicht sie mit dem Normalbereich und erklärt die Sache mit einfachen Worten. Die harten Fakten auf dem Bildschirm zu sehen ist für manche Menschen recht eindrucksvoll; sie sind dann eher bereit, aktiv an ihrem Genesungsprozess mitzuwirken.

Die Vorteile des technischen Fortschritts wiegen dessen Nachteile zweifellos bei weitem auf. Vorausgesetzt die Pflegekraft nimmt sich Zeit, sich auf den kranken Menschen zu konzentrieren, kann er ein starkes Werkzeug sein. Die verschiedenen Überwachungsgeräte liefern allen an der medizinischen und pflegerischen Versorgung beteiligten Fachkräften Informationen über die Person, zeigen deren Ziele auf und verhindern Fehler. Die Technik soll den Menschen dienen und die Pflegekraft *soll mit dem Menschen in Kontakt treten*, nicht mit dem Gerät – das ist der entscheidende Punkt.

Übung

Achtsamer Umgang mit der Technik

Beispiel: Die Infusionspumpe einer Patientin piepst und Sie nähern sich dem Krankenzimmer. Spüren Sie den Kontakt der Füße mit dem Boden, um sich zu erden, nehmen Sie einen langen tiefen Atemzug und halten Sie kurz inne.

Jetzt anklopfen und die Knöchel an der Tür spüren. Beim Eintreten zuerst die kranke Frau in den Fokus nehmen, nicht die technischen Geräte.

Wenn der Rapport hergestellt ist, sie darüber informieren, dass Sie nun den Computer benutzen werden, um sich pflegerelevante Notizen zu machen.

Falls Sie ein Tablet verwenden, bitte das Gerät so drehen, dass die Patientin den Bildschirm und Ihre Aufzeichnungen sehen kann.

20.3 Den Menschen behandeln, nicht die Maschine

Dieser Maxime entsprechend zu handeln ist in der modernen Pflege zunehmend schwieriger geworden, weil die Gesundheitseinrichtungen mit zahllosen elektronischen Geräten, Maschinen und technische Anlagen ausgestattet sind.

Wer in einem Bereich mit Monitoren arbeitet, etwa in der Telemetrie-Abteilung, auf einer Intensivpflege- oder Überwachungsstation, weiß, wie leicht man ausschließlich auf diese kleinen Bildschirme fokussiert bleibt. Heutzutage lässt sich der Zustand einer Patientin oder eines Patienten bereits im Vorbeigehen von der Tür aus mit einem Blick auf den Monitor überprüfen. Mancherorts werden die Messwerte und Rhythmen aus dem Krankenzimmer direkt an den Schreibtisch der überwachenden Pflegekraft übertragen.

Da Monitore nicht immer zuverlässig funktionieren und manchmal Falschinformationen liefern, ist diese Art des Pflegehandelns allerdings hochproblematisch. Gut möglich, dass kleinste Frequenz- und Rhythmusveränderungen auf dem Überwachungsgerät nicht klar sichtbar sind oder erst bemerkt werden, wenn die Person bereits körperliche Symptome aufweist. Um die auf einem Überwachungsgerät angezeigten Werte in den richtigen Kontext setzen zu können, muss man sich persönlich an das Krankenbett begeben und sich ein eigenes Bild machen.

Pflegefachmann Gavin Wood, der in der Telemetrie-Abteilung arbeitete, hat mir erzählt, wie er gelernt hat, sich nicht ausschließlich auf die Monitore zu verlassen. Gavin war stolz, dass die Messwerte direkt ins Stationszimmer übertragenen wurden. Der Computer würde ihn alarmierten, wenn sich der Herzrhythmus eines Patienten oder einer Patientin veränderte, so dass er in Ruhe seine Schreibarbeiten erledigen konnte. Eines Morgens drangen aus einem Krankenzimmer laute Schnarchgeräusche. Er sah auf den Monitor, konnte aber kein Warnzeichen erkennen; der Herzrhythmus des Patienten war nur leicht verlangsamt.

Gavin war vorerst beruhigt, nach einigen Minuten beschlich ihn jedoch ein ungutes Gefühl und er ging den Flur entlang dem Geräusch nach. Mit Schrecken musste er feststellen, dass der Patient mit blau verfärbten Lippen dalag und unregelmäßig keuchend nach Atem rang. Gavin begann sofort mit der Herz-Lungen-Reanimation und rief Hilfe herbei.

Der Monitor hatte normale Herzrhythmen angezeigt, obwohl das Herz immer langsamer schlug und ohne Intervention stillgestanden wäre. Hätte sich Gavin ausschließlich auf den Monitor verlassen und den Patienten nicht persönlich überprüft, wäre ein tragisches Ende wahrscheinlich gewesen.

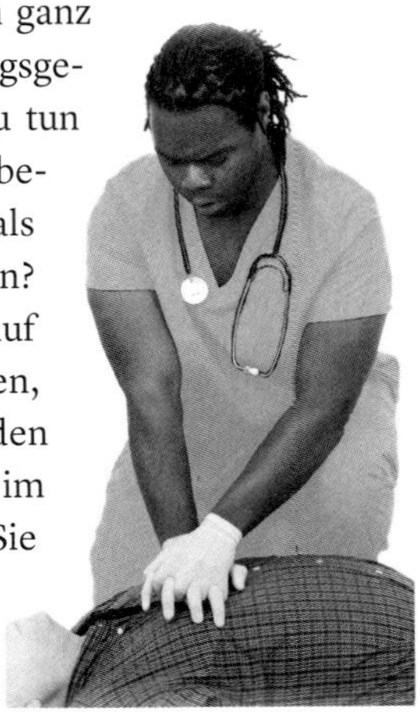

Verlassen Sie sich ganz auf das Überwachungsgerät, wenn Sie viel zu tun haben, anstatt es bestimmungsgemäß als Ergänzung zu nutzen? Es genügt nicht, auf den Bildschirm achten, man muss auch den kranken Menschen im Blick haben. Bevor Sie den Monitor überprüfen, müssen Sie sich selbst prüfen, um festzustellen, ob Sie konzentriert oder zerstreut sind.

20.4 Alarmmüdigkeit

Der Herzmonitor piept zum wiederholten Male und Sie stellen ihn automatisch ab. Ein paar Sekunden später piept er erneut und Sie bringen ihn mit einem Knopfdruck zum Schweigen. Er piept ein drittes Mal. Entnervt schauen Sie auf den Monitor. Es ist kein Fehler: Der Puls der Patientin ist extrem beschleunigt.

Es gibt auf den Stationen diverse Gerätschaften, die jederzeit Alarmmeldungen senden können: Patientenklingeln, Telefonklingeln, Infusionspumpen, Beatmungsgeräte, EKG-Monitore, Pulsoximeter und mehr – die reinste Kakophonie. Kein Wunder, dass Pflegekräfte manchmal resignieren und automatisch den Abschaltknopf drücken.

Diese Praxis ist aber leider gefährlich und hat einen Namen: Alarmmüdigkeit. Wenn Sie den Abschaltknopf betätigen, meinen Sie genau zu wissen, was mit dem Patienten oder der Patientin los ist. Aber wissen Sie es wirklich?

Vielleicht betreten Sie manchmal ein Krankenzimmer, stellen den Alarm ab und gehen wortlos wieder hinaus. Manchmal stellen Sie den Alarm vom Schreibtisch aus ab. Und was ist mit dem kranken Menschen? Wenn Sie ein Zimmer betreten, weil etwas piept oder klingelt, sollten Sie eine kleine Pause einlegen und mit der Person reden. Vielleicht braucht sie etwas. Vielleicht braucht sie *Sie*. Schauen Sie auf den Monitor. Was sehen Sie? Müssen Sie nach der Ursache der Alarmmeldung forschen? Schauen Sie die Person an, um zu prüfen, ob die Monitormeldung ihrem Zustand entspricht.

Vor allem aber: Tun Sie das, *bevor* Sie den Alarm abstellen – die Patientensicherheit könnte gefährdet sein und der kranke Mensch zu Schaden kommen.

Übung
Achtsamkeitsglocke

Die Töne der technischen Geräte in Ihrem Arbeitsumfeld können zu Achtsamkeitsglocken werden, die jeweils einen Weckruf senden. Wann immer eine akustische Warnmeldung auf ein potenzielles Problem hinweist, bitte kurz pausieren, tief durchatmen, den Ton bewusst wahrnehmen und achtsam antworten.

Tagebuchreflexion

Wie stehen Sie zur Technologie an Ihrem Arbeitsplatz?
Inwiefern beeinflusst der Umgang mit technischen Geräten Ihre psychische Verfassung und Ihre körperlichen Empfindungen?
Könnten Ihnen die oben beschriebenen Praktiken zum achtsamen Umgang mit der Technologie verhelfen?

Die moderne Technologie mit all ihren Licht- und Schattenseiten wird Teil der professionellen Pflege bleiben. Ihr Vorteil ist, dass sie die Pflegetätigkeit rationalisieren, Fehler verhindern und die engmaschige Patientenüberwachung zu erleichtern vermag. Andererseits kann sie eine Barriere sein, die den persönlichen Kontakt zwischen gepflegter und pflegender Person behindert – was angesichts des hohen Stellenwerts dieser Verbindung sehr bedauerlich ist.

Die Lösung besteht nicht darin, die Technologie aus der Pflege zu verbannen, vielmehr im Erlernen eines achtsamen Umgangs mit ihr. Wenn sie als Werkzeug benutzt wird und Pflegekräfte jede Gelegenheit wahrnehmen, sich den Kranken präsent zu zeigen, werden die technischen Hilfsmittel nicht ablenken, vielmehr das Pflegehandeln verbessern. Kein Zweifel: Der achtsame Einsatz technischer Gerätschaften sorgt für die bestmögliche Pflegequalität.

20.5 Trainingsprogramm

Bitte achten Sie in dieser Woche auf Ihre Gedanken, Gefühle und körperlichen Empfindungen beim Umgang mit technischen Geräten am Arbeitsplatz. Machen Sie sich Ihre Reaktionen bewusst und praktizieren Sie Selbstmitgefühl, falls Sie manchmal frustriert oder ablehnend sind. Mit den formellen Übungen fortfahren und Tagebuch führen über Ihre Erfahrungen, auch über Schwierigkeiten, die Sie möglicherweise am Üben hindern.

Merkpunkte

- Die Technologie spielt in der modernen Pflege eine wichtige Rolle.
- Wenn Monitore und Bildschirme die Szene dominieren, werden die Patientinnen und Patienten womöglich übersehen.
- Achtsamen Pflegekräften gelingt es trotz allgegenwärtiger Technik, eine persönliche Beziehung zu den Kranken herzustellen und aufrechtzuerhalten.
- Achtsamkeit hilft, mit den ständigen Unterbrechungen durch Alarmsignale zurechtzukommen.
- Durch bewusstes Üben können jedes Alarmsignal und jeder Warnton zur Gelegenheit werden, sich zu sammeln und achtsam zu sein.

21 Achtsamkeit und Mitgefühl in Ihre Gesundheitseinrichtung bringen

Wer beschließt, den eigenen inneren Frieden zu ehren und zu fördern, wird bald auch der Umgebung Frieden bringen wollen. Christopher Dines

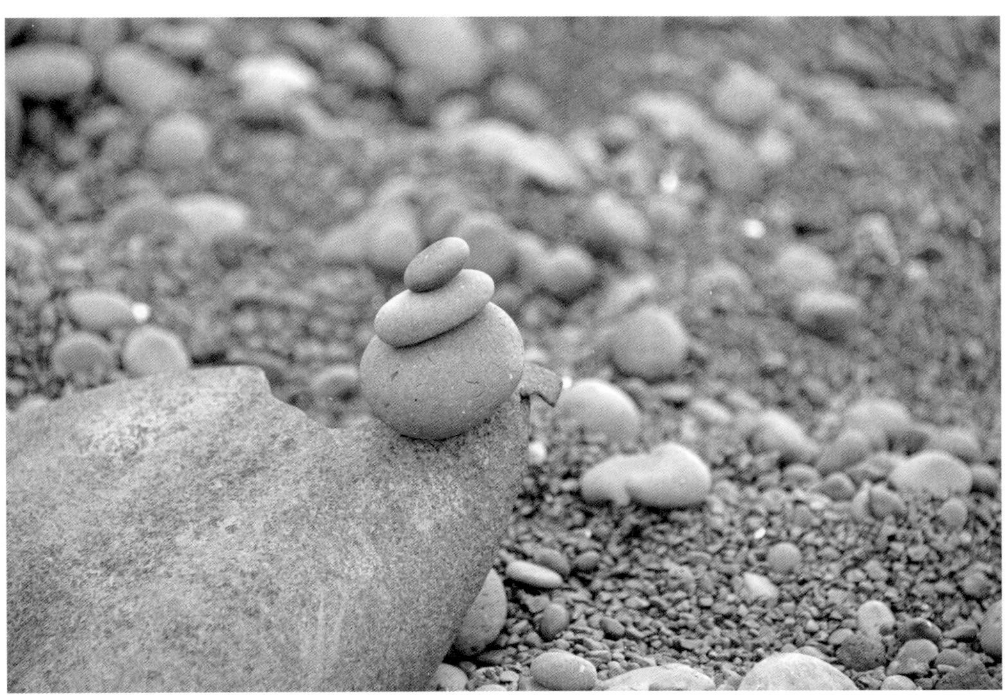

Stacy Hayes war Pflegedirektorin eines städtischen Krankenhauses mit fünfhundert Betten. Sie konnte zwar nicht mehr in der direkten Pflege tätig sein, war aber fest entschlossen, das Wohlbefinden des Pflegepersonals zu einer ihrer Prioritäten zu machen. Viele Pflegekräfte ihres Hauses kündigten und suchten sich andere Stellen, während die verbliebenen Tag für Tag auf unterbesetzen Stationen arbeiten mussten. In absehbarer Zeit hätte fast ein Drittel des Pflegepersonals wegen der hohen Arbeitsbelastung das Haus verlassen – ein alarmierender Gedanke.

Bei einer auswärtigen Tagung fiel Stacy der Info-Stand einer Firma auf, die sich auf das Thema Arbeitszufriedenheit in der Pflege spezialisiert hatte. Das Unternehmen bot Gesundheitseinrichtungen Schulungen an, um Stress und Burn-out beim Personal zu verhindern. Das Achtsamkeitstraining spielte dabei eine wichtige Rolle. Dank dieser Schulungen, so das Versprechen, gebe es weniger krankheitsbedingte Fehlzeiten, weniger Burn-out und weniger Personalfluktuation.

Stacy, am Ende ihrer Weisheit angelangt, entschloss sich für einen Versuch. Von der Tagung zurück, verteilte sie die Information über das Schulungsangebot im ganzen Haus und verpflichtete eine erfahrene Lehrkraft für die Achtsamkeitskurse.

Nach Abschluss der Schulung wollte Stacy wissen, ob sich die Stresslevel der Pflegekräfte verändert hatten. Einige waren skeptisch gewesen, hatten sich von dem Angebot nicht angesprochen gefühlt und nicht am Trainingsprogramm teilgenommen. Aber die Mehrzahl wusste die Initiative zu schätzen und gab ein positives Feedback. Die Schulungen wurden fortgesetzt und nach einigen Monaten konnte Stacy einen Rückgang der Kündigungen feststellen. Sie nahm das Achtsamkeitstraining ins jährliche Fortbildungsprogramm auf und alle neu eingestellten und interessierten Pflegekräfte bekamen eine Einführung in das Thema.

Nach einem der Achtsamkeitskurse kam ein Pflegefachmann auf Stacy zu und bedankte sich: Er habe bereits daran gedacht, den Pflegeberuf an den Nagel zu hängen, weil ihm der Stress so sehr zusetzte. Zum Glück gab ihm das Achtsamkeitstraining eine zweite Chance und die Hoffnung, den Widrigkeiten und Belastungen künftig besser standhalten zu können. Letztendlich reduzierte Stacys Achtsamkeitskampagne den Stresslevel im ganzen Haus – und auch Stacy selbst profitierte davon, weil deutlich weniger Pflegekräfte kündigten und sie nicht laufend neues Personal rekrutieren musste.

Überlegungen

Sind Ihre Kolleginnen und Kollegen total gestresst und unzufrieden? Kündigen viele von ihnen? Halten Sie es für zu schwierig und zu zeitaufwändig, etwas daran zu ändern? Sind Sie der Meinung, Stress läge in der Natur von Gesundheitsberufen und die Beschäftigten müssten einfach lernen, damit umzugehen? Halten Sie professionell Pflegende und andere Fachkräfte im Gesundheitswesen bereits für so mitfühlend, dass sich Schulungen auf diesem Gebiet erübrigen?

Bitte stellen Sie sich eine Gesundheitseinrichtung vor, in der grundsätzlich in Ruhe gearbeitet wird, egal wie viel zu tun ist und welche Anforderungen der Tag auch bringen mag. Imaginieren Sie ein harmonisches Umfeld, in dem alle einem gemeinsamen Ziel verpflichtet sind, einen Ort, in dem umfassendes Wohlbefinden im Fokus steht. Kurz: Stellen Sie sich einen von Achtsamkeit geprägten Arbeitsplatz vor.

Achtsamkeit beseitigt zwar nicht alle Herausforderungen und den Trubel am Arbeitsplatz, kann jedoch den Umgang damit verändern. Psychisches Wohlbefinden erhöht die Leistungsfähigkeit und den Arbeitserfolg. Anders gesagt: Je zufriedener Sie sind, desto höher die Wahrscheinlichkeit, dass Sie Ihr Bestes geben. Dank extensiver Forschungen in den vergangenen zwei Jahrzehnten sind Unternehmen und Organisationen inzwischen aufgeklärt und haben ihre Arbeitsbedingungen und die Personalführung verändert. Stress gilt heute nicht mehr als unvermeidliche Folge des Berufslebens, vielmehr als veränderbarer Parameter, der durch geeignete Interventionen beeinflussbar ist.

Dass zufriedenes Personal bessere Arbeit leistet, ist kein Geheimnis.[71] Weil das Achtsamkeitstraining so einfach und wirksam ist, wird es weltweit von großen und kleinen Firmen angeboten. Von Internetriesen wie Google bis zu Familienunternehmen, von Apple bis Ford, von Deutsche Bank bis Starbucks, alle haben den Nutzen erkannt und Achtsamkeit zum Teil ihrer Firmenkultur gemacht, mit dem Ziel, der gesamten Belegschaft eine befriedigendere und gesündere Arbeitsumgebung zu bieten. Patricia Reid Ponte, verantwortlich für Informations- und Kommunikationstechnologie am Dana-Farber Cancer Institute in Boston, empfiehlt der Pflege, dem Beispiel der Wirtschaft zu folgen: „Pflegefachkräfte in Führungspositionen der theoretischen und praktischen Ausbildung sollten achtsamkeitsbasierte Praxis als Kernkompetenz anerkennen und lehren, weil Achtsamkeit effektives Pflegehandeln fördert und die therapeutischen Beziehungen zu den Patientinnen, Patienten und Angehörigen stärkt.“[72]

Ist es nicht an der Zeit, Achtsamkeit auch in Ihre Gesundheitseinrichtung zu bringen?

21.1 Achtsamkeit und Mitgefühl am Arbeitsplatz

Wir Pflegekräfte können Freude an unserer Arbeit haben, jederzeit und überall, wenn wir nur mit offenen Augen und mitfühlendem Herzen bei der Sache sind. Sharon Salzberg

Achtsam und mitfühlend zu sein ist eine gute Übung für jede Person. Eine Pflegekraft, die Achtsamkeit und Mitgefühl am Arbeitsplatz praktiziert, wird nicht nur erfreut feststellen, dass sich ihre Pflegeleistungen verbessern, auch die Kolleginnen und Kollegen werden ihre persönliche Veränderung und ihre andere Art des Umgangs mit dem Team und den Kranken bemerken. Das Interesse des Pflegeteams ist die beste Gelegenheit, andere auf die Vorzüge der Achtsamkeits- und Mitgefühlspraktiken hinzuweisen.

Ob Ärzteschaft oder Pflegepersonal, Hebammen, Psychologen und Psychologinnen, technisches Personal, Verwaltungs- oder Führungskräfte: Achtsamkeit ist für alle relevant, ungeachtet ihres Rangs innerhalb der Organisation. Achtsamkeit ist eine Fertigkeit und eine Praxis, die die gesamte Gesundheitsversorgung zu transformieren vermag, etwa indem sie die Arbeitsbeziehungen und die Führungsqualitäten verbessert und in Veränderungsprozessen das psychische Wohlbefinden und die psychische Stabilität der Betroffenen fördert. Achtsame Pflegekräfte können sich auch erfolgreicher für gute Arbeitsbedingungen einsetzen, z. B. für einen besseren Personalschlüssel, unbefristete Arbeitsverträge, angemessene Bezahlung und technologische Veränderungen.

21.2 Achtsamkeit am Arbeitsplatz – andere dafür gewinnen

Falls Sie Achtsamkeitspraktiken an Ihrer Arbeitsstelle bekannt machen und einführen wollen, sei daran erinnert, dass die Einführung einer neuen beruflichen Praxis oder einer neuen Idee nie ganz einfach ist. Zunächst einmal müssen viele bereits überlastete Fachkräfte dafür gewonnen werden, Ihnen zu helfen und Sie bei einer Sache zu unterstützen, die womöglich ihr Selbstbild, ihren Blick auf die Arbeit und auf die Kranken verändert. Eine kurze Darstellung des belegten Nutzens der Achtsamkeit für die Einzelperson und die Organisation könnte helfen, andere für die Idee zu gewinnen.

Langanhaltender Stress wirkt sich nicht nur negativ auf die Beschäftigten aus, sondern auch auf die Unternehmen, die sie beschäftigen. Das National Institute for Occupational Safety and Heath schätzt, dass stressbedingte Beschwerden den Firmen allein in den USA jährlich etwa 200 Milliarden Dollar kosten und zwar durch Fehlzeiten, Personalfluktuation, Produktivitätsverlust und Gesundheitsausgaben.[73]

Ob Angestellte oder Vorstandsmitglied, die negativen Auswirkungen von Überstunden und Stress am Arbeitsplatz haben heute überall einen kritischen Wert erreicht.

Inzwischen stellen Firmen und Organisationen erhebliche Mittel für Achtsamkeits- und Wellnessprogramme bereit, damit die Belegschaft aktive Stressbewältigung lernt. So kommt es, dass Achtsamkeit in der modernen Arbeitswelt kein leeres Schlagwort geblieben ist.

21.3 Achtsamkeitsbasierte Stressreduktion am Arbeitsplatz

Mit Unterstützung des Managements können Sie Achtsamkeitsbasierte Stressreduktion, kurz MBSR (*Mindfulness-Based Stress Reduction*) auch in Ihrem Arbeitsbereich einführen, indem Sie eine Lehrkraft engagieren, die hausinterne Schulungen durchführt, die dem gesamten Personal offen stehen. MBSR ist das Goldstandard-Achtsamkeitsprogramm, dessen Nutzen vielfach wissenschaftlich belegt ist. Über 20 000 Personen haben das an der University of Massachusetts Medical Center gelehrte Programm absolviert.[74] Mehr als 250 US-amerikanische Kliniken bieten MBSR ihrer Klientel an und unzählige weitere klinische Selbsthilfeprogramme bedienen sich achtsamkeitsbasierter Ansätze. Das Achtsamkeitstraining wird von Jahr zu Jahr bekannter und beliebter.

21.4 MBSR – die Grundlagen

Im Kern ist das MBSR-Programm ein intensives Achtsamkeitstraining. Es dauert acht Wochen und besteht aus wöchentlichen Sitzungen von 2,5 bis 3 Stunden. Die Teilnehmenden üben täglichen 45 Minuten zu Hause und nehmen zwischen der sechsten und siebten Woche an einem Ganztagsseminar teil. In jeder der acht Sitzungen wird ein bestimmtes Thema durch Übungen, Anleitung, Gruppengespräche und Reflexionen vertieft. Den Schwerpunkt bilden dabei die informellen Aspekte der Achtsamkeit, die sich unschwer in den Alltag transferieren lassen. Dieses Format erlaubt den regelmäßigen Austausch zwischen Lehrperson und Übenden, es vermittelt immer wieder neue Impulse und fördert das Engagement der Beteiligten.[76]

Ist dieser Ablauf in Ihrer Einrichtung nicht machbar, lässt sich das Programm den örtlichen Bedingungen anpassen. Das 8-Wochen-Programm kann beispielsweise als Halbtagskurs angeboten werden, der alle zwei Wochen über eine Zeit von 16 Wochen stattfindet. Halbtagskurse sind oft leichter zu bewerkstelligen, wobei die größeren Abstände zwischen den Sitzungen der Vollständigkeit des MBSR-Modells abträglich sein können (weil die Motivation der Teilnehmenden, regelmäßig zu Hause zu üben, durch die größeren Zeitabstände zwischen den Sitzungen möglicherweise nachlässt.)

Ist die Belegschaft oder das Management des Hauses noch nicht bereit, sich auf das volle MBSR-Programm einzulassen, kann man eine Reihe kürzerer Aktionen anbieten, um Interesse zu wecken und allen die Chance zu geben, die Achtsamkeitspraxis kennenzulernen und sich im Rahmen ihrer Möglichkeiten zu beteiligen.

21.5 Schwerpunkte und Ziele des MBSR-Programms

Die MBSR-Methode ist auch zur Bewältigung spezifischer Gesundheitsprobleme geeignet, etwa von Krebserkrankungen oder Diabetes, und kann zur Verbesserung der Arbeitsbeziehungen, des allgemeinen Wohlbefindens und der Leistungsfähigkeit eingesetzt werden.

Am Anfang müssen die Ziele des Programms identifiziert und klar formuliert werden, um die Achtsamkeitsübungen entsprechend gestalten und den Kurs am Ende evaluieren zu können. Dieses Vorgehen hilft bei der Wahl einer zu Ihrem Arbeitsumfeld und Ihren Zielen passenden erfahrenen Lehrperson. Sprechen Sie mit Kollegen und Kolleginnen, laden Sie zu Diskussionen ein oder führen Sie eine Blitzumfrage durch, um zu ermitteln, welche Themen in Ihrer Einrichtung vorrangig bearbeitet werden müssen.

21.6 Zielgruppe

Wer vorhat, ein Achtsamkeitstraining zu organisieren, muss sich auch über die Zielgruppe Gedanken machen. Welche Mitarbeitergruppe ist Ihnen besonders wichtig? Da das MBSR-Programm für alle Ebenen der Gesundheitseinrichtung geeignet ist, kann man es einem bestimmten eng zusammenarbeitenden Team anbieten oder aber eine gemischten Gruppe mit Leuten aus verschiedenen Abteilungen.

Jede Gruppe wird ihre eigene Dynamik entwickeln. In manchen werden sich die Teilnehmerinnen und Teilnehmer unbefangen mitteilen, in anderen dagegen gehemmter sein. Folglich muss bei der Wahl der Zielgruppe überlegt werden, wie gut bestimmte Berufsgruppen zusammenpassen und ob alle aus der gleichen Abteilung oder dem gleichen Arbeitsgebiet kommen sollen. Auch Einzelsitzungen sind möglich; vielleicht die von Führungskräften bevorzugte Form des MBSR-Trainings.

21.7 Evaluation

Bitte versuchen Sie nicht, die Wirksamkeit des MBSR-Programms im Nachhinein zu ermitteln. Sehr viel besser ist es, mit der Leitung der Achtsamkeitskurse am Anfang ein klares Evaluationskonzept zu erstellen. Nehmen Sie die vorab identifizierten Ziele als Richtschnur für Umfragen, für die Datensammlung und den Datenvergleich und formulieren Sie die gewünschten Ergebnisse des Achtsamkeitstrainings und die Ziele ihrer Einrichtung. Vorab durchgeführte Meinungsumfragen und Erhebungen können eine große Hilfe sein, wenn es darum geht, das richtige Format und den richtigen Aufbau der Achtsamkeitskurse zu finden.

Die Mindful Attention Awareness Scale (MAAS) im Kapitel 1 beispielsweise ist ein geeignetes Messinstrument. Sie ist gemeinfrei und steht für klinische Vorhaben oder Forschungszwecke ohne Lizenzgebühr zur Verfügung.

Weitere Messinstrumente sind die Perceived Stress Scale (PSS) zur Messung der individuellen Stresswahrnehmung,[77] das Maslach Burn-out Inventory (MBI) zur Erfassung des Burn-out-Syndroms[78] und die Self-Compassion Scale, mit der das Selbstmitgefühl gemessen wird.[79]

21.8 Eine Trainerin oder einen Trainer rekrutieren

Eine gute Lehrkraft muss über große Praxiserfahrung sowie über theoretische Kenntnisse verfügen. Sie soll in der Lage sein, die Inhalte des Curriculums zu unterrichten und sich zudem an die individuellen Bedürfnisse und das Setting anpassen können.

Vielleicht gibt es unter den Pflegekräften Ihrer Gesundheitseinrichtung zertifizierte Kursleiterinnen oder Kursleiter, die bereit, ja sogar begierig sind, an der Organisation eines MBSR-Trainings mitzuwirken.

Weil es derzeit noch keine verbindlichen Standards für Lehrende gibt, müssen Sie Ihre Hausaufgaben machen und selbst eine kompetente, erfahrene und gut ausgebildete Lehrkraft finden. Das ist zum Glück nicht so schwer. Das Center for Mindfulness (CFM) der University of Massachusetts Medical School informiert über Best-Practice-Richtlinien für Lehrende in den USA, in Großbritannien liefert das Network of Mindfulness-Based Teacher Training Organizations Informationen, Auflistungen und Best-Practice-Richtlinien. [Im deutschsprachigen Raum sind viele MBSR-Lehrende in Berufsverbänden organisiert. Die Ausbildungsstandards des MBSR-Verbands Deutschland (www.mbsr-verband.org) entsprechen denen des CFM. A. D. Ü.]

Die folgende Checkliste kann bei der Wahl einer Kursleiterin oder eines Kursleiters für ein MBSR-Training in Ihrer Gesundheitseinrichtung hilfreich sein:

Checkliste

- Die Zeugnisse oder Berechtigungsnachweise der Lehrperson überprüfen – sie muss eine anerkannte Ausbildung für MBSR-Lehrende oder eine vergleichbare Ausbildung absolviert haben.
- Sicherstellen, dass die Lehrperson über genügend Erfahrung mit Achtsamkeitsübungen verfügt; sie sollte mindestens ein oder zwei Jahre Achtsamkeitspraxis vorweisen können.
- Im Idealfall kommt die Lehrperson aus einem Psychiatrieberuf, damit sie auf psychische Probleme, die bei den Kursteilnehmerinnen und Kursteilnehmern im Zuge der Übungen möglicherweise auftauchen, angemessen reagieren kann.
- Informieren Sie die Lehrperson über Ihre Organisation und die spezifischen Anforderungen und Herausforderungen der Einrichtung.
- Die Lehrperson soll aktiv und kontinuierlich an Supervisionen teilnehmen, die von erfahrenen Achtsamkeitstrainern und Achtsamkeitstrainerinnen durchgeführt werden, um sich beruflich weiterzubilden.

21.9 Teilnehmer und Teilnehmerinnen rekrutieren

Wer Achtsamkeitspraktiken im eigenen Haus einführen möchte, wird, um die Belegschaft zur Teilnahme bewegen zu können, wohl zunächst eine Werbekampagne starten und über die Sache informieren müssen.

Ob die Kurse nun verpflichtend oder freiwillig sind, gut informierte Personen sind natürlich engagierter dabei. Ein bewährter Einstieg ist eine offene Diskussion über das Thema Achtsamkeit. Haben die Leute schon mal davon gehört? Sind sie mehr oder weniger vertraut damit? Haben sie Achtsamkeit bereits praktiziert oder kennen sie jemand, der oder die praktiziert?

Gut möglich, dass sich einige Pflegekräfte nicht auf das Achtsamkeitstraining einlassen wollen und der Begriff Bilder von Räucherwerk, Mönchsgewändern und Mönchsgesängen heraufbeschwört! Hören Sie skeptischen Personen zu, bevor Sie mögliche falsche Vorstellungen vorsichtig korrigieren.

Hier ein paar einfache Möglichkeiten, das Personal zu informieren:

- Literatur über MBSR verteilen und auf die vielen wissenschaftlich belegten Vorzüge dieses Achtsamkeitsprogramms hinweisen.
- Die schriftliche Information soll eine klare Aussage darüber enthalten, was die Personen vom geplanten Kurs erwarten können.

- Sich mit Personen zusammentun, die wie Sie vom MBSR-Programm überzeugt sind und ihre Kollegen und Kolleginnen, mit denen sie direkt zusammenarbeiten, dafür gewinnen können.

21.10 Kürzere Achtsamkeitsprogramme

Können sich die Beschäftigten oder das Management Ihrer Einrichtung noch nicht für das volle achtwöchige MBSR-Programm begeistern? Das ist nicht weiter schlimm. Man kann trotzdem aktiv werden und eine Reihe kürzerer Aktionen anbieten, um Interesse zu wecken und allen eine Gelegenheit zu geben, sich im eigenen Tempo mit der Achtsamkeitspraxis vertraut zu machen.

Ist das Management grundsätzlich bereit, die Sache zu unterstützen, kann man folgende Dinge tun:

- Einstündige „Schnupperkurse" anbieten, die das Personal in der Mittagspause oder in der Freizeit besuchen kann.
- Achtsamkeit in andere Initiativen zur Persönlichkeitsbildung integrieren, z. B. in Kurse zur Förderung von Kreativität und emotionaler Intelligenz, in Schulungen für Stressmanagement und ins Resilienztraining.
- Am Anfang und am Ende jeder Schicht oder jeder Teambesprechung eine „Achtsamkeitsminute" einführen.
- In eine Ecke oder an einem Platz des Hauses einen „Achtsamkeitsort" einrichten, an dem man zur Ruhe kommen und reflektieren kann.
- Workshops über achtsame Personalführung organisieren, damit die Verantwortlichen lernen, mutig, mitfühlend und zielgerichtet zu führen.
- Einzelpersonen und Gruppen Meditationsangebote machen.
- Während der Mittagspause oder nach Dienstschluss „Achtsamkeitspaziergänge" im Freien organisieren.
- Artikel, Forschungsergebnisse und Publikationen über Achtsamkeit und deren Vorteile anderen zugänglich machen.

21.11 Achtsamkeit für Patientinnen und Patienten

Achtsamkeit ist für kranke Menschen sicher genauso hilfreich wie für Fachkräfte in der Gesundheitsversorgung. Als wirksames Instrument der Selbstfürsorge hat die Achtsamkeitspraxis an Popularität gewonnen und wird heute den Patienten und Patientinnen nach der Entlassung aus dem Krankenhaus als Teil der langfristigen Gesundheitsförderung empfohlen.[80]

Wer sich anschickt, Kranke mit Achtsamkeitspraktiken vertraut zu machen, muss, um effektiv zu sein, Achtsamkeit bereits ins eigene Leben integriert haben. Nur wer selbst meditiert und täglich übt, kann andere anleiten. Persönliche Erfahrung ist aus drei Gründen wichtig:

- Wer regelmäßig übt, bekommt ein tieferes Verständnis für die inneren Vorgänge
- kann erkennen, ob Achtsamkeitsübungen für eine bestimmte Person geeignet sind

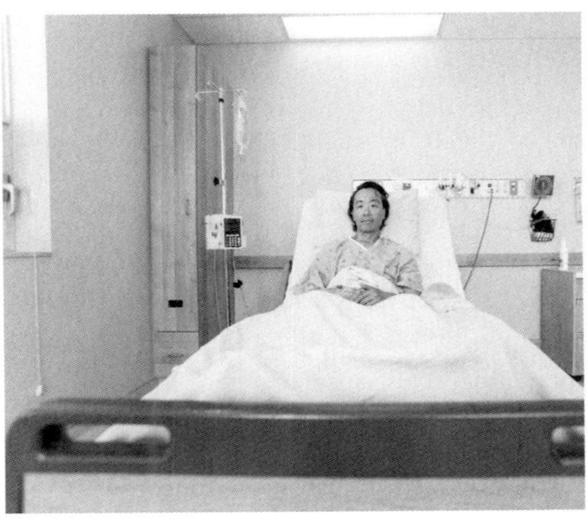

- hat Verständnis für die Schwierigkeiten derer, die ihre tief eingewurzelten Konditionierungen verändern möchten und dabei an ihre Grenzen stoßen.

Tagebuchreflexion

Was hat sich in Ihrem Leben verändert, seit Sie täglich Achtsamkeits- und Mitgefühlsübungen machen?
Fällt es Ihnen schwer, das tägliche Üben aufrechtzuerhalten? Weshalb?
Wie aufgeschlossen ist Ihre Gesundheitseinrichtung für Achtsamkeits- und Mitgefühlstraining für das Personal und/oder Patienten und Patientinnen?
Könnten Sie eine Rolle in dieser Initiative spielen? Wenn ja, welche?

Pflegekräfte müssen lernen, Achtsamkeit selbst zu praktizieren und in ihr Leben zu integrieren, damit sie den Kranken, die ihrer Fürsorge anvertraut sind, dieses ganzheitliche Angebot machen und diese Sichtweise nahebringen können. Wir sollten uns bemühen, Achtsamkeit in die Krankenpflegeausbildung und ins Pflegehandeln zu intergieren, um professionell Pflegende zu befähigen, ihr Wissen weiterzugeben.

Lacie White

21.12 Mehr Mitgefühl und Anteilnahme am Arbeitsplatz

Neuere Untersuchungen haben gezeigt, dass die Beschäftigten an einem Arbeitsplatz, der von Mitgefühl geprägt ist, zufriedener und effizienter arbeiten und weniger stressbelastet sind.[81] Das ist ein starkes wirtschaftliches Argument für Mitgefühlstraining in Unternehmen und Organisationen.

Wie gelingt es, den Mitgefühlslevel an Ihrem Arbeitsplatz anheben, so dass alle davon profitieren?

Um Mitgefühl in der eigenen Gesundheitseinrichtung zu fördern, muss man mehrgleisig vorgehen. Zuerst einmal muss das Personal in regulären Schulungen über die Bedeutung und Praxis von Mitgefühl aufgeklärt werden. Dann wird in vielen Einzelschritten versucht, das Bewusstsein für mehr Mitgefühl am Arbeitsplatz zu wecken und zu fördern. Schließlich sollte eine für das ganze Haus geeignete Initiative zur Verhinderung, Identifikation und Behandlung von Mitgefühlserschöpfung bei Fachkräften in der Gesundheitsversorgung entwickelt werden.

Die Förderung von Mitgefühl in Gesundheitseinrichtungen geschieht durch
- Schulungen und Aufklärung über Mitgefühl
- Entwicklung von Mitgefühl und Anteilnahme am Arbeitsplatz
- Beschäftigung mit dem Thema Mitgefühlserschöpfung

Um das Mitgefühl des Pflegepersonals zu stärken, sind formelle Trainingsprogramme gut geeignet. Solche Programme im eigenen Haus anzubieten ist natürlich nur machbar, wenn die Finanzierung gesichert und die Geschäftsleitung einverstanden ist. Es gibt aber auch noch andere, für kleinere Budgets geeignete Möglichkeiten. Das formelle Mitgefühlstraining und gelegentliche Auffrischungskurse können z. B. im Rahmen innerbetrieblicher Fortbildungen und des Performance-Managements stattfinden. Das Bewusstsein für die Wichtigkeit von Mitgefühl am Arbeitsplatz lässt sich auch mit informelleren Maßnahmen fördern. Diese Programme erklären die Grundlagen, wecken Verständnis für den hohen Stellenwert von Mitgefühl und zeigen, wie man mitfühlend handelt – womit man am besten bei sich selbst anfängt.

21.13 Das Compassion Cultivation-Training

Das derzeit bekannteste und am weitesten verbreitete Mitgefühlstraining ist das Compassion Cultivation-Training (CCT), ein vom Stanford University Center for Compassion and Altruism Research and Education entwickeltes neunwöchiges standardisiertes Programm. Es besteht aus einer zweistündigen Sitzung pro Woche und häuslichen Übungen. Die Teilnehmenden werden aufgefordert, für den Verlauf des Kurses täglich mindestens 15 Minuten zu meditieren, um Liebende-Güte, Empathie und Mitgefühl zu entwickeln.

Sie können dem Personal Mitgefühlstraining anbieten, indem Sie für den Kurs eine qualifizierte Lehrkraft engagieren. Die meisten Einrichtungen verpflichten externe Trainer oder Trainerinnen; manche haben das Glück, qualifizierte Lehrkräfte in den eigenen Reihen zu finden.

Das CCT stärkt das Mitgefühl und fördert die Entwicklung von Resilienz, beides Dinge, die Fachkräfte in der Gesundheitsversorgung brauchen, um mit dem eigenen Leid und dem Leid anderer zurechtzukommen. Es kann zudem Mitgefühlserschöpfung vorbeugen oder Betroffenen helfen, sich davon zu erholen. Die Mitgefühlsforschung belegt, dass das CCT Ängste lindert, die Konzentration fördert und das Mitgefühl für andere und für sich selbst signifikant verbessert.[83, 84, 85]

21.14 Weitere Trainingsprogramme für Mitgefühl

Zwei weitere exzellente Trainingsprogramme für Mitgefühl sind das Mindful Self Compassion-Program (www.self-compassion.org) (dt.: Achtsames Selbstmitgefühl) und das Cognitively-Based Compassion Training (www.tibet.emory.edu/cognitively-based-compassion-training) (dt.: Kognitiv basiertes Mitgefühlstraining). Auch die Schwartz Center Rounds fördern das Mitgefühl, indem sie die mit Pflegehandeln verbundenen Emotionen, Herausforderungen, Belastungen und zwischenmenschliche Dynamiken in den Fokus stellen.

Die Schwartz Center Rounds wurden 1994 am Schwartz Center for Compassionate Healthcare in Boston entwickelt und werden mittlerweile in über 350 US-amerikanischen Gesundheitseinrichtungen praktiziert.[86] Die einstündigen Sitzungen finden einmal pro Monat am Vormittag oder in der Mittagszeit statt. In dieser Zeit explorieren die klinischen und außerklinischen Mitarbeiterinnen und Mitarbeiter sämtlicher Organisationsebenen, wie sich der berufliche Umgang mit den Kranken auf ihre Gefühle und Lebensqualität auswirkt. Jeder und jede kann das Wort ergreifen und die eigene Geschichte und von den eigenen Erfahrungen erzählen, worüber dann alle Anwesenden nachdenken und beratschlagen. [Im deutschsprachigen Raum erfüllen die Balint-Gruppen eine ähnliche Funktion. A. D. Ü.]

Eine typische Sitzung beginnt mit einem kurzen Bericht über einen bestimmten Fall und ein ausgewähltes psychosoziales Thema. Es folgt eine moderierte Diskussion, in der Fachkräfte diverser Disziplinen über die emotionalen Herausforderungen der Krankenversorgung reflektieren.[87] Die Treffen sind eine Möglichkeit, innerhalb eines festgelegten Zeitraums in geschützter Atmosphäre frei über schwierige Gefühle zu sprechen, etwa über Wut, Schuldgefühle, Trauer und Frustration, aber auch über Freude, Dankbarkeit und Stolz.

In Großbritannien finden derzeit an acht Krankenhäusern und Hospizen Schwartz Center Rounds statt.[88] In der Regel organisiert ein multidisziplinäres Team unter der Leitung eines Oberarzts oder einer Oberärztin, gesponsert von Management der Einrichtung, die Sitzungen, an denen stets zwischen 20 und 200 Personen teilnehmen.[89]

In retrospektiven Umfragen wurden den Schwartz Center Rounds einige positive Auswirkungen bescheinigt: Sie stärken das Bewusstsein für den Stellenwert von Empathie, verbessern die Teamarbeit, erhöhen die Wertschätzung der Beiträge von Kollegen und Kolleginnen, wirken stresslindernd, stärken das Coping-Verhalten, fördern die Unternehmenskultur, verbessern die Beziehungen zwischen medizinischen und pflegerischen Fachkräften und den Kranken und stärken das Bewusstsein für Selbstfürsorge.[90] In England wurden Krankenhäuser untersucht, die den Beschäftigten im Rahmen eines Pilotprojekts im Laufe eines Jahres zehn Sitzungen angeboten hatten. Es wurden insgesamt 1250 Teilnehmerinnen und Teilnehmer befragt. Der Studie zufolge haben die Schwartz Center Rounds die Patientenoutcomes sowie die Teamarbeit verbessert.[91]

Es kann eine echte Herausforderung sein, die Achtsamkeitsbewegung und Mitgefühlstraining an Ihren Arbeitsplatz zu bringen. Eine so umfassende und tiefgreifende Veränderung herbeizuführen erfordert Engagement und Geduld, gründliche Planung und gute Organisation. Sie werden vermutlich auf Widerstände und unvorhergesehene Probleme stoßen und Verzögerungen in Kauf nehmen müssen – all Ihre Mühen werden jedoch aufgewogen durch ein von Achtsamkeit und Mitgefühl geleitetes Personal.

21.15 Trainingsprogramm

Wenn die Lektüre dieses Werks Ihr erster Schritt auf dem Weg zur Achtsamkeit war: Herzlichen Glückwunsch! Sie haben das Ende des Anfangs erreicht. Bitte nehmen Sie sich nun etwas Zeit darüber nachzudenken, was Ihnen die hier dargestellten Praktiken gebracht haben und die nächsten Schritte zu planen. Was haben Sie gelernt? Was nehmen Sie mit auf Ihren weiteren Weg? Fahren Sie mit den täglichen Übungen fort und kombinieren Sie die bisher gelernten Praktiken nach Belieben. Bitte nicht vergessen, dass der Alltag Ihre Übung ist – jeder Augenblick bietet die Gelegenheit, Achtsamkeit und Mitgefühl zu kultivieren. Mögen Sie die Gunst der Stunde nutzen!

Merkpunkte

- Achtsamkeit geht alle an: Ärzte und Ärztinnen, Psychologinnen und Psychologen, Hebammen, Verwaltungsleute, technisches Personal und Führungskräfte.
- MBSR ist der Goldstandard des Achtsamkeitstrainings, dessen Nutzen vielfach wissenschaftlich belegt ist.
- Das Achtsamkeitstraining kann auf jeder Ebene der Gesundheitseinrichtung durchgeführt werden, sofern Verwaltung und Management das Vorhaben aktiv unterstützen.
- Mitgefühl lässt sich durch formelles Training und Veranstaltungen kultivieren. Man kann aber auch weniger formelle Maßnahmen ergreifen, die kürzer und kostengünstiger sind.

Anhang

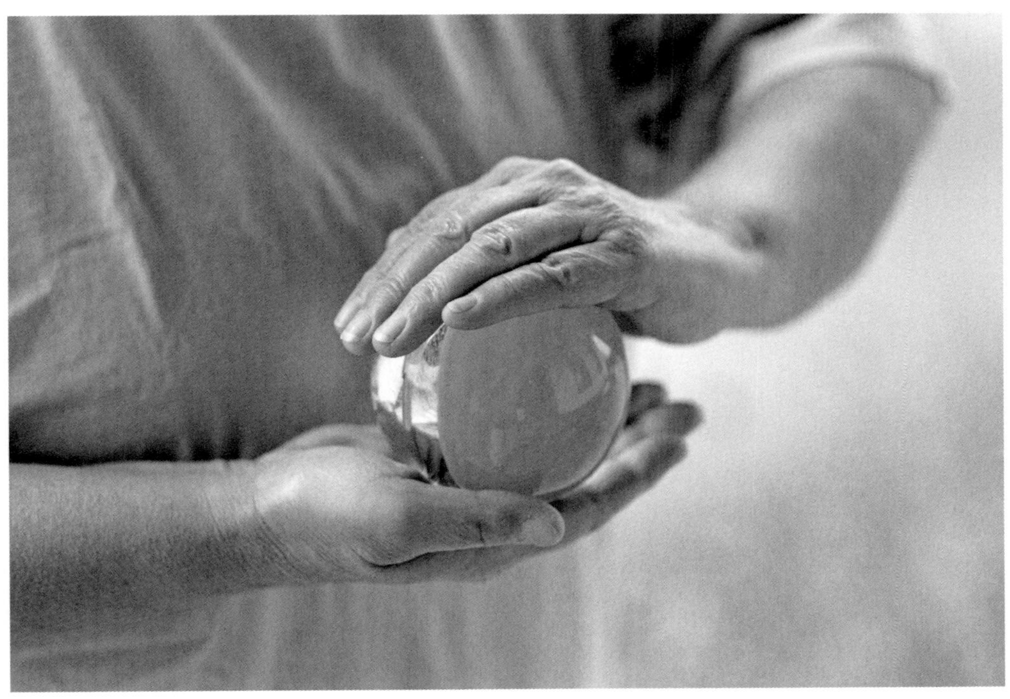

Achtsam weiterschreiten

Viele Wissenschaftlerinnen und Wissenschaftler haben die positiven Auswirkungen von Achtsamkeit und Mitgefühl studiert und konkretisiert. Diese aus einer uralten Weisheitslehre kommenden und von der modernen Forschung bestätigten zeit- , traditions- und kulturübergreifenden Praktiken bieten einen ganzheitlichen Ansatz zur Erzeugung von Wohlbefinden. Wie Studien eindeutig belegen, stärken sie das individuelle und kollektive Wohlbefinden am Arbeitsplatz.

Als Pflegekraft tragen Sie und Ihre Kolleginnen und Kollegen Tag für Tag große Verantwortung. Angesichts der hohen Arbeitsbelastung fällt es Ihnen vermutlich schwer, etwas Zeit für das eigene Wohlbefinden zu erübrigen – und doch ist die Sache jeder Mühe wert. Selbst die wenigen Augenblicke täglicher Achtsamkeit- und Mitgefühlsübungen können tiefgreifende Folgen haben und Sie selbst, andere Pflegepersonen und Ihre Arbeitsumgebung verändern.

Ich hoffe, dass Sie durch dieses Buch einige der vielen positiven Auswirkungen der Achtsamkeitspraxis erfahren haben. Ich möchte Sie ermuntern, diese Praktiken weiter anzuwenden, damit Achtsamkeit und Mitgefühl in Ihrem Leben zunehmen. Wenn Ihnen die Lektüre eine Hilfe war, sollten Sie überlegen, einen Achtsamkeitskurs zu machen, um Ihre Praxis weiterzuentwickeln.

Bitte nicht vergessen: Achtsamkeit ist eine Lebensform, nicht lediglich eine Reihe von Übungen. Bereits wenige Sekunden des Übens können etwas bewirken. Die Übungen werden Ihre „Mitgefühlsmuskulatur" stärken und Ihre mitfühlende Präsenz vertiefen. Praktizieren Sie geduldiges Weiterschreiten, bleiben Sie offen für das, was dabei geschieht, im Vertrauen auf Ihre grundlegende Fähigkeit zu Präsenz und Wohlbefinden.

Möge es Ihnen gut gehen und möge Ihre Achtsamkeitspraxis das Leben anderer tief berühren.

Carmel Sheridan

Anmerkungen

1 Domrose, C. (2010, June 6). Meditation Offers Benefits for Nurses and Patients. *Nurse.com.* https://www.nurse.com/blog/2010/02/22/meditation-offers-benefits-for-patients-and-nurses-3/

2 Kabat-Zinn, J. (1994). *Wherever You Go, There You Are: Mindfulness Meditation in Everyday Life.* New York: Hyperion.

3 Brown, K.W. & Ryan, R.M. (2003). The Benefits of Being Present: Mindfulness and its Role in Psychological Well-Being. *Journal of Personality and Social Psychology, 84* (4), 822–848. https://doi.org/10.1037/0022-3514.84.4.822

4 Raab, K. (2014). Mindfulness, Self-Compassion, and Empathy among Health Care Professionals: A Review of the Literature. *Journal of Health Care Chaplaincy, 20* (3), 95–108. https://doi.org/10.1080/08854726.2014.913876

5 Hölzel, B.K. et al. (2011). Mindfulness Practice Leads to Increases in Regional Brain Gray Matter Density. *Psychiatry Research: Neuroimaging, 191* (1), 36. https://doi.org/10.1016/j.pscychresns.2010.08.006

6 Keltner, D. (2014, December 2). We are Built to be Kind (Fig. 1). University of California, YouTube video, 4:36. https://www.youtube.com/watch?v=SsWs6bf7t

7 Raab, K. (2014). Mindfulness, Self-Compassion, and Empathy among Health Care Professionals: A Review of the Literature. *Journal of Health Care Chaplaincy, 20* (3), 95–108. https://doi.org/10.1080/08854726.2014.913876

8 Wilbur, M.E. (2003). Leading the Way: Zen at Work; The Use of Meditation in Nursing Practice. *Gastroenterology Nursing, 26* (4), 169.

9 Killingsworth, M.A. & Gilbert, D.T. (2010). A Wandering Mind is an Unhappy Mind. *Science, 330* (6006), 932. https://doi.org/10.1126/science.1192439

10 University of Wisconsin Department of Family Medicine and Community Health. (o.J.). *1. Pause (Practice in Your Practice).* http://www.fammed.wisc.edu/ mindfulness/pip-pause/

11 Wolf, C. & Serpa, G. (2015). *A Clinician's Guide to Teaching Mindfulness.* Oakland, CA: New Harbinger.

12 Anderson, A. (2014). "The Poetry of the IV." *This Nurse Wonders.* http://thisnursewonders.com/2014/09/16/the-poetry-of-the-iv/

13 Hafenbrack, A. (2013). Debiasing the Mind Through Meditation: Mindfulness and the Sunk-Cost Bias. *Psychological Science, 25* (2), 369–376. https://doi.org/10.1177/0956797613503853

14 Williams, M., Teasdale, J., Segal, Z. & Kabat-Zinn, J. (2007). *The Mindful Way through Depression: Freeing Yourself from Chronic Unhappiness.* New York: Guilford Press.

15 Holzman, D.C. (2010). What's in a Color? The Unique Human Health Effects of Blue Light. *Environmental Health Perspectives, 118* (1), A22–A27. https://doi.org/10.1289/ehp.118-a22

16 O'Donohue, J. (2008). *To Bless the Space Between Us: A Book of Blessings.* USA: Doubleday.

17 Neu, D. (1989). *Blessing Our Hands* (adapted by Corlette Pierson from "In Praise of Hands"). Waterwheel: Winter.

18 Hendrich, A. (2008). A 36-Hospital Time and Motion Study: How do Medical-Surgical Nurses Spend their Time? *The Permanente Journal, 12* (3), 25–34. http://doi.org/10.7812/tpp/08-021

19 US Department of Labor, Bureau of Labor Statistics. (2015). *Injuries, Illnesses, and Fatalities.* http://www.bls.gov/iif/oshfaq1.htm#q166

20 Kay, K. & Glass, N. (2011). Debunking the Manual Handling Myth: An Investigation of Manual Handling Knowledge and Practices in the Australian Private Health Sector. *International Journal of Nursing Practice, 17*, 231–237. https://doi.org/10.1111/j.1440-172x.2011.01930.x

21 June, K.J. & Cho, S.-H. (2011). Low-Back Pain and Work-Related Factors Using Nurses in Intensive Care Units. *Journal of Clinical Nursing, 20* (3–4), 479–487. https://doi.org/10.1111/j.1365-2702.2010.03210.x

22 Royal College of Nursing (RCN). (2014). *Good Practice for Handling Feedback*. London: Royal College of Nursing.

23 Gray-Toft, P. & Anderson, J.G. (1981). The Nursing Stress Scale: Development of an Instrument. *Journal of Behavioral Assessment, 3*(1), 11–23. https://doi.org/10.1007/BF01321348

24 Kabat-Zinn, J. (1991). *Full Catastrophe Living: Using the Wisdom of your Body and Mind to Face Stress, Pain, and Illness*. New York: Dell Publishing.

25 Tilbrook, H.E. et al. (2011). Yoga for Chronic Low Back Pain: A Randomized Trial. *Annals of Intern Medicine, 155*, 569–578. https://doi.org/10.7326/0003-4819-155-9-201111010-00003

26 Condon, P. & DeSteno, D. (2011). Compassion for One Reduces Punishment for Another. *Journal of Experimental Social Psychology, 47*, 698–701. https://doi.org/10.1016/j.jesp.2010.11.016

27 Diomidous, M. et al. (2013). Descriptive Study of Nursing Students' Motives to Choose Nursing as a Career. *Greek Journal of Nursing Science, 2* (5), 60–66.

28 Dignity Health. (2014). *Scientific Literature Review Shows Health Care Delivered with Kindness and Compassion Leads to Faster Healing, Reduced Pain.* https://www.dignityhealth.org/about-us/press-center/press-releases/scientific-literature-review-with-stanford

29 Shuman, J. (2010). *Enhancing Patient Adherence: And What to Do When All Else Fails.* Primary Care Network.

30 Barsade, S.G. & O'Neill, O.A. (2014). What's Love Got to Do with It? A Longitudinal Study of the Culture of Companionate Love and Employee and Client Outcomes in a Long-Term Care Setting. *Administrative Science Quarterly, 59* (4), 551–598. https://doi.org/10.1177/0001839214538636

31 Di Pellegrino, G., Fadiga, L., Fogassi, L., Gallese, V. & Rizzolatti, G. (1992). Understanding Motor Events: A Neurophysiological Study. *Experimental Brain Research, 91* (1), 176–180. https://doi.org/10.1007/bf00230027

32 Condon, P., Desbordes, G., Miller, W.B. & DeSteno, D. (2013). Meditation Increases Compassionate Responses to Suffering. *Psychological Science, 24* (10), 2125–2127. https://doi.org/10.1177/0956797613485603

33 Gilbert, P. & Choden, P. (2013). *Mindful Compassion.* London: Constable Robinson.

34 Halifax, J. (2014). G.R.A.C.E. for Nurses: Cultivating Compassion in Nurse/Patient Interactions. *Journal of Nursing Education and Practice, 4*(1), 121–28. https://doi.org/10.5430/jnep.v4n1p121

35 Joinson, C. (1992). Coping with Compassion Fatigue. *Nursing, 22*, 116–121. https://doi.org/10.1097/00152193-199204000-00035

36 Melvin, C.S. (2012). Professional Compassion Fatigue: What is the True Cost of Nurses Caring for the Dying? *International Journal of Palliative Nursing, 18* (12), 606–611. https://doi.org/10.12968/ijpn.2012.18.12.606

37 Mathieu, F. (2012). Compassion Fatigue. In C.R. Figley (Ed.), *Encyclopedia of Trauma: An Interdisciplinary Guide* (pp. 136–139). Los Angeles: Sage Publications.

38 American Psychiatric Association. (2013). *Diagnostic and Statistical Manual of Mental Disorders: DSM-V* (5th ed.). Arlington, VA: American Psychiatric Association.

39 Boyle, D.A. (2011). Countering Compassion Fatigue: A Requisite Nursing Agenda. *Online Journal of Issues in Nursing, 16* (1), 1.

40 Lombardo, B. & Eyre, C. (2011). Compassion Fatigue: A Nurse's Primer. *Online Journal of Issues in Nursing, 16* (1), 3.

41 Stamm, B.H. (2009). *Professional Quality of Life: Compassion Satisfaction and Fatigue (ProQOL).* http://www.proqol.org

42 Lane, C. (2014). Yoga and Mindfulness: Perspective of an RN Yoga Instructor. *Journal of Nursing, UC San Diego* (Summer 2014), 7–9. https://health.ucsd.edu/medinfo/nursing/Documents/Nursing-Sum-2014.pdf

43 Yoder, E.A. (2010). Caring Too Much: Compassion Fatigue in Nursing. *Applied Nursing Research, 23* (4), 191–197.

44 Neff, K.D. (2003). The Development and Validation of a Scale to Measure Self-Compassion. *Self*

and Identity, 2, 223–250. https://doi.org/10.1080/15298860309027

45 Ibid.

46 Barnard, L.K. & Curry, J.F. (2011). Self-Compassion: Conceptualizations, Correlates, & Interventions. *Review of General Psychology, 15* (4), 289–303. https://doi.org/10.1037/a0025754

47 Neff, K.D. & Germer, C.K. (2013). A Pilot Study and Randomized Controlled Trial of the Mindful Self-compassion Program. *Journal of Clinical Psychology, 69,* 28–44. https://doi.org/10.1002/jclp.21923

48 Neff, K. (o.J.). *Self-Compassion.* http://self-compassion.org

49 Salzberg, S. (2011). *Real Happiness: The Power of Meditation: A 28-Day Program.* New York: Workman.

50 Seppala, E.M. et al. (2014). Loving-Kindness Meditation: A Tool to Improve Healthcare Provider Compassion, Resilience, and Patient Care. *Journal of Compassionate Healthcare, 1,* 5. https://doi.org/10.1186/s40639-014-0005-9

51 Hoge, E.A. et al. (2013). Loving-Kindness Meditation Practice Associated with Longer Telomeres in Women. *Brain Behavior and Immunity, 32,* 159–163. https://doi.org/10.1016/j.bbi.2013.04.005

52 Carson, J.W. et al. (2005). Loving-Kindness Meditation for Chronic Low-Back Pain: Results from a Pilot Trial. *Journal of Holistic Nursing, 23* (3), 287–304. https://doi.org/10.1177/0898010105277651

53 Ibid.

54 Hoge, E.A. et al. (2013). Loving-Kindness Meditation Practice Associated.; Kok, B.E. et al. (2013). How Positive Emotions Build Physical Health: Perceived Positive Social Connections Account for the Upward Spiral between Positive Emotions and Vagal Tone. *Psychological Science, 24* (7), 1123–1132. https://doi.org/10.1177/0956797612470827; Tonelli, M.E. & Wachholtz, A.B. (2014). Meditation-based Treatment Yielding Immediate Relief for Meditation Naïve Migraineurs. *Pain Management Nursing, 15*(1), 36–40. https://doi.org/10.1016/j.pmn.2012.04.002

55 Boccio, F.J. (2010). Love in Full Bloom. *Yoga Journal, March 16,* http://www.yogajournal.com/article/philosophy/love-in-full-bloom/

56 Rudolfsson, G. & Berggren, I. (2012). Nursing Students' Perspectives on the Patient and the Impact of the Nursing Culture: A Meta-synthesis. *Journal of Nursing Management, 20* (6), 771–781. https://doi.org/10.1111/j.1365-2834.2012.01470.x

57 Hanh, T.N. (2014). *The Mindfulness Survival Kit: Five Essential Practices.* Berkeley, CA: Parallax Press.

58 National Research Council. (2000). *To Err is Human: Building a Safer Health System.* Washington, DC: The National Academies Press.

59 Wilson, R. McL. et al. (1995). The Quality in Australian Health Care Study. *Medical Journal of Australia, 163,* 458–471. https://doi.org/10.5694/j.1326-5377.1995.tb124691.x

60 UK Department of Health. (2000). *An Organisation with a Memory.* London: The Stationery Office.

61 Muha, T. (2014, June 26). Medical Errors: Why Don't Nurses Speak Up? *NurseTogether.com.* https://www.linkedin.com/pulse/20140709180519-194438264-medical-errors-why-don-t-nurses-speak-up

62 Relihan, E. et al. (2010). The Impact of a Set of Interventions to Reduce Interruptions and Distractions to Nurses during Medication Administration. *Quality & Safety in Health Care, 19* (52), 1–6. https://doi.org/10.1136/qshc.2009.036871

63 Westbrook, J.I. et al. (2010). Association of Interruptions with an Increased Risk and Severity of Medication Administration Errors. *Archives of Internal Medicine, 170,* 683–690. https://doi.org/10.1001/archinternmed.2010.65

64 Brixey, J.J. et al. (2010). The Roles of MDs and RNs as Initiators and Recipients of Interruptions in Workflow. *International Journal of Medical Informatics, 79* (6), 109–115. https://doi.org/10.1016/j.ijmedinf.2008.08.007

65 McGillis Hall, L. et al. (2010). Going Blank: Factors Contributing to Interruptions to Nurses' Work and Related Outcomes. *Journal of Nursing Management, 18* (8), 1040–1047. https://doi.org/10.1111/j.1365-2834.2010.01166.x

66 Nursingprocess.org. (o.J.). *The 5 Steps of the Nursing Process.* http://www.nursingprocess.org/Nursing-Process-Steps.html

67 Manser, T. & Foster, S. (2011). Effective Handover Communication: An Overview of Research and Improvement Efforts. *Clinical Anaesthesiology, 25* (2), 181–191. https://doi.org/10.1016/j.bpa.2011.02.006

68 Solet, D.J. et al. (2005). Lost in Translation: Challenges and Opportunities in Physician-

to-Physician Communication during Patient Handovers. *Academic Medicine, 80* (12), 1094–1099. https://doi.org/10.1097/00001888-200512000-00005

69 Joint Commission International. (2015). *About JCI.* http://www.jointcommissioninternational.org/about/

70 Tregunno, D. (2009, April 29). Transferring Clients Safely: Know your Client and Know your Team. *College of Nurses of Ontario Project Report: Transfer of Accountability Knowledge.*

71 Boorman, S. (2009). *NHS Health & Well-Being Improvement Framework.* London: Crown.

72 Ponte, P.R. & Koppel, P. (2015). Cultivating Mindfulness to Enhance Nursing Practice. *American Journal of Nursing, 115* (6), 48–55. https://doi.org/10.1097/01.NAJ.0000466321.46439.17

73 Willingham, J.G. (2008). Managing Presenteeism and Disability to Improve Productivity. *Benefits & Compensation Digest, 45* (12), 10–14. http://www.ifebp.org/inforequest/0155525.pdf

74 University of Massachusetts (UMass) Medical School Center for Mindfulness. (2017). *Mobilize your own Inner Resources for Learning, Growing, and Healing.* http://www.umassmed.edu/cfm/stress-reduction

75 Boyce, B. (2010, August 24). *The Secret of Success of MBSR.* Mindful, https://www.mindful.org/the-secret-of-success-for-mbsr

76 UMass. (2017). *Mobilize Your Own Inner Resources.*

77 Cohen, S., Kamarck, T. & Mermelstein, R. (1983). A Global Measure of Perceived Stress. *Journal of Health and Social Behavior, 24,* 386–396. https://doi.org/10.2307/2136404

78 Maslach, C. et al. (o.J.). *Maslach Burnout Inventory (MBI).* MindGarden.com. http://www.mindgarden.com/products/mbi.htm

79 Raes, F., Pommier, E., Neff, K.D. & Van Gucht, D. (2011). Construction and Factorial Validation of a Short Form of the Self-compassion Scale. *Clinical Psychology & Psychotherapy, 18,* 250–255. https://doi.org/10.1002/cpp.702

80 Leebov, W. (2014). *The One Skill that Can Transform Health Care.* H&HN: Hospitals & Health Networks. https://languageofcaring.com/wp-content/uploads/2014/07/one-skill-that-can-transform-health-care.pdf

81 Barsade, N. & O'Neill, H. (2014). *What's Love Got to Do with It?*

82 Stanford School of Medicine. (o.J.). *About Compassion Cultivation Training (CCT).* http://ccare.stanford.edu/education/about-compassion-cultivation-training-cct/

83 Jazaieri, H., McGonigal, K., Jinpa, T., Doty, J.R., Gross, J.J. & Goldin, P.R. (2013). A Randomized Controlled Trial of Compassion Cultivation Training: Effects on Mindfulness, Affect, and Emotion Regulation. *Motivation and Emotion, 38* (1), 23–35. https://doi.org/10.1007/s11031-013-9368-z

84 Jazaieri, H., et al. (2013). Enhancing compassion: A randomized controlled trial of a Compassion Cultivation Training program. *Journal of Happiness Studies, 14* (4), 1113–1126. https://doi.org/10.1007/s10902-012-9373-z

85 Jazaieri, H. et al. (2015). A wandering mind is a less caring mind: Daily experience sampling during Compassion Meditation Training. *The Journal of Positive Psychology, 11* (1), 37–50. https://doi.org/10.1080/17439760.2015.1025418

86 Point of Care Foundation. (o.J.). *Schwartz Centre Rounds: Frequently Asked Questions.* https://www.pointofcarefoundation.org.uk/our-work/schwartz-rounds/frequently-asked-questions/

87 Rosen, J. & Lynch, T. Jr. (2008). The Talking Cure: Schwartz Center Rounds Foster Compassion and Collaboration. *Journal of Cancer Education, 23* (3), 195–196.

88 Schwartz Center for Compassionate Healthcare. (o.J.). *Schwartz Rounds.* https://www.theschwartzcenter.org/programs/schwartz-rounds

89 Lown, B.A. & Manning, C.F. (2010). The Schwartz Center Rounds: Evaluation of an Interdisciplinary Approach to Enhancing Patient-Centered Communication, Teamwork, and Provider Support. *Academic Medicine, 85* (6), 1073–1081. https://doi.org/10.1097/ACM.0b013e3181dbf741

90 Ibid.

91 Goodrich, J. (2012). Supporting Hospital Staff to Provide Compassionate Care: Do Schwartz Center Rounds Work in English Hospitals? *Journal of the Royal Society of Medicine, 105,* 117–122. https://doi.org/10.1258/jrsm.2011.110183

Literatur

Allard, K. (2013, December 11). How Do I Fail Thee? Let Me Count the Ways. *According to Kateri: A Blog*. https://accordingtokateri.wordpress.com/2013/12/11/how-do-i-fail-thee-let-me-count-the-ways/

American Psychiatric Association. (2013). *Diagnostic and Statistical Manual of Mental Disorders: DSMV* (5th ed). Arlington, VA: American Psychiatric Association.

Anderson, A. (2014). "The Poetry of the IV." *This Nurse Wonders*. http://thisnursewonders.com/2014/09/16/the-poetry-of-the-iv/

Anderson, C.D. & Ruthie, R.M. (2006). Nurse Shift Report: Who Says You Can't Talk in Front of the Patient? *Nursing Administration Quarterly, 30* (2), 112–122. https://doi.org/10.1097/00006216-200604000-00008

Barnard, L.K. & Curry, J.F. (2011). Self-Compassion: Conceptualizations, Correlates, & Interventions. *Review of General Psychology, 15* (4), 289–303. https://doi.org/10.1037/a0025754

Barsade, S.G. & O'Neill, O.A. (2014). What's Love Got to Do with It? A Longitudinal Study of the Culture of Companionate Love and Employee and Client Outcomes in a Long-term Care Setting. *Administrative Science Quarterly, 59* (4), 551–598. https://doi.org/10.1177/0001839214538636

Beach, M.C., Roter, D., Korthuis, P.T., Epstein, R.M., Sharp, V., Ratanawongsa, N., ... Somnath, S. (2013). A Multicenter Study of Physician Mindfulness and Health Care Quality. *Annals of Family Medicine, 11* (5), 421–428. https://doi.org/10.1370/afm.1507

Beddoe, A.E. & Murphy, s.o. (2004). Does Mindfulness Decrease Stress and Foster Empathy among Nursing students? *Journal of Nursing Education, 43* (7), 305–312.

Benson, H. (1975). *The Relaxation Response*. New York: William Morrow.

Bishop, A.H. & Scudder, J.R. Jr. (1990). *The Practical, Moral, and Personal Sense of Nursing: A Phenomenological Philosophy of Practice*. Albany: State University of New York Press.

Boccio, F.J. (2010, March 16). Love in Full Bloom. *Yoga Journal*. https://www.yogajournal.com/yoga-101/love-in-full-bloom

Boorman, S. (2009). *NHS Health & Well-Being Improvement Framework*. London: Crown.

Boorstein, S. (1996). *Don't Just Do Something, Sit There: A Mindfulness Retreat with Sylvia Boorstein*. San Francisco: Harper One.

Boyce, B. (2010, August 24). The Secret of Success of MBSR. *Mindful*. https://www.mindful.org/the-secret-of-success-for-mbsr/

Boyle, D.A. (2011). Countering Compassion Fatigue: A Requisite Nursing Agenda. *Online Journal of Issues in Nursing*, 16 (1), 1.

Brault, R. (2014). *Round Up the Usual Subjects: Thoughts on Just About Everything*. Createspace Independent Publishing.

Brixey, J.J., Robinson, D.J., Turley, J.P. & Zhang, J. (2010). The Roles of MDs and RNs as Initiators and Recipients of Interruptions in Workflow. *International Journal of Medical Informatics, 79* (6), 109–115. https://doi.org/10.1016/j.ijmedinf.2008.08.007

Brown, K.W. & Ryan, R, M. (2003). The Benefits of Being Present: Mindfulness and its Role in Psychological Well-Being. *Journal of Personality and Social Psychology, 84* (4), 822–848. https://doi.org/10.1037/0022-3514.84.4.822

Bush, N.J. & Boyle, D.A. (2001). *Self-healing through Reflection: A Workbook for Nurses*. Pittsburgh, PA: Hygeia Media.

Carlson, L.E. & Speca, M. (2010). *Mindfulness-Based Cancer Recovery*. Oakland, CA: New Harbringer Publications.

Carson, J.W., Keefe, F.J., Lynch, T.R., Carson, K.M., Goli, V., Fras, A.M. & Thorp, S.R. (2005). Loving-Kindness Meditation for Chronic Low Back Pain: Results from a Pilot Trial. *Journal of Holistic Nursing, 23* (3), 287–304. https://doi.org/10.1177/0898010105277651

Chapman, S.G. (2012). *The Five Keys to Mindful Communication: Using Deep Listening and Mindful Speech to Strengthen Relationships, Heal Conflicts, and Accomplish Your Goals.* Boston: Shambhala.

Chödrön, P. (2001). *Start Where You Are: A Guide to Compassionate Living.* Boston: Shambhala.

Chödrön, P. (2010). *The Wisdom of No Escape and the Path of Loving-Kindness.* Boston: Shambhala.

Clark, R.C. (2005). *The Garden: A Tranquil Ode to Love.* Melbourne, AU: Peliguin.

CMF-USA. (o.J.). *Compassion-Focused Therapy.* http://www.compassionfocusedtherapy.com/

Cohen, M.Z., Brown-Saltzman, K. & Shirk, M.J. (2004). Taking Time for Support. *Oncology Nursing Forum, 28*, 25–27.

Cohen, S., Kamarck, T. & Mermelstein, R. (1983). A Global Measure of Perceived Stress. *Journal of Health and Social Behavior, 24*, 386–396. https://doi.org/10.2307/2136404

Cohen-Katz, J., Wiley, S.D., Capuano, T., Baker, D.M. & Shapiro, S. (2005). The Effects of Mindfulness-Based Stress Reduction on Nurse Stress and Burnout, Part II: A Quantitative and Qualitative Study. *Holistic Nursing Practice, 19* (1), 26–35. https://doi.org/10.1097/00004650-200503000-00009

Compassionate Mind Foundation. (2015). About. *Compassionatemind.org.* http://www.compassionatemind.co.uk/

Condon, P. & DeSteno, D. (2011). Compassion for One Reduces Punishment for Another. *Journal of Experimental Social Psychology, 47*, 698–701. https://doi.org/10.1016/j.jesp.2010.11.016

Condon, P., Desbordes, G., Miller, W.B. & DeSteno, D. (2013). Meditation Increases Compassionate Responses to Suffering. *Psychological Science, 24* (10), 2125–2127. https://doi.org/10.1177/0956797613485603

Dalai, L. & Cutler, H.C. (2009). *The Art of Happiness: A Handbook for Living* (10th ed.). London: Hodder Paperbacks.

Dent, S. (2012, November 23). *5 Tips for a Great Hand-Off Report.* http://scrubsmag.com/giving-a-good-report/

Dignity Health. (2014, November 12). *Scientific Literature Review Shows Health Care Delivered with Kindness and Compassion Leads to Faster Healing, Reduced Pain.* https://www.dignityhealth.org/about-us/press-center/press-releases/scientific-literature-review-with-stanford

Dines, C. (2014). *Mindfulness Meditation: Bringing Mindfulness into Everyday Life.* London: La Petite Fleur Publishing.

Diomidous, M., Mpizopoulou, Z., Kalokairinou, A., Mprokalaki, I., Zikos, D. & Katostaras, T. (2013). Descriptive Study of Nursing Students' Motives to Choose Nursing as a Career. *Greek Journal of Nursing Science, 2* (5), 60–63.

Di Pellegrino,G., Fadiga, L., Fogassi, L., Gallese, V. & Rizzolatti, G. (1992). Understanding Motor Events: A Neurophysiological Study. *Experimental Brain Research, 91* (1), 176–180. https://doi.org/10.1007/BF00230027

Domrose, C. (2010, June 6). Meditation Offers Benefits for Nurses and Patients. *Nurse.com.* https://www.nurse.com/blog/2010/02/22/meditation-offers-benefits-for-patients-and-nurses-3/

Epstein, R.M. (1999). Mindful Practice. *Journal of the American Medical Association, 282* (9), 833–839. https://doi.org/10.1001/jama.282.9.833

Frankl, V. (1959). *Man's Search for Meaning: An Introduction to Logotherapy.* Boston: Beacon Press.

Frisvold, M.H., Lindquist, R. & McAlpine, C.P. (2012). Living Life in the Balance at Midlife: Lessons Learned from Mindfulness. *Western Journal of Nursing Research, 34* (2), 265–278. https://doi.org/10.1177/0193945911424171

Germer, C. (o.J.). *Mindful Self-Compassion.* http://www.mindfulselfcompassion.org/mscprogram.php

Germer, C.K. (2009). *The Mindful Path to Self-Compassion: Freeing Yourself from Destructive Thoughts and Emotions.* New York: Guilford Press.

Gilbert, P. & Choden, L. (2013). *Mindful Compassion.* London: Constable Robinson.

Ginsberg, A. (1977). Negative Capability: Kerouac's Buddhist Ethic. In J. Smith (Ed.), *Everyday Mind* (p. 96). New York: Riverhead Books.

Goldstein, J. (1993). *Insight Meditation: The Practice of Freedom.* Boston: Shambhala.

Gomez, M. (2014, January 17). Can Mindfulness Prevent Potentially Hazardous Errors? *Safety.BLR.com.* http://safety.blr.com/workplace-safety-news/safety-administration/safety-general/Can-mindfulness-prevent-potentially-hazardous-erro/

Goodrich, J. (2012). Supporting Hospital Staff to Provide Compassionate Care: Do Schwartz Center Rounds Work in English Hospitals? *Journal of the Royal Society of Medicine, 105*, 117–122. https://doi.org/10.1258/jrsm.2011.110183

Gray-Toft, P. & Anderson, J.G. (1981). The Nursing Stress Scale: Development of an Instrument. *Journal of Behavioral Assessment, 3* (1), 11–23. https://doi.org/10.1007/BF01321348

Greater Good Science Center at the University of California Berkeley. (o.J.). *Quizzes*. https://greatergood.berkeley.edu/quizzes

Hafenbrack, A., Kinias, Z. & Barsade, S. (2013). Debiasing the Mind through Meditation: Mindfulness and the Sunk-Cost Bias. *Psychological Science, 25* (2), 369–376. https://doi.org/10.1177/0956797613503853

Halifax, J. (2010, December). *Compassion and the True Meaning of Empathy*. TED video, 14:01. https://www.ted.com/talks/joan_halifax/transcript?language=en

Halifax, J. (2014). G.R.A.C.E. for Nurses: Cultivating Compassion in Nurse/Patient Interactions. *Journal of Nursing Education and Practice, 4* (1), 121–128. https://doi.org/10.5430/jnep.v4n1p121

Hall, L., Ferguson-Paré, M., Peter, E., White, D., Besner, J., Chisholm, A., ... Hemingway, A. (2010). Going Blank: Factors Contributing to Interruptions to Nurses' Work and Related Outcomes. *Journal of Nursing Management, 18* (8), 1040–1047. https://doi.org/10.1111/j.1365-2834.2010.01166.x

Halligan, A. (2014). The NHS Needs Compassionate Leadership. *Journal of Holistic Healthcare, 11* (1), 4.

Hare, J.C. & Hare, A.W. (1827). *Guesses at Truth: by Two Brothers*. London: John Taylor. http://www.archive.org/stream/guessesattruthby00hareiala/guessesattruthby00hareiala_djvu.txt

Hendrich, A., Chow, M.P., Skierczynski, A. & Zhenqiang, L. (2008). A 36-Hospital Time and Motion Study: How do Medical-Surgical Nurses Spend their Time? *The Permanente Journal, 12* (3), 25–34. http://doi.org/10.7812/tpp/08-021

Herrmann, D. (1999). *Helen Keller: A Life*. Chicago: University of Chicago Press.

Hoge, E.A., Chen, M.M., Orr, E., Metcalf, C.A., Fischer, L.E., Pollock, M.H., ... Simon, N.M. (2013). Loving-Kindness Meditation Practice Associated with Longer Telomeres in Women. *Brain Behavior and Immunity, 32*, 159–163. https://doi.org/10.1016/j.bbi.2013.04.005

Hölzel, B.K., Carmody, J., Vangel, M., Congleton, C., Yerramsetti, S.M., Gard, T. & Lazar, S.W. (2011). Mindfulness Practice Leads to Increases in Regional Brain Gray Matter Density. *Psychiatry Research: Neuroimaging, 191* (1), 36. https://doi.org/10.1016/j.pscychresns.2010.08.006

Holzman, D.C. (2010). What's in a Color? The Unique Human Health Effects of Blue Light. *Environmental Health Perspectives, 118* (1), A22-A27. https://doi.org/10.1289/ehp.118-a22

Janakabhivamsa, C.S.U. (2014) Lectures on Insight Meditation. *Vipassana Meditation*. http://www.myanmarnet.net/nibbana/chanmyay.htm

Jazaieri, H., McGonigal, K., Jinpa, T., Doty, J.R., Gross, J.J. & Goldin, P.R. (2013). A Randomized Controlled Trial of Compassion Cultivation Training: Effects on Mindfulness, Affect, and Emotion Regulation. *Motivation and Emotion, 38* (1), 23–35. https://doi.org/10.1007/s11031-013-9368-z

Jazaieri, H., Jinpa, G.T., McGonigal, K., Rosenberg, E.L., Finkelstein, J., Simon-Thomas, E., ... Goldin, P.R. (2013). Enhancing Compassion: A Randomized Controlled Trial of a Compassion Cultivation Training program. *Journal of Happiness Studies, 14* (4), 1113–1126. https://doi.org/10.1007/s10902-012-9373-z

Jazaieri, H., Lee, I.A., McGonigal, K., Jinpa, T., Doty, J.R., Gross, J.J. & Goldin, P.R. (2015). A Wandering Mind is a Less Caring Mind: Daily Experience Sampling During Compassion Meditation Training. *The Journal of Positive Psychology, 11* (1), 37–50. https://doi.org/10.1080/17439760.2015.1025418

Joinson, C. (1992). Coping with Compassion Fatigue. *Nursing, 22*, 116–21. https://doi.org/10.1097/00152193-199204000-00035

Joint Commission International. (2015). *About JCI*. http://www.jointcommissioninternational.org/about/

June, K.J. & Cho, S.-H. (2011). Low-Back Pain and Work-Related Factors Using Nurses in Intensive Care Units. *Journal of Clinical Nursing, 20* (3–4), 479–487. https://doi.org/10.1111/j.1365-2702.2010.03210.x

Kabat-Zinn, J. (2005). *Coming to our Senses: Healing Ourselves and the World through Mindfulness*. New York: Hyperion.

Kabat-Zinn, J. (1991). *Full Catastrophe Living: Using the Wisdom of your Body and Mind to Face Stress, Pain, and Illness*. New York: Dell.

Kabat-Zinn, J. (2009). *Letting Everything Become Your Teacher: 100 Lessons in Mindfulness*. New York: Delta.

Kabat-Zinn, J. (2005). Mindful Yoga, Movement and Meditation. *Yoga Chicago Magazine*, March/April. http://yogachicago.com/2014/03/mindful-yoga-movement-and-meditation/

Kabat-Zinn, J. (1994). *Wherever You Go, There You Are: Mindfulness Meditation in Everyday Life.* New York: Hyperion.

Kay, K. & Glass, N. (2011). Debunking the Manual Handling Myth: An Investigation of Manual Handling Knowledge and Practices in the Australian Private Health Sector. *International Journal of Nursing Practice, 17,* 231–237. https://doi.org/10.1111/j.1440-172x.2011.01930.x

Keltner, D. (2014, December 2). We Are Built to Be Kind. *Fig. 1, University of California,* YouTube video, 4:36. https://www.youtube.com/watch?v=SsWs6bf7tvI

Killingsworth, M.A. & Gilbert, D.T. (2010). A Wandering Mind Is an Unhappy Mind. *Science, 330* (6006), 932. https://doi.org/10.1126/science.1192439

Koerner, J.G. (2011). *Healing Presence: The Essence of Nursing.* New York: Springer.

Kok, B.E., Coffey, K.A., Cohn, M.A., Catalino, L.I., Vacharkulksemsuk, T., Algoe, S.B., ... Fredrickson, B.L. (2013). How Positive Emotions Build Physical Health: Perceived Positive Social Connections Account for the Upward Spiral between Positive Emotions and Vagal Tone. *Psychological Science, 24* (7), 1123–1132. https://doi.org/10.1177/0956797612470827

Kongtrul, J. (2010). *The Torch of Certainty.* Boston: Shambhala.

Kornfield, J. (1996). *Buddha's Little Instruction Book.* London: Rider Books.

Kornfield, J. (2008). *The Wise Heart: A Guide to the Universal Teachings of Buddhist Psychology.* New York: Random House.

Krasner, M.S., Epstein, R.M., Beckman, H., Suchman, A.L., Chapman, B., Mooney, C.J. & Quill, T.E. (2009). Association of an Educational Program in Mindful Communication with Burnout, Empathy, and Attitudes among Primary Care Physicians. *Journal of the American Medical Association, 302* (12), 1284–1293. https://doi.org/10.1001/jama.2009.1384

Kriseman, N.L. (2014). *The Mindful Caregiver: Finding Ease in the Caregiver Journey.* Lanham, MD: Rowman & Littlefield.

Krishnamurti, J. (1954). *The First and Last Freedom.* Brandean, UK: Krishnamurti Foundation Trust.

L'Amour, L. (1979). *Bendigo Shafter.* New York: Bantam Books.

Lane, C. (2014). Yoga and Mindfulness: Perspective of an RN Yoga Instructor. *Journal of Nursing, UC San Diego* (Summer 2014), 7–9. https://health.ucsd.edu/medinfo/nursing/Documents/Nursing-Sum-2014.pdf

Laotzu. (1992). *Tao Te Ching.* Edited by Stephen Mitchell. New York: Harper Perennial.

Leebov, W. (2014). The One Skill that Can Transform Health Care. *H&HN: Hospitals & Health Networks.* https://languageofcaring.com/wp-content/uploads/2014/07/one-skill-that-can-transform-health-care.pdf

Levine, S. (1997). *A Year to Live: How to Live This Year as if It Were Your Last.* New York: Bell Tower.

Lokos, A. (2010). *Pocket Peace: Effective Practices for Enlightened Living.* New York: Jeremy P. Tarcher/Penguin.

Lombardo, B. & Eyre, C. (2011). Compassion Fatigue: A Nurse's Primer. *Online Journal of Issues in Nursing, 16* (1), 3.

Lown, B.A. & Manning, C.F. (2010). The Schwartz Center Rounds: Evaluation of an Interdisciplinary Approach to Enhancing Patient-Centered Communication, Teamwork, and Provider Support. *Academic Medicine, 85* (6), 1073–1081. https://doi.org/10.1097/ACM.0b013e3181dbf741

Manser, T. & Foster, S. (2011). Effective Handover Communication: An Overview of Research and Improvement Efforts. *Clinical Anaesthesiology, 25* (2), 181–191. https://doi.org/10.1016/j.bpa.2011.02.006

Maslach, C., Jackson, S.E., Leiter, M.P., Schaufeli, W.B. & Schwab, R.L. (o.J.). Maslach Burnout Inventory (MBI). *MindGarden.com.* http://www.mindgarden.com/products/mbi.htm

Mate, G. (2010). *In the Realm of Hungry Ghosts: Close Encounters with Addiction.* Berkeley, CA: North Atlantic Books.

Mathieu, F. (2012). Compassion Fatigue. In C.R. Figley (Ed.), *Encyclopedia of Trauma: An Interdisciplinary Guide* (pp. 136–139). Los Angeles: SAGE.

Maytum, J., Heiman, M. & Garwick, A. (2004). Compassion Fatigue and Burnout in Nurses Who Work with Children with Chronic Conditions and Their Families. *Journal of Pediatric Healthcare, 18* (4), 171–179. https://doi.org/10.1016/j.pedhc.2003.12.005

Melvin, C.S. (2012). Professional Compassion Fatigue: What is the True Cost of Nurses Caring for the Dying? *International Journal of Palliative Nursing, 18* (12), 606–611. https://doi.org/10.12968/ijpn.2012.18.12.606

Meredith, N. (o.J.). Use the 'Ring of Theory' as a Guide to Avoid Common Mistakes when Talking to Mesothelioma Patients and their Family. *Meso-*

theliomaHelp.org (blog). https://www.mesothelio-mahelp.org/

Miller, L.H., Smith, A.D. & Rothstein, L. (1994). *The Stress Solution: An Action Plan to Manage the Stress in Your Life*. New York: Pocket Books.

Muha, T. (2014, June 26). Medical Errors: Why Don't Nurses Speak Up? *NurseTogether.com*. https://www.linkedin.com/pulse/20140709180519-194438264-medical-errors-why-don-t-nurses-speak-up

National Research Council. (2000). *To Err is Human: Building a Safer Health System*. Washington, DC: National Academies Press.

Neff, K.D. (2003). The Development and Validation of a Scale to Measure Self-Compassion. *Self and Identity, 2,* 223–250. https://doi.org/10.1080/15298860309027

Neff, K.D. & Germer, C.K. (2013). A Pilot Study and Randomized Controlled Trial of the Mindful Self-Compassion Program. *Journal of Clinical Psychology, 69*, 28–44. https://doi.org/10.1002/jclp.21923

Neu, D. (1989). *Blessing Our Hands* (adapted by Corlette Pierson from "In Praise of Hands"). *Waterwheel,* Winter.

Neufeld, K. (2014, March 30). I Love Technology: Practicing Mindfulness and Valuing Technology. *Mindfulness and Meditation*. https://medium.com/mindfulness-and-meditation/i-lovetechnology-364cc2272918

Newton, J. (2009). *The Amazing Works of John Newton*. Alachua, FL: Bridge-Logos.

Nhat Hanh, T. (2002). *Be Free Where You Are*. Berkeley, CA: Parallax Press.

Nhat Hanh, T. (2012). *Fear: Essential Wisdom for Getting through the Storm*. New York: Harper Collins.

Nhat Hanh, T. (1993). *For a Future to Be Possible: Buddhist Ethics for Everyday Life*. Berkeley, CA: Parallax Press.

Nhat Hanh, T. (1995). *Living Buddha, Living Christ*. New York: Riverhead Books.

Nhat Hanh, T. (2006). *The Long Road Turns to Joy: A Guide to Walking Meditation*. Berkeley, CA: Parallax Press.

Nhat Hanh, T. (2014). *The Mindfulness Survival Kit: Five Essential Practices*. Berkeley, CA: Parallax Press.

Nhat Hanh, T. (1999). *The Miracle of Mindfulness: An Introduction to the Practice of Meditation*. Boston: Beacon Press.

Nhat Hanh, T. (2013, May). *Oprah Winfrey Talks with Thich Nhat Hahn Excerpt: Powerful*. YouTube video. https://www.youtube.com/watch?v=NJ9UtuWfs3U

Nhat Hanh, T. (2000). *The Path of Emancipation: Talks from a 21-Day Mindfulness Retreat*. Berkeley, CA: Parallax Press.

Nhat Hanh, T. (2012). *Work: How to Find Joy and Meaning in Each Hour of the Day*. Berkeley, CA: Parallax Press.

Nhat Hanh, T. & Cheung, L. (2010). *Savor: Mindful Eating, Mindful Life*. New York: Harper Collins.

Nursingprocess.org. (o.J.). *The 5 Steps of the Nursing Process*. http://www.nursingprocess.org/Nursing-Process-Steps.html

O'Donohue, J. (2008). *To Bless the Space Between Us: A Book of Blessings*. USA: Doubleday.

Palmer, P.J. (2000). *Let Your Life Speak: Listening for the Voice of Vocation*. Hoboken, NJ: John Wiley & Sons.

Pezzolesi, C., Ghaleb, M., Kostrzewski, A. & Dhillon, S. (2013). Is Mindful Reflective Practice the Way Forward to Reduce Medication Errors? *International Journal of Pharmacy Practice, 21* (6), 413–416. https://doi.org/10.1111/ijpp.12031

Point of Care Foundation. (o.J.). *Schwartz Centre Rounds: Frequently Asked Questions*. https://www.pointofcarefoundation.org.uk/our-work/schwartz-rounds/frequently-asked-questions/

Ponte, P.R. & Koppel, P. (2015). Cultivating Mindfulness to Enhance Nursing Practice. *American Journal of Nursing, 115* (6), 48–55. https://doi.org/10.1097/01.NAJ.0000466321.46439.17

Puddicombe, A. (2013, July 9). The Mindful Use of Technology. *Psychology Today*. https://www.psychologytoday.com/intl/blog/get-some-headspace/201307/the-mindful-use-technology

Raab, K. (2014). Mindfulness, Self-Compassion, and Empathy among Health Care Professionals: A Review of the Literature. *Journal of Health Care Chaplaincy, 20* (3), 95–108. https://doi.org/10.1080/08854726.2014.913876

Radcliffe, M. (2010). Compassion Is No Harder to Measure than Rain. *Nursing Times, 106* (17), 23.

Raes, F., Pommier, E., Neff, K.D. & Van Gucht, D. (2011). Construction and Factorial Validation of a Short Form of the Self-compassion Scale. *Clinical Psychology & Psychotherapy, 18*, 250–55. https://doi.org/10.1002/cpp.702

Ravindra, R. (2009). *The Wisdom of Patanjali's Yoga Sutras: A New Translation and Guide*. Sandpoint, ID: Morning Light Press.

Relihan, E., O'Brien, V., O'Hara, S. & Silke, B. (2010). The Impact of a Set of Interventions to Reduce

Interruptions and Distractions to Nurses during Medication Administration. *Quality & Safety in Health Care* [now BMJ Quality & Safety], *19* (52), 1–6. https://doi.org/10.1136/qshc.2009.036871

Remen, R.N. (1996). *Kitchen Table Wisdom: Stories that Heal.* New York: Riverhead.

Ricard, M. (2013, October 9). *Empathy Fatigue – 2.* http://www.matthieuricard.org/en/blog/posts/empathy-fatigue-2

Rilke, R.M. (1947). *Selected Letters of Rainer Maria Rilke, 1902–1926.* London: Macmillan.

Rosen, J. & Lynch, T. Jr. (2008). The Talking Cure: Schwartz Center Rounds Foster Compassion and Collaboration. *Journal of Cancer Education, 23* (3), 195–196.

Royal College of Nursing. (2014). *Good Practice for Handling Feedback.* London: Royal College of Nursing.

Rudolfsson, G. & Berggren, I. (2012). Nursing Students' Perspectives on the Patient and the Impact of the Nursing Culture: A Meta-synthesis. *Journal of Nursing Management, 20* (6), 771–781. https://doi.org/10.1111/j.1365-2834.2012.01470.x

Rumi. (1995). The Sunrise Ruby. In C. Barks, *The Essential Rumi* (p. 100). San Francisco: Harper Collins.

Salzberg, S. (2002). *Loving-Kindness: The Revolutionary Art of Happiness.* Boston: Shambhala Publications.

Salzberg, S. (2013). *Real Happiness at Work: Meditations for Accomplishment, Achievement, and Peace.* New York: Workman.

Salzberg, S. (2010). *Real Happiness: The Power of Meditation: A 28-Day Program.* New York: Workman.

Schwartz Center for Compassionate Healthcare. *Schwartz Rounds.* https://www.theschwartzcenter.org/programs/schwartz-rounds

Seppala, E.M., Hutcherson, C.A., Nguyen, D.T.H., Doty, J.K. & Gross, J.J. (2014). Loving-Kindness Meditation: A Tool to Improve Healthcare Provider Compassion, Resilience, and Patient Care. *Journal of Compassionate Healthcare*, *1*, 5. https://doi.org/10.1186/s40639-014-0005-9

Shadyac, T. (1998). *Patch Adams.* Hollywood, CA: Universal Studios.

Shapira, L.B. & Mongrain, M. (2010). The Benefits of Self-Compassion and Optimism Exercises for Individuals Vulnerable to Depression. *Journal of Positive Psychology, 5* (5), 377–389. https://doi.org/10.1080/17439760.2010.516763

Shapiro, S. & Carlson, L. (2009). *The Art and Science of Mindfulness: Integrating Mindfulness into Psychology and the Helping Professions.* Washington, DC: American Psychological Society.

Shuman, J. (2010). Enhancing Patient Adherence: And What to Do When All Else Fails. *Primary Care Network.*

Silk, S. & Goldman. B. (2013, April 7). How Not to Say the Wrong Thing. *Los Angeles Times.* http://articles.latimes.com/2013/apr/07/opinion/la-oe-0407-silk-ringtheory-20130407

Solet, D.J., Norvell, M.J., Rutan, G.H. & Frankel, R.M. (2005). Lost in Translation: Challenges and Opportunities in Physician-to-Physician Communication during Patient Handovers. *Academic Medicine, 80* (12), 1094–1099. https://doi.org/10.1097/00001888-200512000-00005

Stamm, B.H. (2009). *Professional Quality of Life: Compassion Satisfaction and Fatigue (ProQOL).* Version 5. http://www.proqol.org

Stanford University Center for Compassion and Altruism Research and Education. (o.J.). *About Compassion Cultivation Training.* http://ccare.stanford.edu/education/about-compassion-cultivation-training-cct/

Suttie, J. (2015, February 16). How to Increase Compassion at Work. *Greater Good.* http://greatergood.berkeley.edu/article/item/how_to_increase_compassion_at_work

Thera, N. (2013, November 30). The Four Sublime States: Contemplations on Love, Compassion, Sympathetic Joy, and Equanimity. *Access to Insight (Legacy Edition).* http://www.accesstoinsight.org/lib/authors/nyanaponika/wheel006.html

Tilbrook, H.E., Cox, H., Hewitt, C.E., Kang'ombe, A.R., Chuang, L.-H., Jayakody, S., ... Torgerson, D.J. (2011). Yoga for Chronic Low-Back Pain: A Randomized Trial. *Annals of Intern Medicine, 155,* 569–578. https://doi.org/10.7326/0003-4819-155-9-201111010-00003

Tolle, E. (2008). *A New Earth: Awakening to Your Life's Purpose.* New York: Penguin.

Tolle, E. (1999). *The Power of Now: A Guide to Spiritual Enlightenment.* Novato, CA: New World Library.

Tonelli, M.E. & Wachholtz, A B. (2014). Meditation-Based, Treatment-Yielding, Immediate Relief for Meditation Naïve Migraineurs. *Pain Management Nursing, 15* (1), 36–40. https://doi.org/10.1016/j.pmn.2012.04.002

Tregunno, D. (2009, April 29). Transferring Clients Safely: Know Your Client and Know Your Team. *College of Nurses of Ontario Project Report: Transfer of Accountability Knowledge Translation.*

UK Department of Health (2000). *An Organisation with a Memory.* London: The Stationery Office.

University of Massachusetts (UMass) Medical School Center for Mindfulness. (2017). *Mobilize Your Own Inner Resources for Learning, Growing, and Healing.* http://www.umassmed.edu/cfm/stress-reduction/

University of Wisconsin Department of Family Medicine and Community Health. (o.J.) *1. Pause (Practice In Your Practice).* http://www.fammed.wisc.edu/ mindfulness/pip-pause/

US Department of Labor, Bureau of Labor Statistics. (2015, June 19). *Injuries, Illnesses, and Fatalities.* http://www.bls.gov/iif/oshfaq1.htm#q16

Wallis, S. (2010). *Nursing Handover Research Project: How is Nursing Handover Talked about in the Literature?* (Master's thesis). Waikato Institute of Technology, Hamilton, New Zealand, http://researcharchive.wintec.ac.nz/964/

Ward, J. (2013, January 14). The Importance of Teamwork in Nursing. *nursetogether.com*, http://www.nursetogether.com/the-importance-of-teamwork-in-nursing

Weng, H.Y., Fox, A.S., Shackman, A.J., Stodola, D.E., Caldwell, J.Z.K., Olson, M.C., ... Davidson, R.J. (2013). Compassion Training Alters Altruism and Neural Responses to Suffering. *Psychological Science, 24*, 1171–1180. https://doi.org/10.1177/0956797612469537

Westbrook, J.I., Woods, A., Rob, M.I., Dunsmuir, W.T.M. & Day, R O. (2010). Association of Interruptions with an Increased Risk and Severity of Medication Administration Errors. *Archives of Internal Medicine, 170,* 683–690. https://doi.org/10.1001/archinternmed.2010.65

White, L. (2014). Mindfulness in Nursing: An Evolutionary Concept Analysis. *Journal of Advanced Nursing, 70* (2), 282–294. https://doi.org/10.1111/jan.12182

Wilbur, M.E. (2003). Leading the Way: Zen at Work; The Use of Meditation in Nursing Practice. *Gastroenterology Nursing, 26* (4), 168–169.

Williams, M., Teasdale, J., Segal, Z. & Kabat-Zinn, J. (2007). *The Mindful Way through Depression: Freeing Yourself from Chronic Unhappiness.* New York: Guilford Press.

Willingham, J.G. (2008). Managing Presenteeism and Disability to Improve Productivity. *Benefits & Compensation Digest, 45* (12), 10–14. http://www.ifebp.org/inforequest/0155525.pdf

Wilson, M.J. (2007). A Template for Safe and Concise Handovers. *Medical Surgical Nursing, 16* (3), 201–206. https://www.redorbit.com/news/health/986773/a_template_for_safe_and_concise_handovers/

Wilson, R. McL., Runciman, W.B., Gibberd, R.W., Harrison, B.T., Newby, L. & Hamilton, J.D. (1995). The Quality in Australian Health Care Study. *Medical Journal of Australia, 163*, 458–471. https://doi.org/10.5694/j.1326-5377.1995.tb124691.x

Wolf, C. & Serpa, G. (2015). *A Clinician's Guide to Teaching Mindfulness.* Oakland, CA: New Harbinger.

Yoder, E.A. (2010). Caring Too Much: Compassion Fatigue in Nursing. *Applied Nursing Research, 23* (4), 191–197.

MBCT.Com (o.J.). *Your Guide to Mindfulness-Based Cognitive Therapy.* http://mbct.com/

Zeidan, F., Martucci, K.T., Kraft, R.A., Gordon, N.S., McHaffie, J.G. & Coghill, R.C. (2011). Brain Mechanisms Supporting the Modulation of Pain by Mindfulness Meditation. *Journal of Neuroscience, 31* (14), 5540–5548. https://doi.org/10.1523/JNEUROSCI.5791-10.2011

Anhang A: Liste der Übungen

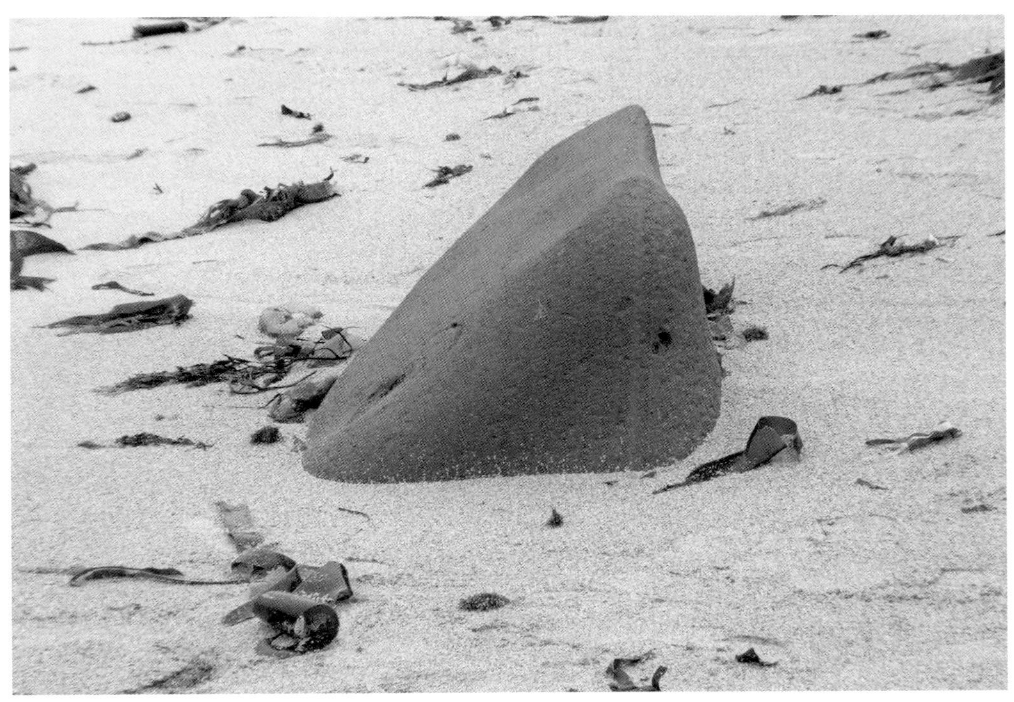

Nutzen Sie diese Liste als Gedächtnisstütze für die vielen Übungen, die Sie in diesem Buch gelernt haben. Jede Übung hilft, sich vom Autopilot-Modus zu lösen und die Aufmerksamkeit auf den gegenwärtigen Augenblick zu richten.

Momente der Achtsamkeit

Sitzmeditation

Achtsamkeit des Körpers

Achtsame Bewegungen

Achtsame Alltagstätigkeiten

Mitgefühlsübungen

Achtsames Kommunizieren

Anhang B: ProQOL

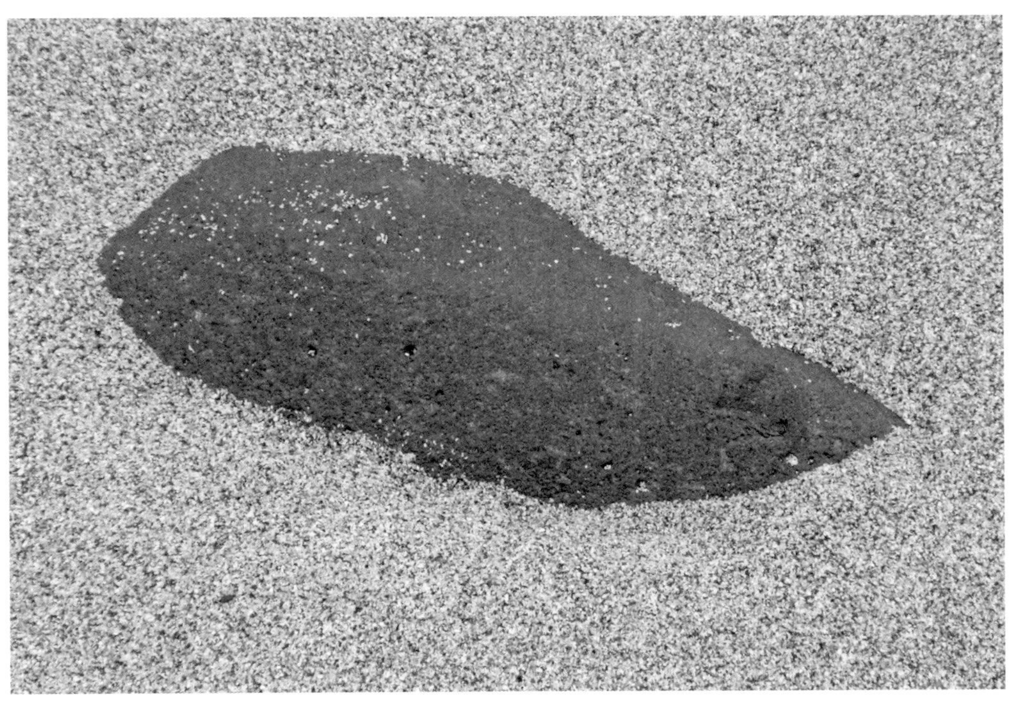

Professional Quality of Life Scale (ProQOL)

Skala zur Ermittlung der beruflichen Lebensqualität, Mitgefühlszufriedenheit und Mitgefühlserschöpfung

Professionell Pflegende kommen mit dem Leben der Patientinnen und Patienten in direkten Kontakt. Sie haben vermutlich bereits erfahren, dass Sie vom Mitgefühl für die Menschen, die Ihrer Fürsorge anvertraut sind, in positiver, aber auch in negativer Weise beeinflusst werden können. Es folgen nun einige Fragen über Ihre positiven und negativen Erfahrungen als Pflegeperson. Bitte die Zahl wählen, die am ehrlichsten ausdrückt, wie häufig Sie diese Dinge in den vergangenen 30 Tagen erlebt haben.

1 = nie 2 = selten 3 = manchmal 4 = häufig 5 = sehr oft

______ 1. Ich bin glücklich und zufrieden.

______ 2. Ich muss ständig an mehr als eine Person denken, die ich pflege.

______ 3. Ich empfinde Krankenpflege als eine befriedigende Tätigkeit.

______ 4. Ich fühle mich anderen verbunden.

______ 5. Ich schrecke bei unerwarteten Geräuschen auf.

______ 6. Nachdem ich Kranke versorgt habe, fühle ich mich belebt.

______ 7. Es fällt mir schwer, zwischen meinem Privatleben und meinem Berufsleben als Pflegeperson zu trennen.

______ 8. Ich bin bei der Arbeit nicht so produktiv, weil ich nach traumatischen Erfahrungen mit einer Person, die ich pflege, nicht gut schlafen kann.

______ 9. Ich glaube, dass mich der traumatische Stress der Kranken, die ich pflege, beeinflusst hat.

______ 10. Ich fühle mich im Pflegeberuf wie in einer Falle gefangen.

______ 11. Der Pflegeberuf ist schuld, dass mich verschiedene Dinge nervös gemacht haben.

______ 12. Ich mag meine Tätigkeit als Pflegekraft.

______ 13. Die traumatischen Erfahrungen der Menschen, die ich versorge, deprimieren mich.

______ 14. Ich habe das Gefühl, das Trauma einer Person, die ich gepflegt habe, selbst zu erleiden.

______ 15. Mein Glaube gibt mir Halt.

______ 16. Es freut mich, dass ich mit den neuen Pflegetechniken und Protokollen recht gut zurechtkomme.

______ 17. Ich bin die Person, die ich immer sein wollte.

______ 18. Meine Arbeit erfüllt mich.

______ 19. Die Pflegetätigkeit ist der Grund, weshalb ich mich ausgelaugt fühle.

______ 20. Ich denke gern an die Menschen, die ich versorge und freue mich, dass ich ihnen helfen kann.

______ 21. Ich fühle mich überfordert von den vielen Patienten und Patientinnen, für die ich verantwortlich bin.

________ 22. Ich glaube, dass meine Arbeit etwas bewirken kann.

________ 23. Ich meide bestimmte Aktivitäten oder Situationen, weil sie mich an die schlimmen Erfahrungen der Patienten und Patientinnen erinnern.

________ 24. Ich bin stolz auf meine Pflegetätigkeit.

________ 25. Meine Pflegetätigkeit hat dazu geführt, dass ich störende, beängstigende Gedanken habe.

________ 26. Das System führt dazu, dass ich mich in Einzelheiten verzettle.

________ 27. Ich halte mich für eine erfolgreiche Pflegekraft.

________ 28. Ich kann mich an wichtige Teile meiner Arbeit mit Trauma-Opfern nicht mehr erinnern.

________ 29. Ich bin ein sehr fürsorglicher Mensch.

________ 30. Ich bin froh, dass ich diese Arbeit gewählt habe.

Ihre Punktzahl auf der Professional Quality of Life Scale (ProQOL): Professional Quality of Life Screening

Bitte die Punkte Ihrer Antworten zusammenzählen und die Gesamtpunktzahl eintragen. Wenn Sie die Zahl irgendwie beunruhigt, sollten Sie mit einer medizinischen oder psychologischen Fachkraft über die Sache sprechen.

Mitgefühlszufriedenheit ________
Dabei geht es um die Zufriedenheit, die entsteht, weil Sie eine gute Arbeitskraft sind. Beispiel: Sie freuen sich, dass Sie anderen helfen können. Vielleicht freuen Sie sich auch über Ihre Kolleginnen und Kollegen oder die Möglichkeit, einen positiven Beitrag zur Arbeitsumgebung oder gar zum öffentlichen Wohl leisten zu können. Eine höhere Punktzahl auf dieser Skala bedeutet größere Zufriedenheit bezüglich Ihrer Fähigkeit, gute Arbeit zu leisten und eine effektive Pflegeperson zu sein.

Im Durchschnitt werden 50 Punkte erreicht. (SD 10; Alpha-Scale-Reliabilität .88). Etwa 28 % der Personen erreichen über 57 Punkte, etwa 25 % unter 43 Punkte. Liegt Ihre Punktzahl im oberen Bereich, beziehen Sie vermutlich einen Großteil Ihrer beruflichen Zufriedenheit aus Ihrer Position als Pflegeperson. Liegt Ihre Punktzahl unter 40, haben Sie entweder Probleme mit Ihrem Beruf, oder es gibt einen anderen Grund dafür – z. B. könnten Sie Ihre Zufriedenheit nicht aus dem Pflegeberuf, sondern aus anderen Aktivitäten ziehen.

Burn-out ________
Die meisten Menschen könnten sich unter Burn-out intuitiv etwas vorstellen. Aus wissenschaftlicher Perspektive ist Burn-out ein Bestandteil von Mitgefühlserschöpfung (compassion fatigue, CF). Das Burn-out-Syndrom geht mit Gefühlen von Hoffnungslosigkeit, mit beruflichen Problemen oder mit Schwierigkeiten, gute Arbeit zu leisten, einher. Die negativen Gefühle beginnen meist schleichend. Sie können auf das Gefühl der Nutzlosigkeit Ihrer Bemühungen, auf ein zu hohes Arbeitspensum oder eine nicht-unterstützende Arbeitsumgebung zurückzuführen sein. Eine höhere Punktzahl auf dieser Skala verweist auf ein erhöhtes Burn-out-Risiko.

Der Durchschnittswert auf der Burn-out-Skala beträgt 50 Punkte (SD 10; Alpha-Scale-Reliabilität .75). Bei etwa 25 % der Personen liegt der Wert über 57, bei etwa 25 % unter 43 Punkten. Liegt Ihr Wert unter 43 Punkten, kann das heißen, dass Ihnen die Fähigkeit, gute Arbeit zu leisten, positive Gefühle vermittelt. Liegt Ihr Wert über 57 Punkten, sollten Sie darüber nachdenken, was Ihnen das Gefühl vermittelt, im Beruf keine gute Arbeit zu leisten. Ihre Punktzahl hat vielleicht etwas mit Ihrer aktuellen Stimmung zu tun, vielleicht haben Sie einfach nur einen „schlechten Tag" oder brauchen ein paar arbeitsfreie Tage. Bleibt die hohe Punktzahl jedoch über längere Zeit unverändert oder spiegelt sie anderen Ärger, gibt sie vermutlich Anlass zu Besorgnis.

Sekundäre traumatische Stressbelastung ____________

Der zweite Bestandteil von Mitgefühlserschöpfung (CF) ist die sekundäre traumatische Stressbelastung (STS). Dabei geht es um die berufsbedingte sekundäre Konfrontation mit extrem belastenden oder traumatisierenden Ereignissen. Menschen, die mit dem Trauma anderer konfrontiert worden sind, entwickeln sehr selten Probleme; ganz anders jedoch Fachkräfte, die Menschen betreuen, die extrem belastende oder traumatisierende Dinge erlebt haben. Ein Beispiel: Sie hören immer wieder Geschichten über traumatische Ereignisse, die anderen widerfahren und erleben eine sog. Stellvertretende Traumatisierung. Bringt Sie Ihr Beruf direkt in Gefahr, etwa in einem Kriegsgebiet oder in anderen gewalttätigten Auseinandersetzungen, handelt es sich nicht um eine sekundäre, sondern um eine primäre Exposition. Wenn Sie jedoch beruflich bedingt mit den traumatischen Ereignissen anderer konfrontiert werden, als Therapeutin oder Therapeut oder im Rettungsdienst, handelt es sich um eine sekundäre Exposition. Die Symptome der STS treten meist rasch nach einem bestimmten Ereignis auf. Zu den Symptomen können Ängste, Schlafstörungen und wiederkehrende plötzliche Erinnerungen an das verstörende Ereignis gehören, aber auch die Vermeidung von Dingen, die an das Ereignis erinnern.

Auf dieser Skala werden im Durchschnitt 50 Punkte erreicht. (SD 10; Alpha-Scale-Reliabilität .81). Bei etwa 25 % der Personen liegt der Wert unter 43, bei etwa 25 % über 57 Punkten. Liegt Ihre Punktzahl über 57, sollten Sie sich etwas Zeit nehmen und überlegen, was Ihnen Angst macht an Ihrer Arbeit oder ob es andere Gründe für den erhöhten Wert gibt. Eine hohe Punktzahl bedeutet zwar nicht zwingend, dass Sie ein Problem haben, ist aber vielleicht ein Hinweis, dass Sie sich mit Ihren Gefühlen hinsichtlich Ihrer Arbeit und dem Arbeitsumfeld beschäftigen sollten. Sie könnten z. B. mit Ihren Dienstvorgesetzten, einem Kollegen oder einer Kollegin oder einer Fachkraft über die Sache sprechen.

Wie hoch ist meine Punktzahl und was bedeutet sie?

Hier können Sie den Test auswerten, um die Interpretation zu verstehen. Die in jedem Abschnitt erreichte Punktzahl wird ermittelt, indem man die Punkte der links stehenden Fragen zusammenzählt. Ihre Punktzahl finden Sie dann in der Tabelle rechts.

Mitgefühlszufriedenheit-Skala

Bitte nun die bei jeder Frage stehende Zahl übertragen und addieren. Wenn Sie die die Zahlen addiert haben, finden Sie Ihre Werte in der Tabelle rechts.

3. ____________
6. ____________
12. ____________
16. ____________
18. ____________
20. ____________
22. ____________
24. ____________
27. ____________
30. ____________

Gesamtpunktzahl: ____________

Die Summe meiner Fragen zur Mitgefühls-zufriedenheit beträgt:	Meine Punktzahl ist gleich:	Meine Mitgefühlzufrie-denheit ist:
22 oder weniger	43 oder wenige	gering
zwischen 23 und 41	um 50	durchschnittlich
42 oder mehr	57 oder mehr	hoch

Burn-out-Skala

Für die Burn-out-Skala ist ein weiterer Schritt notwendig. Die mit * versehenen Items werden „umgekehrt" bewertet. Wenn Sie dem Item eine 1 gegeben haben, schreiben Sie jetzt bitte eine 5 daneben. Die Umkehrung wird vorgenommen, weil die Messung verlässlicher ist, wenn diese Fragen positiv formuliert werden, obwohl sie mehr über ihre negative Form aussagen. Beispiel: Frage 1 „Ich bin glücklich und zufrieden" sagt uns mehr über die Auswirkungen des Helfens, wenn Sie nicht glücklich und zufrieden sind. Deshalb wird die Bewertung umgedreht.

Ihr erster Eintrag	umgekehrt
1	5
2	4
3	3
4	2
5	1

*1. ______ neu ______

*4. ______ neu ______

8. ______

10. ______

*15. ______ neu ______

*17. ______ neu ______

19. ______

21. ______

26. ______

*29. ______ neu ______

Gesamtpunktzahl: __________

Die Summe meiner Burn-out-Fragen beträgt:	Meine Punktzahl ist gleich:	Mein Burn-out-Level ist:
22 oder weniger	43 oder weniger	gering
zwischen 23 und 41	um 50	durchschnittlich
42 oder mehr	57 oder mehr	hoch

Sekundäre traumatische Stressbelastung-Skala

Bitte nun wie bei der Mitgefühlszufriedenheits-Skala die bei jeder Frage stehende Zahl übertragen und addieren. Wenn Sie die die Zahlen addiert haben, finden Sie Ihre Werte in der Tabelle unten.

2. ____________
5. ____________
7. ____________
9. ____________
11. ____________
13. ____________
14. ____________
23. ____________
25. ____________
28. ____________

Gesamtpunktzahl: ____________

Die Summe meiner Fragen zur sekundären traumatischen Stressbelastung beträgt:	**Meine Punktzahl ist gleich:**	**Der Level meiner sekundären traumatischen Stressbelastung ist:**
22 oder weniger	43 oder weniger	gering
zwischen 23 und 41	um 50	durchschnittlich
42 oder mehr	57 oder mehr	hoch

Über die Autorin

Carmel Sheridan, MA, MSc, ist approbierte Psychotherapeutin und Supervisorin in privater Praxis. Sie besitzt zwei Mastergrade in Psychologie und ist Autorin von *Failure-Free Activities for the Alzheimer's Patient* und von *Reminiscence: Uncovering a Lifetime of Memories.* Sie meditiert seit über 25 Jahren und lehrt achtsamkeits- und mitgefühlsbasierte Praktiken für Fachkräfte in der Gesundheitsversorgung, auch für Pflegefachpersonen, mit dem Fokus auf Selbstmitgefühl zur Förderung von Resilienz, Konzentration, Selbstfürsorge und Wohlbefinden. Sie unterrichtet auch das 8-wöchige Mindfulness-Based Stress Reduction-Programm*, das sie Unternehmen und Gesundheitseinrichtungen, der Öffentlichkeit sowie online anbietet. Sheridan nimmt sich regelmäßig Auszeiten von der Lehre, um an Retreats in der ganzen Welt teilzunehmen.

Kontakt: carmel@nursingmindfully.com

Der Kurs „The Mindful Nurse" ist eine 8-wöchiges Online-Programm in englischer Sprache, das Fachpflegenden praktische Arbeitsmittel an die Hand gibt, um Achtsamkeit, Selbstmitgefühl und Selbstsorge für sich zu kultivieren. Die Webseite findet sich unter dem Link: www.nursingmindfully.com

Übersetzung

Elisabeth Brock (Pflegefachfrau) übersetzt seit 1993 überwiegend Fachliteratur für Gesundheitsberufe aus dem Englischen und Belletristik aus dem Spanischen.

Kontakt: www.uebersetzungen-brock.de

Pressestimmen

Dieses Werk sollte Teil der Ausbildung jeder Pflegekraft sein. Als Fachkräfte für Gesundheitsdienstleistungen müssen wir uns selbst kennen und wissen, dass auch wir Bedürfnisse haben. Achtsamkeit und Mitgefühl können unsere Bedürfnisse erfüllen, damit wir uns nicht als Versager fühlen, wenn wir eine Krankheit nicht heilen können.

Bernie Siegel, MD
Autor von *A Book of Miracles* und von *The Art of Healing*

Jede leitende Pflegekraft, die dieses Buch liest, wird sagen: „JA! Genau so ist Pflege!" Jede Pflegekraft stellt sich oft die Frage: „Wie könnte ich diese Situation besser bewältigen?" In der Weisheit dieses Werks finden sie Lösungen. Die empfohlene Selbstfürsorge, die Anleitungen und Techniken werden die Versorgungsqualität verbessern und die Patientenzufriedenheit erhöhen.

Carole Ann Drick, PhD, RN, AHN-BC
Präsidentin der American Holistic Nurses Association
Autorin von *End of Life: Nursing Solutions for Death and Dignity*

Achtsamkeit ist derzeit in aller Munde. Wenn Sie nicht verstehen, was damit gemeint ist und was sie für Ihr privates und berufliches Leben bedeuten kann, ist dieses Buch eine echte Hilfe. Die Autorin nimmt Sie an die Hand, leitet Sie durch das Wer, Was, Weshalb und Wie der Achtsamkeitsübungen und verknüpft diese mit dem Alltag und den Aufgaben von Pflegenden. Carmel Sheridan zeigt, wie Achtsamkeit das eigene Leben und die persönliche Pflegekompetenz verbessern kann. Ihre Redewendungen und Vergleiche, mit denen sie die Übungen veranschaulicht, sind köstlich – am besten gefiel mir die Vorstellung von Selbstmitgefühl als „Antiseptikum" und „Antiphlogistikum", das eingesetzt wird, wenn man sich oder anderen die Schuld für einen Fehlschlag gibt. Das Buch enthält eine Menge praktischer Tipps, die den Einstieg erleichtern und helfen, Achtsamkeit zu praktizieren und in den Lebensalltag zu integrieren – was dann auch Ihrer Lebensfreude zugutekommt.

Jenni Middleton
Herausgeberin, *Nursing Times*

Carmel Sheridan kennt die Arbeit mit Fachleuten aus Heil- und Pflegeberufen aus langer Erfahrung, verknüpft sie mit ihrem Verständnis von Achtsamkeit und bietet eine Fülle praktischer Hilfen an. Sie tut dies, um Pflegende bei der Entwicklung entscheidend wichtiger Selbstfürsorgetechniken zu unterstützen. Herausgekommen ist ein Buch, das die Lehrpläne der Berufsfachschulen für Krankenpflege weltweit sehr bereichern könnte.

Sharon Salzberg
Autorin von *Lovingkindness* und von *Real Happiness*

Ein überaus wertvolles Instrument für alle Pflegekräfte, ob neu im Beruf, ob kurz vor dem Burnout oder irgendwo dazwischen. Wenn Sie sich fragen, wohin die Liebe zu Ihrem Beruf entschwunden ist, erfahren Sie hier, wie sie mit einfachen Übungen wiederbelebt wird. Potenziell ist die Liebe da, nur leider oft unter dem Stress und der Erschöpfung, die in der professionellen Pflege nur allzu häufig sind, abhandengekommen. Dieses Buch bietet Pflegenden, die für andere da sein wollen, aber auch für sich selbst sorgen möchten, praktische Werkzeuge an.

Bronnie Ware
Autorin von *The Top Five Regrets of the Dying*

Dieses hervorragende Werk hilft Pflegekräften und anderen Anbietern von Gesundheitsdienstleistungen, Achtsamkeitsübungen in ihren Arbeits- und Lebensalltag zu integrieren. Es ist sehr flüssig und verständlich geschrieben und bietet praktische Anleitungen für einfache, dennoch hoch wirksame Übungen, die die psychische Gesundheit und das Wohlbefinden verbessern sowie Stress und Burnout lindern können. Es ist eine wertvolle Ergänzung der aktuellen Literatur über Achtsamkeitstraining und betriebliche Gesundheitsförderung.

Margaret M. Barry, PhD
Professorin für Health Promotion und Public Health
World Health Organization Collaborating Centre for Health Promotion Research, NUI Galway, Irland

Carmel Sheridan hat die neuesten bahnbrechenden Erkenntnisse der Neurowissenschaft in ihr wirklich gut lesbares und aufschlussreiches Lehrbuch integriert. Es wird Pflegekräften helfen, ihre Resilienz und therapeutische Präsenz zu stärken und ihre Praktiken aufzufrischen. Eine hervorragende Ressource für alle klinischen Settings und Ausbildungsstätten.

Janice M. Zeller, PhD, RN, FAAN
Professorin und Graduate Program Director
North Park University School of Nursing

Ein dringend benötigtes, gut geschriebenes Handbuch voller Weisheit, das Pflegenden hilft, sich zu pflegen. Pflegekräfte und andere in Heilberufen Tätige werden von diesen klaren Anweisungen, den hilfreichen Werkzeugen und Achtsamkeitsübungen enorm profitieren. Ich stelle mir vor, dass in Krankenhäusern eine stille Revolution stattfindet, wenn professionell Pflegende anfangen achtsam und mitfühlend zu sein. Achtsamkeit und Mitgefühl werden ihre Leben und die Leben aller Menschen, mit denen sie in Berührung kommen, transformieren.

Diana Winston
Director of Mindfulness Education
UCLA Mindful Awareness Research Center
Autorin von *Fully Present: The Science, Art, and Practice of Mindfulness*

Dieses Buch bringt engagierte Pflegekräfte auf ihrem Entwicklungsweg voran. Endlich gibt es eine einfache und wirksame Möglichkeit, Burnout zu vermeiden und gesund, ausgeglichen und geerdet zu werden. Eine außerordentlich wertvolle Hilfe!

Barbara Dossey, PhD, RN, FAAN
Autorin von *Nurse Coaching: Integrative Approaches for Health and Wellbeing; Holistic Nursing: A Handbook for Practice*
und von *Florence Nightingale: Mystic, Visionary, Healer*

Mit dem Buch können alle Pflegekräfte etwas anfangen ... leicht zu lesen, aber inhaltlich gehaltvoll und potenziell lebensverändernd. Hüten Sie dieses Buch Ihr (achtsames) Leben lang!

Kimberly Kimbrough, BSN, RN
Pflegefachfrau in Dialyse- und Transplantationsteams, 24 Jahre Berufserfahrung
Nashville, Tennessee

Achtsamer sein kann klinisch tätigen Pflegekräften und Pflegestudierenden helfen, ihr professionelles Handeln zu verbessern und Burnout zu verhindern. Carmel Sheridan lehrt Pflegekräften, die im Berufs- und Privatleben achtsamer werden wollen, besser für sich und ihre Patientinnen und Patienten zu sorgen. Ihr praktischer Ratgeber füllt eine Lücke.

Lois Howland, PhD, MSN, RN
Privatdozentin, Hahn School of Nursing and Health Science
University of California San Diego
Senior Teacher, Center of Mindfulness, UCSD

Deutschsprachige Literatur: Achtsamkeit und (Selbst-)Mitgefühl

Albrecht, G. & Fries, S. (2016). *Achtsamkeit im Job.* Freiburg: Herder.

Alsleben, H. (2014). *Ein Kurs in Achtsamkeit. MBCT – der heilsame Weg aus Niedergeschlagenheit und Depression.* Göttingen: Arkana.

Brähler, C. (2015). *Selbstmitgefühl entwickeln: Liebevoller werden mit sich selbst.* München: Scorpio Verlag.

Brach, T. 2005). *Mit dem Herzen eines Bhudda.* München: Kailash.

Brown, B. (2001). *Befreiung vom inneren Richter: Die Intelligenz der Seele erkennen.* Bielefeld: J. Kamphausen Verlag.

Chang-Gusko, Y.-S., Heße-Husain, J., Cassens, M. & Meßtorff, C. (2019). *Achtsamkeit in Arbeitswelten. Für eine Kultur des Bewusstseins in Unternehmen und Organisationen.* Berlin: Springer.

Chödrön, P. (2007). *Geh an die Orte, die du fürchtest.* Freiburg: Arbor.

Derra, C. & Schilling, C. (2017). *Achtsamkeit und Schmerz.* (2. Aufl.) Stuttgart: Klett-Cotta.

Desmond, T. (2018). *Die Kunst des Selbstmitgefühls.* Freiburg: Arbor.

Diedrich. A. (2016). *Mitgefühlsfokussierte Interventionen in der Psychotherapie.* Göttingen: Hogrefe.

Germer, C. (2011). *Der achtsame Weg zur Selbstliebe.* Freiburg: Arbor.

Germer, C. (2014) (Hrsg.). *Weisheit und Mitgefühl in der Psychotherapie. Achtsame Wege zur Vertiefung der therapeutischen Praxis.* Freiburg: Arbor.

Germer, C. (2015). *Der achtsame Weg zum Selbstmitgefühl. Wie man sich von destruktiven Gedanken und Gefühlen befreit.* Freiburg: Arbor.

Geuenich, K. (2013). *Achtsamkeit und Krebs* [CD]. Stuttgart: Schattauer.

Gilbert, P. (2013). *Compassion Focussed Therapy.* Paderborn: Junfermann.

Goldstein, E. (2016). *Der Weg zurück ins Glück. Depression durch Achtsamkeit und Selbstmitgefühl überwinden.* Freiburg: Arbor.

Hammer, M. (2015). *Der Feind im Kopf.* München: Gräfe & Unzer.

Harris, R. (2009). *Wer dem Glück hinterher rennt, läuft daran vorbei: Ein Umdenkbuch.* München: Kösel.

Harris, R. (2009). *Wer vor dem Schmerz flieht, wird von ihm eingeholt.* München: Kösel.

Hasson, G. (2015). *Achtsamkeit – Wie sie ihre Gedanken schweifen lassen.* Offenbach: GABAL.

Kabat-Zinn, J. (2001). *Gesund durch Meditation.* München: OW Barth.

Kabat-Zinn, J. (2006). *Zur Besinnung kommen.* Freiburg: Arbor.

Kabat-Zinn, J. & Kesper-Grossman, U. (2009). *Die heilende Kraft der Achtsamkeit* [CD]. Freiburg: Arbor.

Kabat-Zinn, J. (2010). *Im Alltag Ruhe finden: Meditationen für ein gelassenes Leben.* Knaur MensSana eBook.

Kabat-Zinn, J. (2013). *Achtsamkeit für Anfänger.* Freiburg: Arbor.

Kabat-Zinn, J. (2015). *Das Abenteuer Achtsamkeit.* Freiburg: Arbor.

Knuf, A. (2010). *Ruhe da oben! Der Weg zu einem gelassenen Geist.* Freiburg: Arbor.

Knuf, A. (2012). *Ruhe ihr Quälgeister. Wie wir den Kampf gegen unsere Gefühle beenden können.* Göttingen: Arkana.

Knuf, A. (2016). *Sei nicht so hart zu dir selbst. Selbstmitgefühl in guten und miesen Zeiten.* München: Kösel.

Kornfield, J. (2007) *Meditation für Anfänger* [CD]. Göttingen: Arkana.

Kolts, R. (2014). *Schließe Freundschaft mit Deiner Wut: Wie Achtsamkeit und Mitgefühl dabei helfen können, besser mit Ärger und Wut umzugehen*. Freiburg: Arbor.

Külz, A. K. (2016). *Die Kraft liegt im Augenblick: Mit Achtsamkeit Depressionen lindern*. Freiburg: Herder.

Lehrhaupt, L. & Meibert, P. (2010). *Stress bewältigen mit Achtsamkeit. Zu innerer Ruhe kommen durch MBSR*. München: Kösel.

Lehrhaupt, L., Meibert, P. & Krudup, K. (2012). *Stress bewältigen mit Achtsamkeit. MBSR- und Achtsamkeitsübungen für jeden Tag* [CD]. München: Kösel.

Malzer-Gertz, M., Gloger, C., Claritta, M. & Luger-Schreiber, H. (2019). *Therapie-Tools Selbstmitgefühl*. Weinheim: Psychologie Verlagsunion.

Meibert, P. (2014). *Der Weg aus dem Grübelkarussell. Achtsamkeitstraining bei Depression, Ängsten und negativen Selbstgesprächen. Das MBCT Buch*. München: Kösel.

Michalak, J., Heidenreich, T. & Williams, J. M. G. (2012). *Achtsamkeitsübungen für die klinische Praxis und den Alltag: Audio-CD (MP3-Dateien)*. Göttingen: Hogrefe.

Michalak, J., Meibert, P. & Heidenreich, T. (2017). *Achtsamkeit üben. Hilfe bei Stress, Depression, Ängsten und häufigem Grübeln*. Göttingen: Hogrefe.

Neff, K. (2012). *Selbstmitgefühl: Wie wir uns mit unseren Schwächen versöhnen und uns selbst der beste Freund werden*. München: Kailash-Verlag.

Neff, K. (2014). *Selbstmitgefühl – Schritt für Schritt*. Freiburg: Arbor.

Segal, Z., Wiliams, J. M. G. & Teasdale, J. D. (2015). *Die Achtsamkeitsbasierte Kognitive Therapie der Depression: Ein neuer Ansatz zur Rückfallprävention*. Tübingen: DGVT-Verlag.

Silverton, S. (2012). *Das Praxisbuch der Achtsamkeit. Wirksame Selbsthilfe bei Stress*. München: Kösel.

Singer, T. & Bolz, M. (Hrsg.) (2013). *Mitgefühl im Alltag und Forschung*. http://www.compassion-training.org/?lang=de

Thich, N. H. & Nguyen, A. H. (2008). *Geh-Meditation* [CD]. Göttingen: Arkana.

Tirch, D. (2014). *Selbstmitgefühl als Weg durch Angst und Panik: Ein praktischer Ratgeber auf Basis der Compassion Focussed Therapy*. Stuttgart: Klett-Cotta.

Valentin, L. U. (2019). *Die Kraft des Selbstmitgefühls. Wie wir unseren inneren Garten pflegen und zum Erblühen bringen können*. München: Kailash.

Vogel, D. & Frischknecht-Tobler, U. (2019). *Achtsamkeit in Schule und Bildung*. Bern: hep.

Weininger, B. (2018). *Heartwork – Der Weg zu Selbstmitgefühl*. München: Scorpio.

Wetzel, S. (2017). *Achtsamkeit und Mitgefühl*. (3. Aufl.) Stuttgart: Klett-Cotta.

Wilker, J. (2009), *Das Einmaleins der Achtsamkeit: Vom täglichen Umgang mit alltäglichen Gefühlen*. Bielefeld: Theseus.

Williams, M. G., Teasdale, J. D., Segal, Z. V. & Kabat-Zinn, J. (2009). *Der achtsame Weg durch die Depression*. Freiburg: Arbor.

Zimmermann, M. Spitz, C. & Schmidt, S. (2012). Achtsamkeit – Ein buddhistisches Konzept erobert die Wissenschaft. (2. Aufl.) Bern: Huber.

Zusammenstellung:
Jürgen Georg (Stand: Oktober 2019)

Professionelle Selbstpflege im Hogrefe Verlag

Aggressionsmanagement, Bullying, Gewalt, Mobbing

Bartholomew, K. (2009). *Feindseligkeit unter Pflegenden beenden. Wie sich das Pflegepersonal gegenseitig das Leben schwer macht und den Nachwuchs vergrault – Analysen und Lösungen.* Bern: Huber.

Bonifas, R. P. (2018). *Mobbing und Bullying unter alten Menschen.* Bern: Hogrefe.

Grond, E. (2007). *Gewalt gegen Pflegende. Altenpflegende als Opfer und Täter.* Bern: Huber.

Nau, J., Oud, N. E. & Walter, G. (2018). *Gewaltfreie Pflege. Praxishandbuch zum Umgang mit aggressiven und potenziell gewalttätigen Patienten.* Bern: Hogrefe.

Beziehungsarbeit

Bähr, M. (Hrsg.). *Neues aus Pflegeland. Pflegegeschichten.* Bern: Huber.

Bauer, R. (2018). *Beziehungspflege. Kongruente Beziehungsarbeit für Pflege-, Sozial- und Gesundheitsberufe.* Bern: Hogrefe.

Koloroutis (Hrsg.) (2011). *Beziehungsbasierte Pflege. Ein Modell zur Veränderung der Pflegepraxis.* Bern: Huber.

Müller, R. (2003). *Die Pflegekraft als Schokolade – Ungewöhnliches und Ungebührliches zur Psychodynamik des Pflegeprozesses* (2. Aufl.). Bern: Huber.

Peplau, H. (2009). *Zwischenmenschliche Beziehungen in der Pflege* (2. Aufl.). Bern: Huber.

Empowerment/Speak up, Berufsstolz

Buresh, B. & Gordon, S. (2006). *Der Pflege eine Stimme geben – Was Pflegende öffentlich kommunizieren müssen.* Bern: Huber.

Quernheim, G., Zegelin, A. (2020). *Berufsstolz in der Pflege.* Bern: Hogrefe

Sullivan, E. (2016). *Einfluss nehmen. Ein Handbuch für Pflegefachpersonen in Berufspraxis und Politik.* Bern: Hogrefe.

Recovery

Watkins, R. N. (2009). *Recovery – wieder genesen können. Ein Handbuch für Psychiatrie-Praktiker.* Bern: Huber.

Barker, P. & Buchanan-Barker, P. (2013). *Das Gezeiten-Modell. Der Kompass für eine recovery-orientierte, psychiatrische Pflege.* Bern: Huber.

Komplementäre, naturheilkundige Pflege, Greencare

Bühring, U. & Sonn, A. (2013). *Heilpflanzen in der Pflege.* Bern: Huber.

German-Tillmann, T., Merklin, L. & Näf. A. S. (20). *Tiergestützte Intervention* (2. Aufl.). Bern: Hogrefe.

Lett, A. (2003). *Reflexzonentherapie für Pflege- und Gesundheitsberufe.* Bern: Huber.

Price, S. & Price, L. (2009). *Aromatherapie* (2. Aufl.). Bern: Huber.

Waldboth, V., Suter-Riederer, S., Föhn, M., Schneiter-Ulmann, R. & Imhof. L. (2017). *Pflanzengestützte Pflege. Praxishandbuch für pflanzengestützte Pflegeinterventionen im Heimbereich.* Bern: Hogrefe.

Pflegeethik

Heller, B. & Heller, A. (2018). *Spiritualität und Spiritual Care. Orientierungen und Impulse* (2. Aufl.). Bern: Hogrefe.

Schnell, M. W. (2007). *Ethik als Schutzbereich.* Bern: Huber.

Sellman, D. (2017). *Werteorientierte Pflege. Was macht eine gute Pflegende aus? Grundlagen ethischer Bildung für Pflegende.* Bern: Hogrefe.

Taylor, R. (2013). *Der moralische Imperativ des Pflegens.* Bern: Huber.

Pflegekommunikation

Ford, Y. (2017). *Nursing English Essentials* (3. Aufl.). Bern: Hogrefe.

Schirmer, U. B. (2018). *Einfühlsam Gespräche führen. Empathische Kommunikation in Gesundheits-, Pflege- und Sozialberufen.* Bern: Hogrefe.

Stefanoni, S. & Alig, B. (2009). *Pflegekommunikation – Gespräche im Pflegeprozess.* Bern: Huber.

Pflegekompetenz

Benner, P. (2017). *Stufen zur Pflegekompetenz. From Novice to Expert* (3. Aufl.). Bern: Hogrefe.

Olbrich, C. (2018). *Pflegekompetenz* (3. Aufl.). Bern: Hogrefe.

Pflegemanangement

Brandenburg, H., Bode, I. & Werner, B. (2012). *Soziales Management in der stationären Altenhilfe.* Bern: Huber.

Manthey, M. (2011). *Primary Nursing. Ein personenbezogenes Pflegesystem* (3. Aufl.) Bern: Huber.

McCormack, B., Manley, K. & Garbett, R. (Hrsg.). *Praxisentwicklung in der Pflege.* Bern: Huber.

Panka, C. (Hrsg.) (2018). *Pflegedokumentation entbürokratisiert.* Bern: Hogrefe.

Pflegewissen

Panfil, E.-M. (Hrsg.) (2017). *Wissenschaftliches Arbeiten in der Pflege.* Bern: Hogrefe.

Positive Pflege

Clarke, C. & Wolverson, E. (Hrsg.) (2020). *Positive Demenzpflege. Fähigkeitenorientierte Ansätze Positiver Psychologie und Pflege für Menschen mit Demenz.* Bern: Hogrefe.

Oster, D. (2018). *Ressourcenaktivierend pflegen. Das Zürcher Ressourcenmodell (ZRM) für Pflegefachpersonen.* Bern: Hogrefe.

Gutman, J. (2016). *Humor in der psychiatrischen Pflege.* Bern: Hogrefe.

Professionelle Selbstpflege, Achtsamkeit und (Selbst-)Mitgefühl

Johns, C. (2018). *Achtsames Führen in der Pflege.* Bern: Hogrefe.

Michalak, J., Heidenreich, T. & Williams, J. M. G. (2012). *Achtsamkeitsübungen für die klinische Praxis und den Alltag: Audio-CD (MP3-Dateien).* Göttingen: Hogrefe.

Michalak, J., Meibert, P. & Heidenreich, T. (2017). *Achtsamkeit üben. Hilfe bei Stress, Depression, Ängsten und häufigem Grübeln.* Göttingen: Hogrefe.

Poser, M. & Schneider, K. (Hrsg.). *Leiten, Lehren, Beraten.* Bern: Huber.

Taylor, S. G. & Renpenning, K. (2013). *Selbstpflege. Wissenschaft, Pflegetheorie und evidenzbasierte Praxis.* Bern: Huber.

Zimmermann, M. Spitz, C. & Schmidt, S. (2012). *Achtsamkeit – Ein buddhistisches Konzept erobert die Wissenschaft.* (2. Aufl.) Bern: Huber.

Stress, Coping und Resilienz

Kocalba, K. (2014). *Pflegekonzept Comfort. Theorie und Praxis der Förderung von Wohlbefinden, Trost und Entspannung in der Pflege.* Bern: Huber.

Fitzgerald Miller, L. (2003). *Coping fördern – Machtlosigkeit überwinden.* Bern: Huber.

Knightsmith, P. & Hamilton, E. (2018). *Das Coping-Colouring-Buch.* Bern: Hogrefe.

Habermann-Horstmeier, L. (2017). *Risikofaktor Stress.* Bern: Hogrefe.

Hill Rice V. (2005). *Stress und Coping.* Bern: Huber.

Hinse, H. & Möhl, K. (2019). *Wer bis zuletzt lacht, lacht am besten* (3. Aufl.). Bern: Hogrefe.

Smith, P. T. M. (2016). *Stressreduzierende Pflege von Menschen mit Demenz. Der Stress-Coping-Adaptionsansatz.* Bern: Hogrefe.

McAllister, M. & Lowe, J. B. (2019). *Resilienz und Resilienzförderung bei Pflegenden und Klienten* (2. Aufl.). Bern: Hogrefe.

Zusammenstellung:
Jürgen Georg (Stand: Oktober 2019)

Sachwortverzeichnis